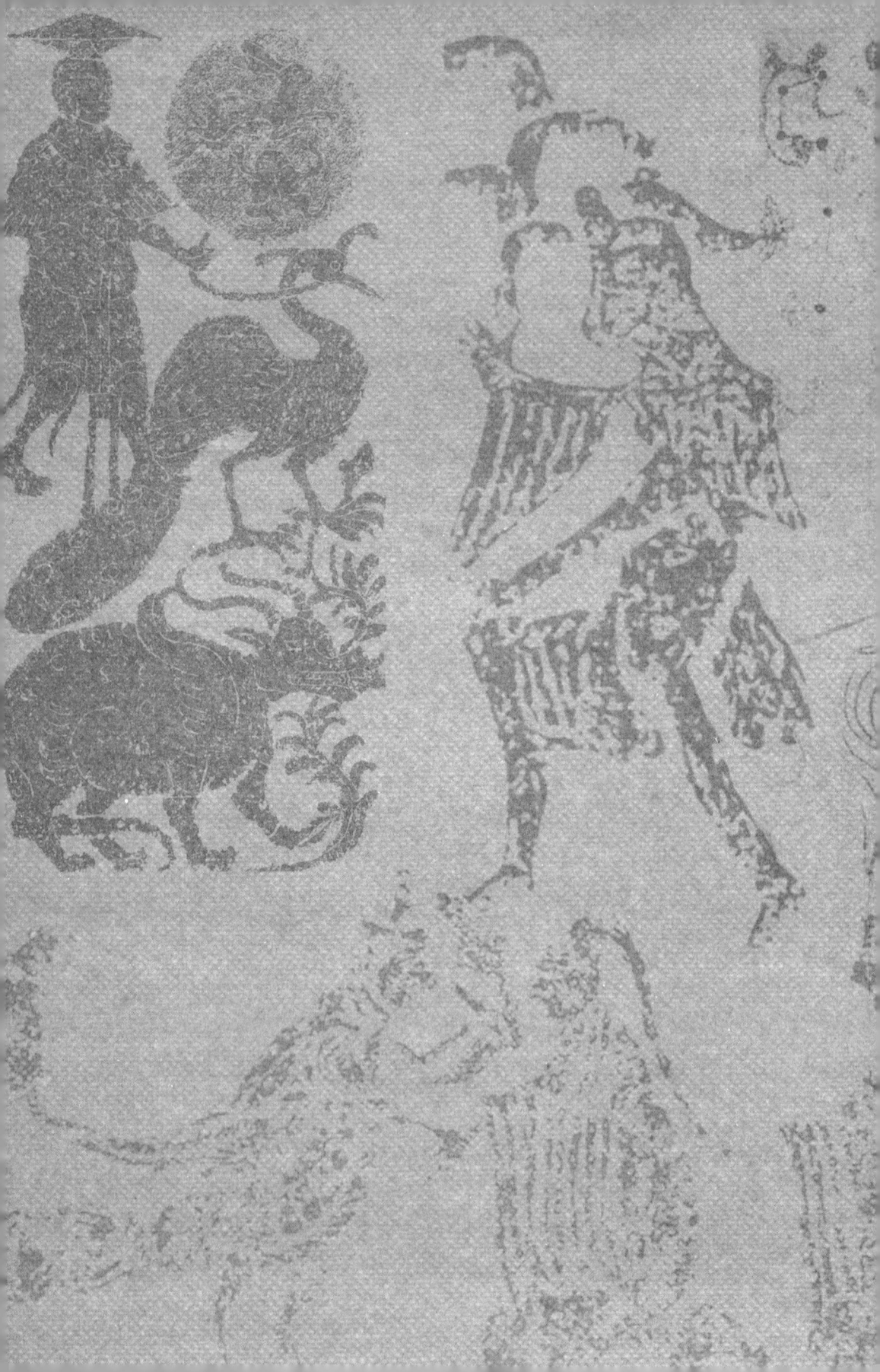

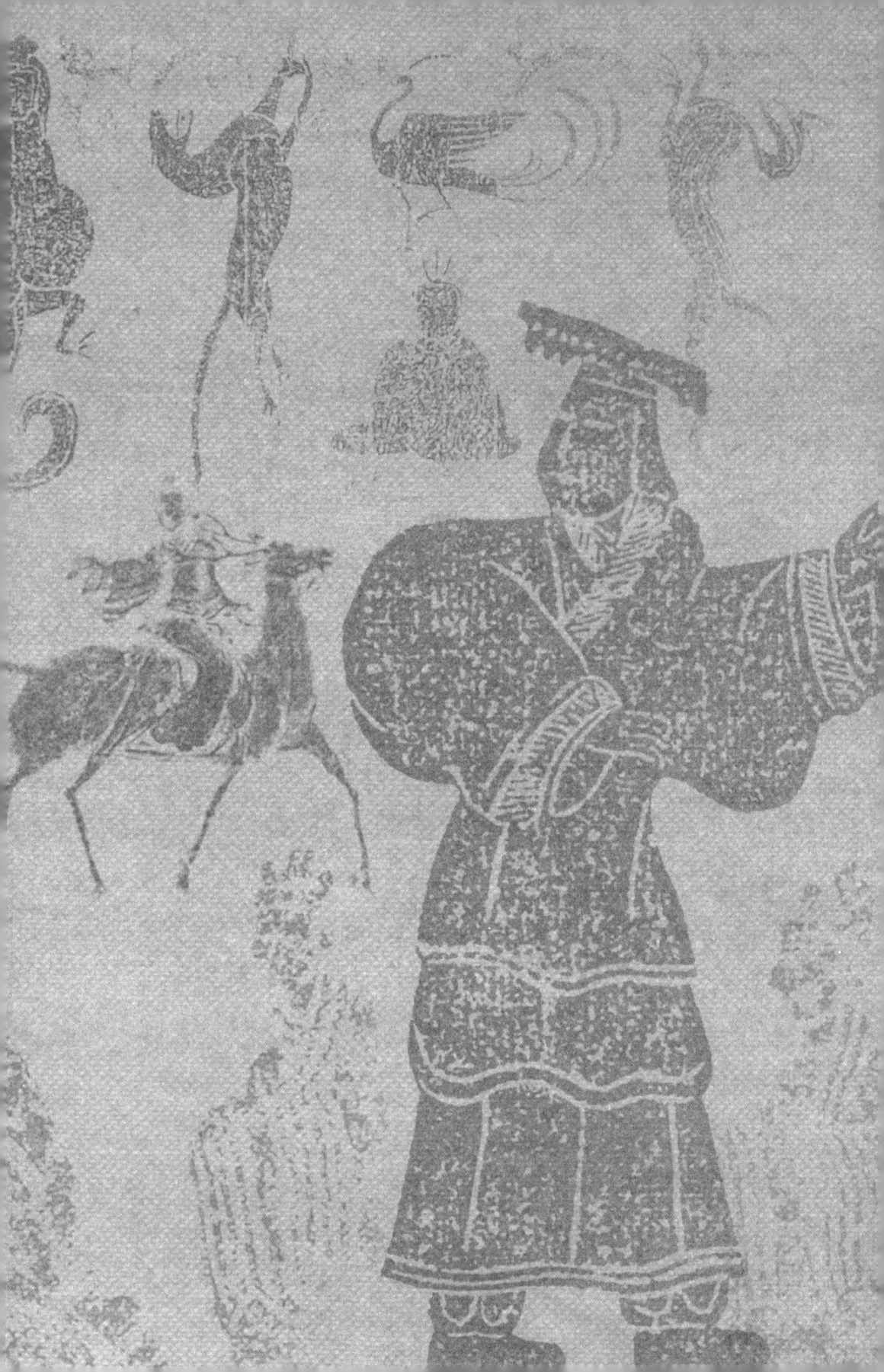

中国古医籍整理丛书

药 性 纂 要

清·王 逊 撰

王 鹏 周 扬 校注

中国中医药出版社

·北 京·

图书在版编目（CIP）数据

药性纂要/（清）王逊撰；王鹏，周扬校注. —北京：中国中医药出版社，2015.12
（中国古医籍整理丛书）
ISBN 978 – 7 – 5132 – 2807 – 7

Ⅰ. ①药… Ⅱ. ①王… ②王… ③周… Ⅲ. ①本草汇编 – 中国 – 古代 Ⅳ. ①R281.3

中国版本图书馆 CIP 数据核字（2015）第 252196 号

中 国 中 医 药 出 版 社 出 版
北京市朝阳区北三环东路 28 号易亨大厦 16 层
邮政编码 100013
传真 010 64405750
三河市鑫金马印装有限公司印刷
各地新华书店经销
＊
开本 710×1000 1/16 印张 23.75 字数 161 千字
2015 年 12 月第 1 版 2015 年 12 月第 1 次印刷
书 号 ISBN 978 – 7 – 5132 – 2807 – 7
＊
定价 68.00 元
网址 www.cptcm.com

国家中医药管理局
中医药古籍保护与利用能力建设项目
组织工作委员会

主 任 委 员 王国强

副 主 任 委 员 王志勇　李大宁

执 行 主 任 委 员 曹洪欣　苏钢强　王国辰　欧阳兵

执行副主任委员 李　昱　武　东　李秀明　张成博

委　　　　员

各省市项目组分管领导和主要专家

（山东省）武继彪　欧阳兵　张成博　贾青顺

（江苏省）吴勉华　周仲瑛　段金廞　胡　烈

（上海市）张怀琼　季　光　严世芸　段逸山

（福建省）阮诗玮　陈立典　李灿东　纪立金

（浙江省）徐伟伟　范永升　柴可群　盛增秀

（陕西省）黄立勋　呼　燕　魏少阳　苏荣彪

（河南省）夏祖昌　刘文第　韩新峰　许敬生

（辽宁省）杨关林　康廷国　石　岩　李德新

（四川省）杨殿兴　梁繁荣　余曙光　张　毅

各项目组负责人

王振国（山东省）　　王旭东（江苏省）　　张如青（上海市）

李灿东（福建省）　　陈勇毅（浙江省）　　焦振廉（陕西省）

蔡永敏（河南省）　　鞠宝兆（辽宁省）　　和中浚（四川省）

项目专家组

顾　问　马继兴　张灿玾　李经纬

组　长　余瀛鳌

成　员　李致忠　钱超尘　段逸山　严世芸　鲁兆麟
　　　　郑金生　林端宜　欧阳兵　高文柱　柳长华
　　　　王振国　王旭东　崔　蒙　严季澜　黄龙祥
　　　　陈勇毅　张志清

项目办公室（组织工作委员会办公室）

主　任　王振国　王思成

副主任　王振宇　刘群峰　陈榕虎　杨振宁　朱毓梅
　　　　刘更生　华中健

成　员　陈丽娜　邱　岳　王　庆　王　鹏　王春燕
　　　　郭瑞华　宋咏梅　周　扬　范　磊　张永泰
　　　　罗海鹰　王　爽　王　捷　贺晓路　熊智波

秘　书　张丰聪

前 言

　　中医药古籍是传承中华优秀文化的重要载体，也是中医学
传承数千年的知识宝库，凝聚着中华民族特有的精神价值、思
维方法、生命理论和医疗经验，不仅对于传承中医学术具有重
要的历史价值，更是现代中医药科技创新和学术进步的源头和
根基。保护和利用好中医药古籍，是弘扬中国优秀传统文化、
传承中医学术的必由之路，事关中医药事业发展全局。

　　1949 年以来，在政府的大力支持和推动下，开展了系统的
中医药古籍整理研究。1958 年，国务院科学规划委员会古籍整
理出版规划小组在北京成立，负责指导全国的古籍整理出版工
作。1982 年，国务院古籍整理出版规划小组召开全国古籍整理
出版规划会议，制定了《古籍整理出版规划（1982—1990）》，
卫生部先后下达了两批 200 余种中医古籍整理任务，掀起了中
医古籍整理研究的新高潮，对中医文化与学术的弘扬、传承和
发展，发挥了极其重要的作用，产生了不可估量的深远影响。

　　2007 年《国务院办公厅关于进一步加强古籍保护工作的意
见》明确提出进一步加强古籍整理、出版和研究利用，以及

"保护为主、抢救第一、合理利用、加强管理"的方针。2009年《国务院关于扶持和促进中医药事业发展的若干意见》指出，要"开展中医药古籍普查登记，建立综合信息数据库和珍贵古籍名录，加强整理、出版、研究和利用"。《中医药创新发展规划纲要（2006—2020）》强调继承与创新并重，推动中医药传承与创新发展。

2003～2010年，国家财政多次立项支持中国中医科学院开展针对性中医药古籍抢救保护工作，在中国中医科学院图书馆设立全国唯一的行业古籍保护中心，影印抢救濒危珍本、孤本中医古籍1640余种；整理发布《中国中医古籍总目》；遴选351种孤本收入《中医古籍孤本大全》影印出版；开展了海外中医古籍目录调研和孤本回归工作，收集了11个国家和2个地区137个图书馆的240余种书目，基本摸清流失海外的中医古籍现状，确定国内失传的中医药古籍共有220种，复制出版海外所藏中医药古籍133种。2010年，国家财政部、国家中医药管理局设立"中医药古籍保护与利用能力建设项目"，资助整理400余种中医药古籍，并着眼于加强中医药古籍保护和研究机构建设，培养中医古籍整理研究的后备人才，全面提高中医药古籍保护与利用能力。

在此，国家中医药管理局成立了中医药古籍保护和利用专家组和项目办公室，专家组负责项目指导、咨询、质量把关，项目办公室负责实施过程的统筹协调。专家组成员对古籍整理研究具有丰富的经验，有的专家从事古籍整理研究长达70余年，深知中医药古籍整理研究的重要性、艰巨性与复杂性，履行职责认真务实。专家组从书目确定、版本选择、点校、注释等各方面，为项目实施提供了强有力的专业指导。老一辈专家的学术水平和智慧，是项目成功的重要保证。项目承担单位山东中医药大学、南京中医药大学、上海中医药大学、福建中医药大学、浙江省中医药研究院、陕西省中医药研究院、河南省中医药研究院、辽宁中医药大学、成都中医药大学及所在省市中医药管理部门精心组织，充分发挥区域间互补协作的优势，并得到承担项目出版工作的中国中医药出版社大力配合，全面推进中医药古籍保护与利用网络体系的构建和人才队伍建设，使一批有志于中医学术传承与古籍整理工作的人才凝聚在一起，研究队伍日益壮大，研究水平不断提高。

本着"抢救、保护、发掘、利用"的理念，该项目重点选择近60年未曾出版的重要古医籍，综合考虑所选古籍的保护价值、学术价值和实用价值。400余种中医药古籍涵盖了医经、基础理论、诊法、伤寒金匮、温病、本草、方书、内科、外科、女科、儿科、伤科、眼科、咽喉口齿、针灸推拿、养生、医案医话医论、医史、临证综合等门类，跨越唐、宋、金元、明以迄清末。全部古籍均按照项目办公室组织完成的行业标准《中医古籍整理规范》及《中医药古籍整理细则》进行整理校注，绝大多数中医药古籍是第一次校注出版，一批孤本、稿本、抄本更是首次整理面世。对一些重要学术问题的研究成果，则集中收录于各书的"校注说明"或"校注后记"中。

"既出书又出人"是本项目追求的目标。近年来，中医药古籍整理工作形势严峻，老一辈逐渐退出，新一代普遍存在整理研究古籍的经验不足、专业思想不坚定等问题，使中医古籍整理面临人才流失严重、青黄不接的局面。通过本项目实施，搭建平台，完善机制，培养队伍，提升能力，经过近5年的建设，锻炼了一批优秀人才，老中青三代齐聚一堂，有效地稳定了研究队伍，为中医药古籍整理工作的开展和中医文化与学术的传承提供必备的知识和人才储备。

本项目的实施与《中国古医籍整理丛书》的出版，对于加强中医药古籍文献研究队伍建设、建立古籍研究平台，提高古籍整理水平均具有积极的推动作用，对弘扬我国优秀传统文化，推进中医药继承创新，进一步发挥中医药服务民众的养生保健与防病治病作用将产生深远影响。

第九届、第十届全国人大常委会副委员长许嘉璐先生，国家卫生计生委副主任、国家中医药管理局局长、中华中医药学会会长王国强先生，我国著名医史文献专家、中国中医科学院马继兴先生在百忙之中为丛书作序，我们深表敬意和感谢。

由于参与校注整理工作的人员较多，水平不一，诸多方面尚未臻完善，希望专家、读者不吝赐教。

国家中医药管理局中医药古籍保护与利用能力建设项目办公室
二〇一四年十二月

许 序

"中医"之名立，迄今不逾百年，所以冠以"中"字者，以别于"洋"与"西"也。慎思之，明辨之，斯名之出，无奈耳，或亦时人不甘泯没而特标其犹在之举也。

前此，祖传医术（今世方称为"学"）绵延数千载，救民无数；华夏屡遭时疫，皆仰之以度困厄。中华民族之未如印第安遭染殖民者所携疾病而族灭者，中医之功也。

医兴则国兴，国强则医强。百年运衰，岂但国土肢解，五千年文明亦不得全，非遭泯灭，即蒙冤扭曲。西方医学以其捷便速效，始则为传教之利器，继则以"科学"之冕畅行于中华。中医虽为内外所夹击，斥之为蒙昧，为伪医，然四亿同胞衣食不保，得获西医之益者甚寡，中医犹为人民之所赖。虽然，中国医学日益陵替，乃不可免，势使之然也。呜呼！覆巢之下安有完卵？

嗣后，国家新生，中医旋即得以重振，与西医并举，探寻结合之路。今也，中华诸多文化，自民俗、礼仪、工艺、戏曲、历史、文学，以至伦理、信仰，皆渐复起，中国医学之兴乃属必然。

迄今中医犹为国家医疗系统之辅,城市尤甚。何哉?盖一则西医赖声、光、电技术而于20世纪发展极速,中医则难见其进。二则国人惊羡西医之"立竿见影",遂以为其事事胜于中医。然西医已自觉将入绝境:其若干医法正负效应相若,甚或负远逾于正;研究医理者,渐知人乃一整体,心、身非如中世纪所认定为二对立物,且人体亦非宇宙之中心,仅为其一小单位,与宇宙万象万物息息相关。认识至此,其已向中国医学之理念"靠拢"矣,虽彼未必知中国医学何如也。唯其不知中国医理何如,纯由其实践而有所悟,益以证中国之认识人体不为伪,亦不为玄虚。然国人知此趋向者,几人?

国医欲再现宋明清高峰,成国中主流医学,则一须继承,一须创新。继承则必深研原典,激清汰浊,复吸纳西医及我藏、蒙、维、回、苗、彝诸民族医术之精华;创新之道,在于今之科技,既用其器,亦参照其道,反思己之医理,审问之,笃行之,深化之,普及之,于普及中认知人体及环境古今之异,以建成当代国医理论。欲达于斯境,或需百年欤?予恐西医既已醒悟,若加力吸收中医精粹,促中医西医深度结合,形成21世纪之新医学,届时"制高点"将在何方?国人于此转折之机,能不忧虑而奋力乎?

予所谓深研之原典,非指一二习见之书、千古权威之作;就医界整体言之,所传所承自应为医籍之全部。盖后世名医所著,乃其秉诸前人所述,总结终生行医用药经验所得,自当已成今世、后世之要籍。

盛世修典,信然。盖典籍得修,方可言传言承。虽前此50余载已启医籍整理、出版之役,惜旋即中辍。阅20载再兴整理、出版之潮,世所罕见之要籍千余部陆续问世,洋洋大观。

今复有"中医药古籍保护与利用能力建设"之工程，集九省市专家，历经五载，董理出版自唐迄清医籍，都400余种，凡中医之基础医理、伤寒、温病及各科诊治、医案医话、推拿本草，俱涵盖之。

噫！璐既知此，能不胜其悦乎？汇集刻印医籍，自古有之，然孰与今世之盛且精也！自今而后，中国医家及患者，得览斯典，当于前人益敬而畏之矣。中华民族之屡经灾难而益蕃，乃至未来之永续，端赖之也，自今以往岂可不后出转精乎？典籍既蜂出矣，余则有望于来者。

谨序。

第九届、十届全国人大常委会副委员长

许嘉璐

二〇一四年冬

王 序

　　中医学是中华民族在长期生产生活实践中，在与疾病作斗争中逐步形成并不断丰富发展的医学科学，是中国古代科学的瑰宝，为中华民族的繁衍昌盛作出了巨大贡献，对世界文明进步产生了积极影响。时至今日，中医学作为我国医学的特色和重要医药卫生资源，与西医学相互补充、相互促进、协调发展，共同担负着维护和促进人民健康的任务，已成为我国医药卫生事业的重要特征和显著优势。

　　中医药古籍在存世的中华古籍中占有相当重要的比重，不仅是中医学术传承数千年最为重要的知识载体，也是中医为中华民族繁衍昌盛发挥重要作用的历史见证。中医药典籍不仅承载着中医的学术经验，而且蕴含着中华民族优秀的思想文化，凝聚着中华民族的聪明智慧，是祖先留给我们的宝贵物质财富和精神财富。加强对中医药古籍的保护与利用，既是中医学发展的需要，也是传承中华文化的迫切要求，更是历史赋予我们的责任。

　　2010 年，国家中医药管理局启动了中医药古籍保护与利用能力建设项目。这既是传承中医药的重要工程，也是弘扬优秀民族文化的重要举措，不仅能够全面推进中医药的有效继承和创新发展，为维护人民健康做出贡献，也能够彰显中华民族的璀璨文化，为实现中华民族伟大复兴的中国梦作出贡献。

相信这项工作一定能造福当今，嘉惠后世，福泽绵长。

国家卫生与计划生育委员会副主任

国家中医药管理局局长

中华中医药学会会长

王国强

二〇一四年十二月

马 序

　　新中国成立以来，党和国家高度重视中医药事业发展，重视古籍的保护、整理和研究工作。自1958年始，国务院先后成立了三届古籍整理出版规划小组，分别由齐燕铭、李一氓、匡亚明担任组长，主持制订了《整理和出版古籍十年规划（1962—1972）》《古籍整理出版规划（1982—1990）》《中国古籍整理出版十年规划和"八五"计划（1991—2000）》等，而第三次规划中医药古籍整理即纳入其中。1982年9月，卫生部下发《1982—1990年中医古籍整理出版规划》，1983年1月，中医古籍整理出版办公室正式成立，保证了中医古籍整理出版规划的实施。2002年2月，《国家古籍整理出版"十五"（2001—2005）重点规划》经新闻出版署和全国古籍整理出版规划领导小组批准，颁布实施。其后，又陆续制定了国家古籍整理出版"十一五"和"十二五"重点规划。国家财政多次立项支持中国中医科学院开展针对性中医药古籍抢救保护工作，文化部在中国中医科学院图书馆专门设立全国唯一的行业古籍保护中心，国家先后投入中医药古籍保护专项经费超过3000万元，影印抢救濒危珍、善、孤本中医古籍1640余种，开展了海外中医古籍目录调研和孤本回归工作。2010年，国家财政部、国家中医药管理局安排国家公共卫生专项资金，设立了"中医药古籍保护与利用能力建设项目"，这是继1982～1986年第一批、第二批重要中医药古籍整理之后的又一次大规模古籍整理工程，重点整理新中国成立后未曾出版的重要古籍，目标是形成并普及规范的通行本、传世本。

为保证项目的顺利实施，项目组特别成立了专家组，承担咨询和技术指导，以及古籍出版之前的审定工作。专家组中的许多成员虽逾古稀之年，但老骥伏枥，孜孜不倦，不仅对项目进行宏观指导和质量把关，更重要的是通过古籍整理，以老带新，言传身教，培养一批中医药古籍整理研究的后备人才，促进了中医药古籍保护和研究机构建设，全面提升了我国中医药古籍保护与利用能力。

作为项目组顾问之一，我深感中医药古籍保护、抢救与整理工作的重要性和紧迫性，也深知传承中医药古籍整理经验任重而道远。令人欣慰的是，在项目实施过程中，我看到了老中青三代的紧密衔接，看到了大家的坚持和努力，看到了年轻一代的成长。相信中医药古籍整理工作的将来会越来越好，中医药学的发展会越来越好。

欣喜之余，以是为序。

中国中医科学院研究员

马继兴

二〇一四年十二月

校注说明

《药性纂要》4 卷，清代医家王逊撰。成书于康熙二十五年丙寅（1686），刊于康熙三十三年甲戌（1694）。《药性纂要》论述了 606 种药物的性味功治，除 597 种选取自《本草纲目》外，另新增 9 种药物。稿本凡例记增入 12 种药，较刻本多出芥菜、薹菜、鲨鱼翅、燕窝、海粉等，但刻本均删去。卷一包括水部、火部、土部、金部、石部；卷二草部包括山草类、芳草类、隰草类、毒草类、蔓草类、水草类、石草类；卷三谷部、菜部，菜部包括荤辛类、蓏菜类、水菜类、芝栭类、五果类、山果类、味果类、水果类、乔木类、灌木类、寓木类、苞木类；卷四虫部、介部、禽部、兽部、人部，虫部包括卵生类、化生类、湿生类、鳞类、无鳞类。全书叙述简要，并附评注。其评注多围绕临证用药机理加以阐发，不仅介绍了个人用药经验，还出示了家传经效验方，这一部分具有较高的价值。本书对杭州地产风物也有评说。

1. 作者简介

王逊，字子律，号墙东圃者，或简称东圃。清代武林（今浙江杭州）人。初习儒，后习医。据《药性纂要》"刻药性纂要缘引"落款"康熙三十三年岁次甲戌首春十日东圃王逊识时年五十有九"推测，王逊约生于 1636 年，卒年不详。著有《药性纂要》《流庆秘书》等。

2. 版本情况

《药性纂要》1686 年完成手稿，出版于 1694 年。现存两种版本：一是康熙（二十五年）丙寅稿本，仅残存 2 卷；二是康熙（三十三年）甲戌刻本4卷。

刻本每页10行，每行19字。单栏，书口有单鱼尾、目录、页码，正文与眉批皆为宋体字，全书均有句读，且以圆点标示精要处。

因手稿残缺严重，本次整理以康熙三十三年甲戌刻本为底本，以手稿本为主校本，以《本草纲目》（简称《纲目》）《证类本草》（简称《证类》）《诗经》等的通行本为他校本。

3. 校勘原则

本书采用的校勘方法为对校、本校、他校和理校：

（1）对校法：刻本与手稿本相互对照进行校勘。

（2）本校法：对目录和正文标题、部分正文前后文句进行相互对照。

（3）他校法：本书摘自《纲目》，凡与《纲目》的内容有矛盾之处，以《纲目》《证类》作为参校本，对不同之处予以改正并出校说明。

（4）理校法：对原文眉批个别脱漏处，以理校法加以补正。

4. 原文处理方法

（1）对原文目录误、脱、衍、倒之处，据正文改正，并出校说明。

（2）不常见的药名及病名，如当门子等，出校说明。

（3）生僻字注音采用汉语拼音加直音的方式；对于原文已有字义解释的生僻字，仅注读音，不作注释。如"旃（zhān）：音毡。"

（4）原文批注用当地方言进行注音，有别于现行读音者，不另出注。如"鹜，音木"。

（5）原目录、正文中的小字注文，今均作小字。

（6）原书中模糊不清、难以辨认的文字，以虚阙号"□"按所脱字数补入。

（7）本书原为繁体竖排，现改为简体横排，并采用现代标点符号进行标点。

（8）原书中的眉批以另体小字的形式移至相对应的文句下，前冠以"批"字，并以中括号括起。

（9）凡原文文字加圆点处，今作加粗处理。

5. 文字处理

按照国家规定的简化汉字，将原繁体字改作简化字，但人名、地名及与地名有关的药名不改，如於潜山、於术。原文有训释的字不改，如"樱桐""筍""黄耆"等。明显的误字、倒字、俗字，径改为规范字。例如（后字为正字）：

径改字：甘澜水—甘澜水，青箱子—青葙子，川练—川楝，钓藤—钩藤，香橼—香櫞，瞳人—瞳仁，翫—玩，圆—丸，痠—酸，銲—焊，遊—游，欵—款，觔—斤，麪—面，兠—兜，稿—槁，喫—吃，鞾—靴，妳—奶，賛—赞，疋—匹，啗—啖，竚—伫，筯—箸，鮏—鲤，麞—獐等。

通假字于首见处出注说明。保留与药名、病名相关的部分古今字。例如：利—痢，瞖—翳等。

刻药性纂要缘引

康熙丁未，余辑《流庆秘书》，为人勖①德之劝，问世都称赏，已载诸志矣。尝思治心之余，人世最重莫如身命，伤生莫如疾病，救疾病莫如医药。疾病之来，富贵贫贱皆所不免。若学医无中正之指归，病家无是非之辨别，一有疴疾，委身庸劣，听其短长，以身试医，医以药试病，所伤实多。故岐黄之书，不可一日无也。必得善本，常置案头，信手翻阅，绳尺在前，种种了然，即不专事医业，而家家尽雷、扁②矣。况致知格物，不外吾儒之能事。丙寅纂成《药性》，乃《医林四书》殿后一种也。书登国乘③，予乏费，未克授梓。己巳秋，沈君辉东见而悦之，一日携白镪④五金慨然助刻。文学吴子禹则予通门⑤世讲⑥也，亦捐四金劝事，予遂付稿剞劂氏⑦。今甲戌之春，已越六稔矣，书才告竣。噫，成书之难固如是夫！沈君素称善士，前此未与予交，而能乐人之善若己善。予与吴子交在纪群之间⑧，

---

① 勖（xù 叙）：勉励。

② 雷扁：指上古医家雷公和先秦医家扁鹊，此处指代医术高明的医生。

③ 国乘：国史。清·王士祺《池北偶谈·谈故二·朝鲜疏》："复虑明朝国乘，复有诬谬。"

④ 白镪：古代当作货币的银子。

⑤ 通门：犹同门。谓同出一师门下。

⑥ 世讲：原谓两姓子孙世代有共同讲学的情谊。后称朋友的后辈为世讲。

⑦ 剞劂（jījué 几决）氏：指刻板印书的经营人。剞劂，原指刻镂用的刀具，引申为雕板印书。

⑧ 纪群之间：比喻累世之交情。纪群，指陈纪与陈群，陈纪是陈群的父亲。出《三国志·魏书·陈群传》："鲁国孔融，高才倨傲，年在纪、群之间，先与纪友，后与群交，更为纪拜，由是显名。"

禹则将为予玉成此书，而忽赴召玉楼①。嗟乎！二君之外，又安能更得一人哉！兹于书成之日，不胜怀知己而增存殁之感也。

康熙三十三年岁次甲戌首春十日东圊王逊识时年五十有九

---

① 赴召玉楼：代称文人早死。见《李长吉小传》。相传唐代诗人李贺将死，昼见绯衣人传玉帝诏令，谓"帝成白玉楼，文召君为记"，随卒。

凡例十二则

　　药始自神农著《本经》，分上、中、下三品。上药一百二十种为君，主养命以应天，无毒，多服久服不伤人。欲轻身益气，不老延年者，本上经。中药一百二十种为臣，主养性以应人，无毒、有毒，斟酌其宜。欲遏病、补虚羸者，本中经。下药一百二十五种，为佐使，主治病以应地，多毒，不可久服。欲除寒热邪气，破积聚愈疾者，本下经。三品合三百六十五种，法三百六十五度。自梁陶弘景，又采汉魏以下诸医所用之药三百六十五种，谓之《名医别录》，历代各有增益。凡称本草者二十九家，如《药录》《药对》《炮炙论》《庚辛玉册》《食治总诀》《珍珠囊》《法象》①等名，共四十一部。至明万历间，蕲州李时珍东璧者汇纂诸书，名为《本草纲目》五十二卷，药一千八百九十二种。今逊于《纲目》中选切要者五百九十七种，增金部神水、水中金，谷部人皇豆、朱米，草部烟草，鳞部海参，兽部狮子油、猴结，人部马子碱，共六百六种，名为《药性纂要》，以药备用五行品类百千，近取诸身，远取诸物，皆供治疗，未可专以群卉该之也。故药则录其切用，书则纂其要言，庶使览者不惮烦而易记也。

　　是书悉从李时珍《本草纲目》中摘出，缘《纲目》一编，采撷群书，广博该备，洵谓集大成矣。凡观本草无逾于此，第诸家议论不一，学者难以适从，而汇集诸书，未免语多重复。

---

　　① 法象：《用药法象》，金元名医李东垣著。原书已佚，但其主要内容保留于《汤液本草》上卷。

今取切于日用者妄为删辑，前后浑合，贯串成章，不存浮文一字，惟欲人人通晓，词简义该而已。若欲详其原始本末，仍当考之李氏《纲目》。

药石疗病，关人躯命，必确见其真信，始投之中窾①而辄奏效。倘不识性情，模糊妄试，非惟无益而又害之。若仅言已然之故，恐众人由之而不能知之。**要必言其所以然之故**，庶几格物穷理，乃为有益。故敢以臆说增入于中，聊存愚者之一得，惟俟后之君子复加裁正尔。

时珍《纲目》编次之法尽善尽美，其命名之义，或以色以象，以气以味，以性以功，各有所取，皆为诠释。与夫集解生成时候形质，分别状貌、出产地土优劣，市肆真伪异同；次及修治诸法，引经佐使，相得相恶，相畏相反；又次及于气味、主治；中则发明，而末附以诸方，引古试验，使人有所征信，而为后之准式。其心周，其功溥②，继往开来，孰有加于此者。予复取而论列之，非有所短长也。《纲目》之有《纂要》，犹《灵》《素》之有《八十一难》也，亦登高自卑之义尔。

药出产、生成、形状、正误、分类，已详《纲目》中，兹略而不备，原旧有《纲目》故也。**独详于治病之义，深切著明，使人知善用之法也**。

食品为日用必需，尊生者宜知其性，择而食之，故当载也。旧有《食物本草》与药性分别，今依《纲目》序次，不另分出。

药性据《纲目》所载，详观义理，本古贤之著述，印今时

---

① 窾（kuǎn 款）：孔穴，空隙。

② 溥（pǔ 普）：广大，丰厚。《说文·水部》："溥，大也。"

之日用，相符合者，解出自然，不加勉强。其切用而不可少者，治广功多，理应详解，恐犹遗漏其间或一用而少者，略训数语，已尽其长，不烦赘饰。若曲加强解，则欲求明而反晦矣，故知之不逮者则阙焉，犹史阙文之义也。

凡药主病，总列门类于前，互为比例，其治功之优劣相形而益著。盖引类多种，则用时机活，可以触通而应变无穷；比拟切当，则任使力专，毋致泛滥而奏功神速。不然则以李代桃，橘可为枳，漫无区别，又安所为取舍之法乎？

凡药气味毒者，依《纲目》书"有毒"二字，无毒则不书，省文也。**夫毒者，乖戾不和，禀气之偏者也**［批 阐发毒字精义，从古所未言者］。若气禀纯正，则何毒之有？今举数种以见大略。假如水银有毒，其气寒而性下坠之毒也。硫黄有毒，其性热而上窜之毒也。牵牛有毒，性寒而下泄之毒也。巴豆有毒，性热而下泄之毒也。砒石有毒，性燥热而猛烈之毒也。硇砂有毒，性胶黏而腐烂之毒也。物之为毒，其性不同，而毒药攻邪，则又以毒治毒也［批 凡物形色寻常而多者，得气之正也。若少而形色异常，乃感异气所生，即是有毒。郭橐驼《种树书》云：果实异常者，根下必有毒蛇，切不可食］。若解毒之药，甘草和缓，解毒气之急烈，无分寒热，均可治也。而犀角、羚羊则以凉解热毒，附子、硫黄则以有毒之热而解寒凝之毒，穿山、皂刺、全蝎、僵蚕则无毒、有毒均以攻透出其毒郁，人参、黄耆则补正气以托邪毒。故在地百物，有生成有毒者，有本无毒之种而间或有毒者，如双仁杏核、两蒂甜瓜之类，不一而足。若在天之毒，则疫疠非时不正之气，与疾风暴雨、酷暑严寒，亦皆毒也。在人则气血不和，偏阴偏阳，遂结成毒。《内经》所谓荣气不从，逆于肉里，乃生痈肿，是曰毒也。故毒之既成，难以潜消，惟化于未形之先，调于既形之后，此良法也。

《纲目》附方甚多，难以尽载，惟有巧思、有诠解，可以启人会悟者，间录一二以为取法。即系日用之方，而药非专著本条者，另载方剂帙中。至于家秘之方，旧存新得，人所靳①传者，予尽出之不敢秘，以公诸天下。盖欲广前贤立方之德泽，济世人切肤之疾苦，不愿饱一己之私，取一家之效以为利阶也。览者其留意焉。

文义凡涉机窍处，尤宜着眼。其圆点处，俱有精义。令人一见了然，不烦深思耳。

用药**最宜审慎**。昔人有言，用药如用兵，若危急存亡之际，**当用而不用则坐失机宜**，后悔亦晚。不当用而用，则燥进妄施，非先后紊序则重轻失当。故在用者灵活，**随时度势，转变知机**。听人之言，未可顺人之意，而随其可否出己之断，亦毋执己之见而骤决是非。夫在天时，有一日之气候不齐；在人事，有一时之喜怒莫测。况乎人之服药各有性所宜忌，人之新病或有痼疾混蒙。所以必须审慎详辨，斟酌用药也。又如妇人以血为主，多气多郁，则经常不准，或先期而至，或后期而来，或行于当病之际，崩冲太甚，真气大亏，则素实者或乍虚。怒生意外，食膈胸中，则本虚者亦难补。若恶心寒热，间有毒兴，不定冒寒。如有夫之妇，倘因碍喜，非是别病有喜一事，疑似之间，若未问明，不可轻断。至于漏胎、试月，过期不产，岂拘按月催生。腹胀痞闷，经闭不行，肚大非常，是病是喜，两难断置，匪②只凭脉喜事以腹中动为主。内疔阴疾妇人阴疾，讳而不言，肠痛肚疼，

① 靳：吝啬。
② 匪：非，不。《广雅·释诂》："匪，非也。"

俱难明验在内不可得见，如不细加体认，曲为推测，何能**决人之疑，别众之非**疑难久病，必经多医药杂，议论纷纭难决，**抒己之长，起人之危哉**。所以人非熟知，脉不常诊，症属乍临，病非极急，药难必效于俄顷者，姑俟徐商。参补、附温，且未遽投；大黄寒、枳实攻，宁毋骤进。古人云：当用大承气者，先将小承气汤试之。非见之不真，乃慎之至也。又曰：凡用毒药，先起如粟米，不去十之，不去倍之，取去为度。又曰：中病即止，不必尽剂。是以大寒大热、大补大攻，如识见果真，势难刻缓者，猛投一剂，自奏捷效。设或**病机变动而不常，脉症转移而未定**，则用药宁松，转手犹活。平淡之剂，岂为害乎？倘误投窒实，难转机关。人非圣智，前知者少。即臆度多中，功固可嘉。若十中一误，过难消准，**非可失于齐而取偿于秦**①也。袁了凡②先生云"胆欲大而心欲小，知欲圆而行欲方③"者，其斯之谓欤！

丙寅腊月墙东圊者王逊识

---

① 失于齐而取偿于秦：从齐国那里失去的，会从秦国那里得到补偿。此处比喻治好十个病人也不能抵消误治一个。出《战国策·赵三》："虞卿……曰：'秦索六城于王，王以五城赂齐。齐，秦之深雠也，得王五城，并力而西击秦也，齐之听王，不待辞之毕也。是王失于齐而取偿于秦，一举结三国之亲，而与秦易道也。'"

② 袁了凡：即袁黄，初名表，字庆远，又字坤仪、仪甫，初号学海，后改了凡。明代思想家，在军事、教育、农业、历法、禅学、养生等方面都有深入研究。

③ 胆欲大……行欲方：孙思邈对良医诊病的总结，出《旧唐书·孙思邈传》。按《淮南子·主术训》曰："凡人之论，心欲小而志欲大，智欲圆而行欲方，能欲多而事欲鲜。"孙思邈之语本此。

目　录

卷　一

水部 …………………… 一

　天水类 ………………… 一

　　雨水 《拾遗》 ………… 一

　　潦水 《纲目》 ………… 三

　　露水 《拾遗》 ………… 三

　　腊雪 《嘉祐》 ………… 四

　　夏冰 《拾遗》 ………… 四

　地水类 ………………… 五

　　流水 《拾遗》 ………… 五

　　井泉水 《嘉祐》 ……… 五

　　阿井泉 《纲目》 ……… 八

　　地浆 《别录》下品 …… 八

　　热汤 《嘉祐》 ………… 九

　　生熟汤 《拾遗》 …… 一〇

　　斋水 《纲目》 ……… 一一

　　浆水 ………………… 一一

　　诸水有毒 《拾遗》 … 一一

　火部 ………………… 一二

　　阳火阴火 《纲目》 … 一二

　　桑柴火 《纲目》 …… 一五

　　艾火 《纲目》 ……… 一五

　　火针 《纲目》 ……… 一六

　　灯火 《纲目》 ……… 一六

土部 ………………… 一七

　黄土 《拾遗》 ……… 一七

　东壁土 《别录》下品 … 一八

　蚯蚓泥 《纲目》 …… 一八

　乌爹泥 《纲目》 …… 一八

　井底泥 《证类》 …… 一九

　伏龙肝 《别录》下品 … 一九

　烟胶 《纲目》 ……… 一九

　墨 《开宝》 ………… 一九

　釜脐墨 《四声》 …… 一九

　百草霜 《纲目》 …… 二〇

　梁上尘 《唐本草》 … 二〇

　石碱 《补遗》 ……… 二〇

　香炉灰 《纲目》 …… 二一

　香结 东圃 ………… 二一

金部 ………………… 二一

　金 《别录》中品 …… 二一

　银 《别录》下品 …… 二三

　赤铜 《唐本草》 …… 二四

　自然铜 《开宝》 …… 二四

　铜青 《嘉祐》 ……… 二四

铅《日华》 ………… 二五

神水东垣 …………… 二五

水中金东垣 ………… 二六

铅霜《日华》 ……… 二七

粉锡《本经》下品 …… 二八

铅丹《本经》下品 …… 二八

密陀僧《唐本草》 … 二九

古文钱《日华》 …… 二九

铁落《本经》中品 …… 二九

针砂《拾遗》 ……… 三〇

铁锈《拾遗》 ……… 三〇

石部 …………… 三〇

珊瑚《唐本草》 …… 三〇

玛瑙《嘉祐》 ……… 三一

云母《本经》上品 … 三一

紫石英《本经》上品 … 三二

丹砂《本经》上品 … 三二

水银《本经》上品 … 三三

灵砂《证类》 ……… 三四

雄黄《本经》中品 …… 三四

石膏《本经》中品 …… 三五

寒水石《别录》下品 … 三六

滑石《本经》上品 … 三七

赤石脂《本经》上品 … 三七

炉甘石《纲目》 …… 三七

无名异《开宝》 …… 三八

石钟乳《本经》上品 … 三八

石炭《纲目》 ……… 三九

石灰《本经》中品…… 三九

浮石《日华》 ……… 四〇

阳起石《本经》中品 … 四〇

磁石《本经》中品…… 四一

代赭石《本经》下品 … 四二

禹余粮《本经》上品 … 四二

空青《本经》上品 … 四三

砒石《开宝》 ……… 四三

礞石《嘉祐》 ……… 四四

花蕊石《嘉祐》 …… 四五

麦饭石《图经》 …… 四五

石燕《唐本草》 …… 四六

石蟹《开宝》 ……… 四七

食盐《别录》中品…… 四七

戎盐《本经》下品…… 四八

凝水石《本经》中品 … 四八

玄精石《开宝》 …… 四九

朴硝《本经》上品 … 四九

玄明粉《药性》 …… 五〇

硝石《本经》上品…… 五〇

硇砂《唐本草》 …… 五一

蓬砂《日华》 ……… 五二

石硫黄《本经》中品 … 五二

矾石《本经》上品 … 五四

绿矾《日华》 ……… 五四

卷　二

草部 …………………… 五六

山草类 …………………… 五六

　甘草《本经》上品 …… 五六

　黄耆《本经》上品 …… 五七

　人参《本经》上品 …… 五九

　沙参《本经》上品 …… 六一

　桔梗《本经》下品 …… 六一

　黄精《别录》中品 …… 六二

　葳蕤《本经》上品 …… 六三

　知母《本经》中品 …… 六三

　肉苁蓉《本经》上品 … 六四

　锁阳《补遗》 ……… 六四

　赤箭《本经》上品 …… 六五

　白术《本经》上品 …… 六五

　苍术 …………………… 六六

　狗脊《本经》中品 …… 六七

　贯众《本经》下品 …… 六八

　巴戟天《本经》上品 … 六八

　远志《本经》上品 …… 六八

　淫羊藿《本经》中品 … 六九

　仙茅《开宝》 ……… 七〇

　玄参《本经》中品 …… 七〇

　地榆《本经》中品 …… 七一

　丹参《本经》上品 …… 七一

　紫草《本经》中品 …… 七一

　白头翁《本经》下品 … 七二

　白及《本经》下品 …… 七二

　三七《纲目》 ……… 七二

　黄连《本经》上品 …… 七三

　胡黄连《开宝》 …… 七四

　黄芩《本经》中品 …… 七四

　秦艽《本经》中品 …… 七五

　柴胡《本经》中品 …… 七五

　前胡《本经》中品 …… 七六

　防风《本经》上品 …… 七七

　独活《本经》上品 …… 七七

　升麻《别录》上品 …… 七八

　苦参《本经》中品 …… 七九

　白鲜《本经》中品 …… 七九

　延胡索《开宝》 …… 八〇

　贝母《本经》中品 …… 八〇

　山慈菇《嘉祐》 …… 八〇

　白茅《本经》中品 …… 八〇

　龙胆《本经》中品 …… 八一

　细辛《本经》上品 …… 八二

　白薇《本经》中品 …… 八二

　白前《别录》中品 …… 八三

芳草类 …………………… 八三

　当归《本经》中品 …… 八三

　芎䓖《本经》上品 …… 八四

　蛇床《本经》上品 …… 八四

　藁本《本经》中品 …… 八五

白芷《本经》上品 …… 八五

芍药《本经》中品 …… 八五

牡丹《本经》中品 …… 八六

木香《本经》上品 …… 八六

甘松《开宝》 …… 八七

山柰《纲目》 …… 八七

高良姜《别录》中品 … 八七

草豆蔻《别录》上品 … 八八

白豆蔻《开宝》 …… 八八

肉豆蔻《开宝》 …… 八八

缩砂密《开宝》 …… 八八

益智子《开宝》 …… 八九

荜茇《开宝》 …… 八九

补骨脂《开宝》 …… 九〇

郁金《唐本草》 …… 九一

姜黄《唐本草》 …… 九二

蓬莪茂《开宝》 …… 九二

荆三棱《开宝》 …… 九三

莎草　香附子《别录》中品
…… 九三

藿香《嘉祐》 …… 九四

瑞香《纲目》 …… 九四

茉莉《纲目》 …… 九四

泽兰《本经》中品 …… 九四

香薷《别录》中品 …… 九五

假苏《本经》中品 …… 九六

薄荷《唐本草》 …… 九七

苏《别录》中品 …… 九七

隰草类 …… 九八

菊《本经》上品 …… 九八

菴𥳑《本经》上品 …… 九八

艾《别录》中品 …… 九九

茵陈蒿《本经》中品 … 九九

青蒿《本经》下品 … 一〇〇

茺蔚《本经》上品 … 一〇〇

夏枯草《本经》下品
…… 一〇〇

刘寄奴《唐本草》 … 一〇一

旋覆花《本经》下品
…… 一〇一

青葙子《本经》下品
…… 一〇一

鸡冠《嘉祐》 …… 一〇二

红蓝花《开宝》 … 一〇二

大蓟小蓟《别录》中品
…… 一〇二

续断《本经》上品 … 一〇二

苎麻《别录》下品 … 一〇三

胡芦巴《嘉祐》 … 一〇三

恶实《别录》中品 … 一〇四

枲耳《本经》中品 … 一〇四

天明精《本经》上品
…… 一〇四

鹤虱《唐本草》 … 一〇五

豨莶《唐本草》 … 一〇五

麻黄《本经》中品 … 一〇六

木贼《嘉祐》 …… 一〇八

灯心草《开宝》 … 一〇八

地黄《本经》上品 … 一〇九

牛膝《本经》上品 … 一一〇

紫菀《本经》中品 … 一一〇

麦门冬《本经》上品

………………… 一一〇

萱草《嘉祐》 …… 一一一

淡竹叶《纲目》 … 一一一

葵《本经》上品 …… 一一一

黄蜀葵《嘉祐》 … 一一一

败酱《本经》中品 … 一一二

款冬花《本经》中品

………………… 一一二

决明子《本经》上品

………………… 一一二

地肤子《本经》上品

………………… 一一二

瞿麦《本经》中品 … 一一三

王不留行《别录》上品

………………… 一一三

葶苈子《本经》下品

………………… 一一三

车前子《本经》下品

………………… 一一四

鲤肠《唐本草》 … 一一四

连翘《本经》下品 … 一一四

蓝《本经》上品 …… 一一五

蓝淀《纲目》 …… 一一五

青黛《开宝》 … 一一六

蓼《本经》中品 … 一一六

荭草《别录》中品 … 一一七

三白草《唐本草》 … 一一七

萹蓄《本经》下品 … 一一七

蒺藜《本经》上品 … 一一七

谷精草《开宝》 … 一一八

海金沙《嘉祐》 … 一一八

紫花地丁《纲目》

………………… 一一九

见肿消《图经》 … 一一九

毒草类 ………… 一二〇

大黄《本经》下品 … 一二〇

商陆《本经》下品 … 一二二

狼毒《本经》下品 … 一二二

狼牙《本经》下品 … 一二三

蔄茹《本经》下品 … 一二三

大戟《本经》下品 … 一二三

泽漆《本经》下品 … 一二四

甘遂《本经》下品 … 一二五

续随子《开宝》 … 一二六

蓖麻《唐本草》 … 一二六

常山《本经》下品 … 一二七

藜芦《本经》下品 … 一二八

附子《本经》下品 … 一二九

乌头《本经》下品 … 一三一

白附子《别录》下品

　………………… 一三一

虎掌《本经》下品 … 一三一

半夏《本经》下品 … 一三二

蚤休《本经》下品 … 一三三

鬼臼《本经》下品 … 一三三

射干《本经》下品 … 一三四

玉簪《纲目》 …… 一三四

凤仙《纲目》 …… 一三四

曼陀罗花《纲目》…………

　………………… 一三五

羊踯躅《本经》下品

　………………… 一三五

芫花《本经》下品 … 一三五

蔓草类 ………… 一三七

菟丝子《本经》上品

　………………… 一三七

五味子《本经》上品

　………………… 一三七

蓬蘽《本经》上品 … 一三七

使君子《开宝》 … 一三七

木鳖《开宝》 …… 一三八

马兜铃《开宝》 … 一三八

牵牛子《别录》下品

　………………… 一三八

紫葳《本经》中品 … 一四〇

栝瓜蒌《本经》中品

　………………… 一四〇

天花粉 ………… 一四一

葛根《本经》中品 … 一四一

天门冬《本经》上品

　………………… 一四一

百部《别录》中品 … 一四一

何首乌《开宝》 … 一四二

草薢《别录》中品 … 一四二

土茯苓《纲目》 … 一四三

白敛《本经》下品 … 一四四

山豆根《开宝》 … 一四四

威灵仙《开宝》 … 一四五

茜草《本经》上品 … 一四五

防己《本经》中品 … 一四五

通草《本经》中品 … 一四五

通脱木《法象》 … 一四六

钩藤《别录》下品 … 一四六

木莲《拾遗》 …… 一四六

忍冬《别录》上品 … 一四七

清风藤《图经》 … 一四八

藤黄《海药》 …… 一四八

水草类 ………… 一四九

泽泻《本经》上品 … 一四九

羊蹄《本经》下品 … 一四九

菖蒲《本经》上品 … 一五〇

香蒲《本经》上品 … 一五〇

水萍《本经》中品 … 一五〇

海藻《本经》中品 … 一五一

昆布《别录》中品 … 一五二

石草类 ……………… 一五二

石斛《本经》上品 … 一五二

骨碎补《开宝》 … 一五二

石韦《本经》中品 … 一五三

金星草《嘉祐》 … 一五三

石胡荽《四声本草》

……………… 一五三

马勃《别录》下品 … 一五四

卷　三

谷部 ……………… 一五五

胡麻《别录》上品 … 一五五

亚麻《图经》 …… 一五五

大麻《本经》上品 … 一五六

小麦《别录》中品 … 一五六

荞麦《嘉祐》 …… 一五七

稷《别录》上品 …… 一五八

黍《别录》中品 …… 一五八

粟《别录》中品 …… 一五八

粟奴 ……………… 一五九

秫《别录》中品 …… 一五九

粳《别录》中品 …… 一五九

籼《纲目》 ……… 一六〇

饭《拾遗》 ……… 一六〇

粥《拾遗》 ……… 一六一

陈仓米 ………… 一六四

薏苡仁《本经》上品

……………… 一六四

罂子粟《开宝》 … 一六四

阿芙蓉《纲目》 … 一六四

黑大豆《本经》中品

……………… 一六五

大豆黄卷《本经》中品

……………… 一六五

黄大豆《食鉴》 … 一六六

赤小豆《本经》中品

……………… 一六六

绿豆《开宝》 …… 一六六

蚕豆《食物》 …… 一六六

豇豆《纲目》 …… 一六七

扁豆《别录》 …… 一六七

刀豆《纲目》 …… 一六七

大豆豉《别录》中品

……………… 一六七

豆腐《日用》 …… 一六八

神皇豆 ………… 一六九

神曲《药性论》 … 一六九

红曲丹溪《补遗》 … 一六九

蘖米《别录》中品 … 一七〇

秬麦蘖 ………… 一七一

饴糖《别录》上品 … 一七一

醋《别录》下品……一七一

酒《别录》中品……一七二

烧酒《纲目》………一七二

糟《纲目》………一七三

酒糟 ………一七三

菜部 ………一七三

　荤辛类 ………一七三

　　韭《别录》中品……一七三

　　葱《别录》中品……一七四

　　薤《别录》中品……一七五

　　蒜《别录》下品……一七五

　　芸薹《唐本草》…一七六

　　白芥子《宋宝》…一七六

　　莱菔子《唐本草》…一七七

　　生姜《别录》中品…一七七

　　胡荽《嘉祐》………一七九

　　茴香《唐本草》…一七九

　　菠薐《嘉祐》……一八〇

　　苋《本经》上品……一八〇

　　白苣《嘉祐》……一八〇

　　莴苣《食疗》……一八〇

　　蒲公英《唐本草》…一八一

　　蕨《拾遗》………一八一

　　芋《别录》中品……一八二

　　薯蓣《本经》上品……一八二

　　百合《本经》中品…一八三

　蓏菜类 ………一八三

　　茄《开宝》………一八三

　　壶卢《日华》………一八四

　　葫芦 ………一八四

　　败瓢《纲目》………一八四

　　冬瓜《本经》上品…一八五

　　南瓜《纲目》………一八五

　　越瓜《开宝》………一八五

　　胡瓜《嘉祐》………一八六

　　丝瓜《纲目》………一八六

　水菜类 ………一八六

　　紫菜《食疗》………一八六

　　石莼《拾遗》………一八七

　　石花菜《食鉴》………一八七

　　鹿角菜《食性》………一八七

　芝栭类 ………一八八

　　木耳《本经》中品…一八八

　　香蕈《日用》………一八八

　　天花蕈《日用》………一八八

　　蘑菇蕈《纲目》………一八九

果部 ………一八九

　五果类 ………一八九

　　李《别录》下品……一八九

　　杏《别录》下品……一八九

　　巴旦杏《纲目》…一九〇

　　梅《本经》中品……一九〇

　　桃《本经》下品……一九二

　　栗《别录》下品……一九四

枣《本经》上品 …… 一九四

山果类 ………… 一九五

梨《别录》下品 …… 一九五

木瓜《别录》下品 … 一九六

山楂《唐本草》 … 一九六

柿《别录》中品 …… 一九六

安石榴《别录》下品

………… 一九八

橘《本经》上品 …… 一九八

柑《开宝》 …… 二〇〇

橙《开宝》 …… 二〇〇

柚《日华》 ……… 二〇〇

枸橼《图经》 …… 二〇一

金橘《纲目》 …… 二〇一

枇杷《别录》中品 … 二〇一

杨梅《开宝》 …… 二〇一

樱桃《别录》上品 … 二〇二

银杏《日用》 …… 二〇二

胡桃《开宝》 …… 二〇二

荔枝《开宝》 …… 二〇四

龙眼《别录》中品 … 二〇四

橄榄《开宝》 …… 二〇五

榧《别录》下品 …… 二〇五

海松子《开宝》 … 二〇五

槟榔《别录》中品 … 二〇五

大腹子《开宝》 … 二〇六

马槟榔《会编》 … 二〇六

无花果《食物》 … 二〇六

榛《开宝》 ……… 二〇七

枳椇《唐本草》 … 二〇七

味果类 ………… 二〇八

蜀椒《本经》下品 … 二〇八

胡椒《唐本草》 … 二〇九

荜澄茄《开宝》 … 二一〇

吴茱萸《本经》中品

………… 二一〇

茗《唐本草》 …… 二一〇

甜瓜《嘉祐》 …… 二一一

瓜蒂《本经》上品 … 二一二

西瓜《日用》 …… 二一二

葡萄《本经》上品 … 二一三

甘蔗《别录》中品 … 二一三

沙糖《唐本草》 … 二一三

石蜜《唐本草》 … 二一四

水果类 ………… 二一四

莲藕《本经》上品 … 二一四

菱实《别录》上品 … 二一六

芡实《本经》上品 … 二一七

乌芋《别录》中品 … 二一七

慈菇《日华》 …… 二一七

木部 ………… 二一八

乔木类 ………… 二一八

柏《本经》上品 …… 二一八

松《别录》上品 …… 二一八

杉《别录》中品…… 二一九

桂《别录》上品…… 二一九

辛夷《本经》上品… 二二〇

沉香《别录》上品… 二二一

丁香《开宝》…… 二二一

檀香《别录》下品… 二二二

降真香《证类》… 二二二

乌药《开宝》…… 二二三

薰陆香《别录》上品

………………… 二二三

没药《开宝》…… 二二四

骐驎竭《唐本草》… 二二四

安息香《唐本草》… 二二四

苏合香《别录》上品

………………… 二二五

龙脑香《唐本草》… 二二五

樟脑《纲目》…… 二二六

阿魏《唐本草》… 二二六

芦荟《开宝》…… 二二七

梧桐泪《唐本草》… 二二七

柏木《本经》上品… 二二八

厚朴《本经》中品… 二二八

杜仲《本经》上品… 二二九

椿檽《唐本草》… 二二九

漆《本经》上品…… 二三〇

海桐《开宝》…… 二三一

楝《本经》下品…… 二三一

槐《本经》上品…… 二三一

秦皮《本经》中品… 二三二

合欢《本经》中品… 二三二

皂荚《本经》中品… 二三三

无食子《唐本草》… 二三五

诃黎勒《唐本草》… 二三五

柽音侦柳《开宝》… 二三五

芜荑《本经》中品… 二三六

苏方木《唐本草》… 二三六

桦木《开宝》…… 二三六

檧桐《嘉祐》…… 二三六

巴豆《本经》下品… 二三七

大风子《补遗》… 二三八

灌木类 ………… 二三八

桑《本经》中品…… 二三八

楮《别录》上品… 二三九

枳《本经》中品…… 二四〇

栀子《本经》中品… 二四〇

酸枣《本经》上品… 二四一

蕤核《本经》上品… 二四一

山茱萸《本经》中品

………………… 二四一

金樱子《蜀本草》

………………… 二四二

郁李《本经》下品… 二四二

女贞《本经》上品… 二四二

五加《本经》上品… 二四三

枸杞　地骨皮《本经》上品

　　…………… 二四三

石南《本经》下品 … 二四四

牡荆《别录》上品 … 二四四

蔓荆《本经》上品 … 二四五

木槿《日华》 ………… 二四五

山茶花《纲目》 … 二四五

密蒙花《开宝》 … 二四五

木棉《纲目》 …… 二四五

黄杨木《纲目》 … 二四五

寓木类 ………………… 二四六

茯苓《本经》上品 … 二四六

琥珀《别录》上品 … 二四七

猪苓《本经》中品 … 二四七

雷丸《本经》下品 … 二四八

桑寄生《本经》上品

　　…………… 二四八

苞木类 ………………… 二四九

竹《蜀本草》 ……… 二四九

天竹黄宋《开宝》 … 二五〇

服器类 ………………… 二五〇

绵《拾遗》 …………… 二五〇

裈裆《拾遗》 ………… 二五〇

幞头《纲目》 ………… 二五〇

草鞋《拾遗》 …… 二五一

纸《纲目》 ……… 二五一

卷　四

虫部 ………………… 二五二

卵生类 ……………… 二五二

蜂蜜《本经》上品 … 二五二

蜜蜡《本经》上品 … 二五二

露蜂房《本经》中品

　　…………… 二五三

虫白蜡《会编》 … 二五三

五倍子《开宝》 … 二五四

桑螵蛸《本经》上品

　　…………… 二五五

雀甕《本经》下品 … 二五五

蚕《本经》中品 …… 二五五

九香虫《纲目》 … 二五六

蜻蜓《别录》下品 … 二五七

檿鸡《本经》中品 … 二五七

斑蝥《本经》下品 … 二五七

蜘蛛《别录》下品 … 二五八

蝎《开宝》 …… 二六〇

水蛭《本经》下品 … 二六〇

蛆《纲目》 ……… 二六〇

化生类 …………… 二六〇

蛴螬《本经》中品 … 二六〇

蝉蜕《别录》 …… 二六一

蜣螂《本经》下品 … 二六一

蝼蛄《本经》下品 … 二六二

鼠妇《本经》下品 … 二六三

䗪虫《本经》中品 … 二六三

湿生类 …………… 二六四

蟾蜍《别录》下品 … 二六四

蛙《别录》中品 …… 二六五

蜈蚣《本经》下品 … 二六五

蚯蚓《本经》下品 … 二六六

蜗牛《别录》中品 … 二六七

蛞蝓《本经》中品 … 二六七

鳞类 …………… 二六八

龙《本经》上品 … 二六八

鲮鲤《别录》下品 … 二六九

守宫《纲目》 …… 二七〇

蛤蚧《开宝》 …… 二七〇

蛇蜕《本经》下品 … 二七〇

白花蛇《开宝》 … 二七一

乌蛇《开宝》 …… 二七二

鲤鱼《本经》上品 … 二七二

鳠鱼《纲目》 …… 二七二

鲩鱼《拾遗》 …… 二七三

青鱼《开宝》 …… 二七三

鲻鱼 …………… 二七三

白鱼 …………… 二七三

石首《开宝》 …… 二七四

勒鱼《纲目》 …… 二七四

鲥鱼《食疗》 …… 二七四

鲳鱼《拾遗》 …… 二七四

鲫鱼《别录》上品 … 二七四

鲂鱼《食疗》 …… 二七四

鲈鱼《嘉祐》 …… 二七五

鲦鱼《纲目》 …… 二七五

鲙残鱼《食鉴》 … 二七五

鳢鱼《本经》上品 … 二七五

无鳞类 …………… 二七六

鳗鲡鱼《别录》中品

…………… 二七六

鳝鱼《别录》上品 … 二七六

河豚《开宝》 …… 二七七

比目鱼《食疗》 … 二七七

乌贼鱼《本经》中品

…………… 二七七

海蛇《拾遗》 …… 二七八

虾《别录》下品 … 二七九

海马《拾遗》 …… 二七九

鰕鯠《拾遗》 …… 二七九

海参东圃 ………… 二七九

介部 …………… 二八〇

水龟《本经》上品 … 二八〇

鳖《本经》中品 …… 二八〇

蟹《本经》中品 … 二八一

牡蛎《本经》上品 … 二八二

蚌《嘉祐》 …… 二八三

真珠《开宝》 …… 二八四

药性纂要

一二

石决明《别录》上品

　　………………… 二八五

蛤蜊《嘉祐》 …… 二八五

蛏《嘉祐》 ………… 二八五

车渠《海药》 …… 二八六

淡菜《嘉祐》 …… 二八六

田嬴《别录》上品 … 二八六

蜗螺《别录》 …… 二八六

海月《拾遗》 …… 二八七

禽部 ………… 二八七

鹈鹕《嘉祐》 …… 二八七

鹅《别录》上品…… 二八七

雁《本经》上品…… 二八八

鹜《别录》上品…… 二八八

鸳鸯《嘉祐》 …… 二八九

鸂鶒《食物》 …… 二八九

鸬鹚《别录》下品 … 二八九

鸡《本经》上品…… 二八九

雉《别录》中品…… 二九二

鸽《嘉祐》 ……… 二九二

雀《别录》中品…… 二九二

伏翼《本经》上品 … 二九二

寒号虫《开宝》 … 二九三

莺 ………… 二九四

诸鸟有毒《拾遗》

　　………………… 二九四

兽部 ………… 二九四

豕《本经》下品 …… 二九四

狗《本经》中品…… 二九七

羊《本经》中品…… 二九八

牛《本经》中品…… 二九九

马《本经》中品…… 三〇二

驴《唐本草》 …… 三〇三

酪《唐本草》 …… 三〇三

酥《别录》上品…… 三〇四

醍醐《唐本草》 … 三〇四

阿胶《本经》上品 … 三〇四

黄明胶《纲目》 … 三〇六

牛黄《本经》上品 … 三〇六

狗宝《纲目》 …… 三〇七

狮《纲目》 ……… 三〇七

虎《别录》中品…… 三〇八

象《开宝》 ……… 三〇九

犀《本经》中品…… 三一〇

熊《本经》上品…… 三一一

羚羊《本经》中品 … 三一二

鹿《本经》中品…… 三一三

麝脐香《本经》上品

　　………………… 三一四

兔《别录》中品…… 三一五

水獭《别录》下品 … 三一五

腽肭脐 ………… 三一六

鼠《别录》下品…… 三一六

猬《本经》中品…… 三一七

猕猴 …………… 三一七

人部 ……………… 三一七

乱发《别录》 …… 三一七

爪《纲目》 ……… 三一八

牙齿《日华》 …… 三一八

人屎《别录》 …… 三一九

马子碱 ………… 三一九

粪清 …………… 三一九

人尿《别录》 …… 三二〇

溺白垽《唐本草》 … 三二一

秋石《蒙筌》 …… 三二一

乳汁《别录》 …… 三二二

妇人月水《嘉祐》

………… 三二四

人血《拾遗》 …… 三二五

口津唾《纲目》 … 三二六

人气《纲目》 …… 三二七

人胞《拾遗》 …… 三二八

初生脐带《拾遗》

………… 三三〇

卷 一

水 部

　　水者，坎之象也。其体纯阴，其用纯阳，上则为雨露霜雪，下则为海河泉井。流止寒温，气之所钟既异；甘淡咸苦，味之所入不同。昔人分别九州水土，以辨人之美恶寿夭 [批 风土别则民俗殊，而声音亦异，故人骤至异乡，有水土不服而病者]。盖水为万化之源，土为万物之母。饮资于水，食资于土，饮养阳气，食养阴气。**饮食者，人之命脉也，而荣卫赖之**。水去营竭，谷去卫亡。平人绝水谷七日则死矣。**故水之性味，慎疾卫生者不可不辨**也 [批 水谷相需并进，日用以养生，不可缺一，不可须臾离也。仲景治真伤寒用桂枝汤，云糜粥补养，以助药力，今人动辄令病人绝谷，胃败而误死者不可胜计矣]。

天水类

雨水《拾遗》

　　味淡，气平。地气升为云，天气降为雨，阴阳相交之气也。云行雨施，品物流行。人之汗犹天地之雨。凡外感者，必得汗而热退，邪从汗解矣。夏月时行热症旱魃[1]，则益躁烦；或天雨骤降，人即安和，此人应乎天也。《经》曰湿胜濡泻，《记》云雨淫腹疾。雨多则湿气淫溢，外侵肌肉，内应于脾，或饮其水亦致作泻。若暴风疾雨，天之怒气也，宜谨避之，其水亦不可烹饮矣［批 天气下降，地气上升，人在气交之中。地食[2]人以五味，入口藏于脾胃，以养五脏；天食人以五气，入鼻而藏于心肺，以养五脏。故时雨能益人解病，经云雨气通于肾也。霪雨能损人，受其气、食其味皆致病，犹人之汗出不宜多也］。

立春节雨水 其性**始是春升生发之气**，故可以煮治中气不足、清气不升之药［批 如补中益气汤之类］。妇人无子，是日夫妇各饮一杯，还房有孕，取其**资始发育万物之义**。

梅雨水 洗疮疥，灭瘢痕。入酱易熟。［批 梅雨水久藏，烹茶最佳。］梅雨或作霉雨，沾衣及物，皆生黑霉，用梅叶煎汤洗乃脱。浣垢如灰汁，有异他水。江淮以南，地气卑湿，芒种后逢壬入梅，小暑后逢庚出梅。又以三月为迎梅雨，五月为送梅雨。皆湿热之气，郁遏熏蒸，酿为霪雨。人受其气生病，物受其气生霉，故梅水不可造酒、醋。过此节后，须曝书画，以去霉湿之气。

---

[1] 旱魃：传说中能引起旱灾的怪物。出《诗经·大雅》："旱魃为虐，如惔如焚。"

[2] 食（sì 饲）：给人吃。

潦水《纲目》

降注雨水谓之潦。又，淫雨为潦。

味甘，气平。仲景治伤寒瘀热在里，身发黄，麻黄连翘赤小豆汤。煎用潦水，取其味薄，不助湿气，能清热也。

露水《拾遗》

凌霄花上露，入目损目。

味甘，气平。秋露繁时以盘收取，煎如饴，饮之延年不饥。[批 八月朔日取露，磨墨点太阳穴止头痛，点膏肓穴治痨瘵，谓之天灸。]秋露造酒最清冽，汉武帝作金盘盛露。番国有蔷薇露，甚芬香。[批 松柏、兰桂、杞菊、粳米，皆可蒸露，用锡甑如蒸烧酒法，服之各有补益。]《续齐谐记》云：邓绍八月朝入华山，见一童子取柏叶上露，以五采囊盛，绍问之，答曰：赤松先生取以明目也。东圃曰：露乃天地氤氲之气凝聚成液，盛于清秋敛肃之时，降于寅升昧爽之际，味甘气和。百草头上未晞时收取，服之愈百疾而止消渴，露药露姜，饮可止疟。**盖得阴阳之和，而阴胜以制亢阳也。**且疟多因风暑所成，白露则暑解，故露能清暑。本乎天者亲上，花乃精英上注而发荣，故百花之露能悦人颜色，而柏叶、菖蒲上之露，且服与洗并能明目。盖五脏之精华上注于目，其和合而为膏者，上渗目窠而成瞳子。诗云"天降膏露"，词有"月明云淡露华浓"之句。藉此膏华可以明目，较胜他药百倍矣凡秋露春雨着草，人素有疮及破伤者触犯之，疮顿不痒痛，乃中风及毒水，身必反张似角弓之状。[批 前段言饮露之妙，此言破伤处触露之害，盖雨露之气多属阴寒，经火气煎过方可饮。其草上露，或有虫蛇经过之毒，故如是耶。] 急以盐豉和面作丸子，于疮上灸一百壮，出恶水数升，乃知痛痒而瘥也。

[批 人受纳水谷，赖胃中酝酿而为气血。饮入于胃，游溢津气，上输于脾，脾气散精，上归于肺，通调水道，下输膀胱，水精四布，五经并行。全赖中焦如沤，方能上焦如雾，下焦如渎耳。人气生津，其熏肤、充身、泽毛，若雾露之溉，故饮露可延年也。]

腊雪 《嘉祐》

雪，洗也，洗除疟、痢、虫、蝗也。凡花五出，雪花六出，阴之成数。冬至后第三戊为腊。腊雪大宜菜麦，又杀蝗虫，密封阴处，数十年不坏；用水浸五谷种，耐旱不生虫；洒几席间，蝇自去；淹藏一切果食，不蛀。春雪有虫，水易败，所以不收。

味甘，气冷。解一切毒，治天行时气温疫，小儿热痫狂啼，大人丹石发动，酒后暴热黄疸，小温服之。煎茶煮粥，解热止渴，煎伤寒火喝之药，拂痱皆良。

夏冰 《拾遗》

冰者，太阴之精，水极似土，变柔为刚。冬藏山窖内，夏月取用。[批 曾见孕妇食冰，致胎落而死。]

味甘，气冷。解烦渴，消暑毒。伤寒阳毒热盛昏迷者，以冰块置膻中良。亦解烧酒毒。宋徽宗食冰太过，病脾疾，国医不效。召杨介诊之，用大理中丸。上曰服之屡矣，介曰疾因食冰，以冰煎此药，是治受病之原也。服之果愈，若此可谓活机之士矣。

地水类

流水 《拾遗》

东流水、甘澜水—名劳水，即扬泛水。

仲景法用流水二斗，置大盆中，以勺高扬千万遍，有沸珠相逐，乃取煎药。盖水性本咸而体重，**劳之则甘而轻**，取其不助肾气而益脾胃。故甘澜水甘温而性柔，烹伤寒阴症等药用之；顺流水性顺而下流，治下焦腰膝之症，及通利大小便药用之；急流水湍上峻急之水，其性急速而下达，通二便风痹药用之；逆流水洄澜之水，其性逆而倒上，发吐痰饮药用之；东流水取其性顺疾速，通膈下关也；倒流水取其回旋流止，上而不下也。昔有患小便闭者，众工不能治，令取长川急流之水煎药，一饮立溲，水可不择乎？

井泉水 《嘉祐》

味甘，气平。平旦第一汲为井华水，取天一真气浮于水面，用煎补阴之剂及炼丹煮茗，性味同雪水。凡井水远从地脉来者为上，从近处江湖渗来者次之。其城市近沟渠，污水杂入者成碱，须煎滚，停一时，候碱澄乃用之，否则气味俱恶，不堪入药食茶酒。雨后水浑，擂入桃、杏仁澄之。凡井以黑铅为底，能清水散结，饮之无痰，入丹砂镇之，令人多寿。按：麻知几《水解》云，九畴昔访灵台太史，见铜壶之漏水焉。太史召司水者，曰：此水已三周环，水滑而漏迅，则刻差，当易新水。予因悟曰：天下之水，用之灭火与濡槁则同，至于性从地变，质与物迁，未尝同也。故蜀江濯锦则鲜，济源烹楮则晶，[批 晶①，音杳，明也。] 南阳之潭渐于菊，其人多寿；辽东之涧通于参，其人多发；晋之山产矾石，泉可愈疸；戎之麓伏硫黄，汤可浴疠。扬②子宜荈，[批 荈，音舛，茶晚取者。] 淮菜宜醢；沧卤能盐，阿井能胶；澡垢以垸，茂田以苦。瘿消于海带之波，痰破于半夏之洳；冰水咽而霍乱息，流水饮而癃闭通；雪水洗目而赤退，咸水濯肌而疮干。菜之为齑，铁之为浆，曲之为酒，蘖之为醋。千派万种，言不可尽。至于井之水一也，尚数名焉，况其他乎。反酌而倾曰倒流，出瓮未放曰无根，无时初出曰新汲，将旦首汲曰井华。夫一井之水而功用不同，岂可烹煮之间将行药势，独不择夫水哉。昔有患小溲闭者，众不能瘳，张子和以长川之急流水煎前药，一饮立溲。此与《灵枢经》治不瞑，半夏汤用千里流水同义。后之用水者，当以子和之法为制，予于是作水解。

　　时珍曰：井泉，地脉也，人经血象之。须取土厚水

---

① 晶（xiǎo 晓）：王逊以方言注音为"杳"，在此为洁白之意。
② 扬：原作"杨"，据《纲目·水部·地水类》卷五改。

深，源远而质洁者用之。《易》曰："井泥不食，井冽寒泉食"是矣。人乃地产资禀，与山川之气相为流通，而美恶寿夭亦相关涉。金石草木尚随水土之性，而况人为万物之灵乎？贪淫有泉，仙寿有井，载在往牒①，必不我欺。《淮南子》云：土地各以类生人。是故山气多男，泽气多女，水气多喑，风气多聋，林气多癃，木气多伛，下气多尰，石气多力，险气多瘿，暑气多夭，寒气多寿，谷气多痹，丘气多狂，广气多仁，陵气多贪。坚土人刚，弱土人脆，垆土人大，沙土人细，息土人美，耗土人丑，轻土多利，重土多迟。清水音小，浊水音大，湍水人轻，迟水人重，皆应其类也。又《河图括地象》云：九州殊题，水泉刚柔各异。青州角徵会，其气慓轻，人声急，其泉酸以苦；梁州商徵接，其气刚勇，人声塞，其泉苦以辛；兖豫宫徵会，其气平静，人声端，其泉甘以苦；雍冀商羽合，其气駃烈②，人声捷，其泉咸以辛。观此二说，则人赖水土以养生，可不慎所择乎？

按：《后汉书》云，有妇人病经年，世谓寒热注病。十一月，华佗令坐石槽中，平旦用冷水灌，云当至百。始灌七十，冷颤欲死，灌者惧欲止，佗不许。灌至八十，热气乃蒸出，嚣嚣然高二三尺。满百灌，乃使燃火温床，厚

---

① 往牒：往昔的典籍。出南朝宋颜延之《赭白马赋》："访国美于旧史，考方载于往牒。"

② 駃（jué 决）烈：原作"驶"，据《纲目·水部·地水类》卷五改。駃，通"快"，迅疾。

覆而卧。良久冷汗出，以粉扑之而愈。又《南史》云：将军房伯玉服五石散十许剂，更患冷疾，夏月当复衣。徐嗣伯诊之，曰：乃伏热也，须以水发之，非冬月不可。十一月冰雪大盛时，令伯玉解衣坐石上，取新汲冷水从头浇之，尽二十斛，口噤气绝，家人啼哭请止，嗣伯执挝谏者。又尽水百斛，伯玉始能动，背上彭彭有气。俄而起坐，云热不可忍，乞冷饮。嗣伯以水一升饮之，疾遂愈。自尔常发热，冬月尤单衫，体更肥壮。

东圃曰：二说姑存，以广见闻，恐作者不无傅会。

阿井泉《纲目》

味甘咸，气平。井在今兖州阳谷县，即古东阿县，济水伏流地中。今历下凡发地下皆是流水，东阿亦济水所经。取井水煮胶，名阿胶。其性趋下，清而且重，用搅浊水则清，故治淤浊及逆上之痰。青州范公泉亦济水所注，其水造白丸子，利膈化痰殊验。

地浆《别录》下品

掘地作坎，深三尺，以新汲水沃入搅浊，少顷取清用之。

味甘，气寒。解一切鱼肉、果菜、药物、诸菌毒。枫上蕈，食之令人笑不休，饮此即解。中暑霍乱，乃暑热内伤，七神迷乱所致，亦宜饮之。盖阴气静则神藏，躁则消亡。坤为地属阴，土曰静顺，地浆作于墙阴坎中，为阴中之阴，能泻阳中之阳也。[批 中暑霍乱，犯乎天元阳之气，取地浆至阴之气以解之，乃对待治法。]

热汤《嘉祐》

一名百沸汤《纲目》，一名麻沸汤《仲景》，一名太和汤。

百沸者佳，若半沸者，饮之作胀，或云热汤漱口损齿。病目人勿以热汤洗浴，冻僵人勿以热汤灌足，能脱指甲。铜瓶煎汤服，损人声。

味甘，气平。能通经络。患风冷气痹人，以汤淋脚至膝上，厚覆取汗周身，虽别有药，亦假阳气而行耳。四时暴泄利，四肢冷，脐腹冷，于深汤中坐浸至腹上，频频作之。**生阳诸药，无速于此**。虚寒人始坐汤中必颤，令人伺守之。凡伤寒、伤风、伤食、伤酒，初起无药，便饮太和汤碗许，或酸齑汁亦可，以手揉肚。觉恍惚再饮再揉，至无所容，探吐，汗出则已。[批 风寒初起，则在表未入于里，元气尚旺，酒食初伤，则犹在胃脘，故可饮满以探吐耳。] 仲景治心下痞，按之濡，关上脉浮，大黄黄连泻心汤。用麻沸汤煎之，取其气薄而泄虚热也。昔有人患风疾数年，掘坑令坐坑内，解衣以热汤淋之，良久以簟盖之，汗出而愈，此亦通经络之法也。时珍常推此意，治寒湿加艾煎汤，治风虚加五枝或五加皮煎汤淋洗，见效更速。东圃曰：先慎安征君治疟，用生姜斤许煎汤，于未发前热洗两足，从跟至膝，或一作，或再作，疟即止。盖疟系风寒暑湿之邪，初受于三阳之经，久则随经溜入阴分。疟由汗解，身半以上，汗易出而多，发疟则下部之汗常少，惟汗出至足方透，周身之经脉和畅，无所阻滞，邪尽而疟止矣。生姜辛散温行，取汁露饮可以截疟，然入胃未免于热，惟煎汤浸渍肢体，外助胜于内服。盖饮则药力至足，其势已杀，不若洗为径捷，且足三阴经脉从足走腹，足三阳经脉从头亦走足，阴阳互交，上下贯通，皆在于此。淋洗之法大有补助，人多不讲，岂非失哉。又，大吐血衄血足冷者，用好酒燉热浸洗两足，血亦自止，此引火归原之法。又，治头风痛熏法：用热汤一大盆，入上白盐花一碗，泡化，令病人熏头，用绵被闷紧熏至汗出。汤气渐温，并洗额及两太阳，漫漫①拭干，其痛立止，此良法也。盖风寒入留于脑则成头风，其痛如斧劈，久者药难速效，用汤熏法大为得理。夫脑为髓海，肾所主也。汗为肾液，盐能入肾，水之所化。风寒深入于脑，肤浅治之必不得出，惟借盐以引入血分，而藉热汤扬液为汗以外达，则风从汗解而痛自释。若轻者一次便愈，壮实人未愈可再作，但熏后宜服补剂以调之。[批 人身元气周流无阻，则病安从来。若伤寒伤风，气阻于外，邪在经络之间也。伤酒伤食，气阻于内，邪在胃脘之间也。若待消磨下行，则纡远矣。探吐就近而出，吐后以致汗来，令表里通彻，正行而邪却矣。姜汤洗法治久疟阴虚之人用之，若人壮邪实者勿用。]

生熟汤《拾遗》

一名阴阳水。

---

① 漫漫：通“慢慢”。

新汲水、百沸汤合一盏和匀，故曰生熟，今人谓之阴阳水。味甘咸。上焦主纳，中焦腐化，下焦主出。三焦通利，阴阳调和，升降周流，则脏腑畅达。一失其道，二气淆乱，浊阴不降，清阳不升，故发为霍乱呕吐之病。饮此汤辄定者，分其阴阳使得平也。藏器曰：凡人大醉及食瓜果过度者，以生熟汤浸身，则汤皆酒及瓜味。《博物志》云：浸至腰，食可五十枚；至颈，则食瓜无限也。未试。

齑水①《纲目》

作黄齑菜水。

味酸咸。主吐诸痰饮宿食，酸苦涌泄为阴也。

浆　水

一名酸浆。

炊粟米热投冷水中，浸五六日，味酸，生白花，色类浆，故名。若浸至败者害人。

味甘酸，性凉，善走，故解烦渴而化滞物。

诸水有毒《拾遗》

水府龙宫，不可犯水之怪魍魉，温峤燃犀②点水，为神所怒

---

① 齑（jī机）水：见《纲目·水部·地水类》卷九："时诊曰：此乃作黄齑菜水也。"

② 温峤燃犀：传说东晋将领温峤点燃犀牛角照水怪一事。出《异苑·卷七》："晋温峤至牛渚矶，闻水底有音乐之声，水深不可测。传言下多怪物，乃燃犀角而照之。须臾，见水族覆火，奇形异状，或乘马车著赤衣帻。其夜，梦人谓曰：与君幽明道阔，何意相照耶？峤甚恶之，未几卒。"

是也。水中有赤脉，不可饮之，井中沸溢不可饮但于三寸步内取青石一块，投之即止，古井瞀井不可入，［批 瞀，音渊，井无水也。］有毒杀人夏月阴气在下尤忌之，但以鸡毛投之，盘旋而舞不下者有毒，以热醋数升投之则可入，古塚亦然。古井不可塞，令人盲聋。阴地流水有毒，二八月行人饮之，成瘴疟，损脚力。泽中停水，五六月有鱼鳖精，人饮之成瘕病。沙河中水，饮之令人喑。两山夹水，其人多瘿。流水有声，其人多瘿。花瓶水饮之杀人，腊梅尤甚。炊汤洗面，令人无颜色；洗体，令人成癣；洗脚，令人疼痛生疮。铜器上汗，入食中，令人生疽发恶疮。冷水沐头，热泔沐头，并成头风，女人尤忌之。水经宿面上有五色者，有毒不可洗手。时病后浴冷水，损心胞。盛暑浴冷水，成伤寒。汗后入冷水，成骨痹顾闵远行，汗后渡水，遂成骨痹痿躄，数年而死。产后洗浴，成痉风，多死。酒中饮冷水，成手颤。酒后饮茶水，成酒癖。饮水便睡，成水癖。小儿就瓢及瓶饮水，令语讷。夏月远行，勿以冷水濯足。冬月远行，勿以热汤濯足。

火　部

阳火阴火《纲目》

时珍曰：火者，五行之一，有气而无质，造化两间，生杀万物。五行皆一，惟火有二，阴火阳火也。其纲凡三，其目凡十有二。三者，天火、地火、人火也。十二者，天之火四、地之火五、人之火三也。天之阳火二，太阳真火也，星精飞火也赤物曒曒，降则有灾，俗呼火殃。天之阴火二，龙火也，雷火也龙口有火光，霹雳之火，神火也。地之阳火三，钻木之火也，击石之火也，戛金之火也。地之阴火二，石油之火也出广、陕、云南诸处石岩中流出，与泉水相杂，肥如肉汁，黑似淳漆，作雄黄气，燃灯极明，水中之火也江湖河海夜动有火，或云水神夜出则有火光。人之阳火一，丙丁君火也心、小肠，离火也。人之阴火二，命门相火也起于北海，坎火也，游行三焦，寄位肝胆，三昧之火也纯阳，乾火也。合而言之，阳火六，阴火亦六，共十二焉。诸阳火遇草而焫，得木而燔，可以湿伏，可以水灭。诸阴火不焚草木而流金石，得湿愈焰，遇水益炽，以水折之，则光焰诣天，物穷方止。以火逐之，以灰扑之，则灼性自消，光焰自灭。**故人之善反于身者，上体于天而下验于物，则君火相火、正治从治之理，思过半矣。**此外又有萧丘之寒火萧丘在南海中，上有自然之火，春生秋灭。生一种木，但小焦黑。出《抱朴子》外篇。陆游云：火山军，其地锄耘深入则有烈焰，不妨种植，亦寒火也，泽中之阳焰状如火焰，起于水面，出《素问》王冰注，野外之鬼磷其火青色，其状如炬，或聚或散，俗呼鬼火，或云诸血之磷光也，金银之精气凡金银玉宝皆夜有火光，此皆似火而不能焚物者也。至于樟脑猾髓，皆能水中发火樟脑见木部，猾髓见兽部。**浓酒积油，得热气则火自生**烧酒、醇酒，得火气则自焚。油满百石，则火自生。油纸、油衣、油铁，得热气蒸激，皆自生火也，南荒有厌火之民国近黑昆仑，人能食火炭，食火之兽《原化记》云：祸斗兽，状如犬而食火，粪复为火，能烧人屋，西戎有食火之鸟驼鸟，见禽部，火鸦、蝙蝠能食焰烟，火龟、火鼠生于火地火龟见介部，火鼠见兽部。[批 皆见《本草纲目》，兹不备载。]此皆五行物理之常，而乍闻者目为怪异，盖未深诣乎此理故耳。复有至人，入水不漏，入火不焚，入金石无碍，步日月无影。斯人也，与道合真，不知其名，谓之至人。震亨曰：太极动而生阳，静而生阴，阳动而变，阴静而合，而生水、火、木、金、土，各一其性，惟火有二，曰君火人火也，曰相火天火也。火内阴而外阳，主乎动者也，**故凡动皆属火**。火本无形，以名而言，心为之主，故谓之君。藉物显用，以位而言，因动而可见，故谓之相。天主生物，故恒乎动，人有此生，亦恒于动，动者皆相火为之也。见于天者出于龙雷，则木之气出于海中，则水之气具于人者，寄于肝肾二部，肝木而肾水也。胆者，肝之府；膀胱者，肾之府；心包络者，肾之配。三焦以焦言，而下焦司肝肾之分，皆属阴而在下者也。天非此火不能生物，人非此火不能有生。天之火虽出于木，而皆本乎地，静而潜藏，动而彰著者也。故雷非伏不能鸣，龙非蛰不能飞，海非附于地则不能生波，此皆动而为火者也。肝肾之阴悉具相火，人同乎天，若火之出于木而本乎地也。五脏之性感物而动，即《内经》五火也。五性厥阴之火与相火相煽，则妄动矣。火起于妄，变化莫测，煎熬真阴。阴虚则病，阴绝则死。君火之气，经以暑与湿言之。相火之气，经以火言之，盖表其暴悍酷烈甚于君火也。故曰相火元气之贼，东垣有火与元气不两立之说。**盖元气者，阴阳相和，动而中节，以为生生不息之运用**。若阳亢则阴柔，火胜则水亏，所谓气有余便是火也。有余于此，则不足于彼矣。气主动，阳易生而善亢；阴主静，血易亏而难复。岐伯历举病机一十九条，而属火者五。诸热瞀瘛，皆属于火；诸逆冲上，皆属于火；诸病胕肿，疼酸惊骇，皆属于火是也。刘河间云：诸风掉眩属于肝，风火也；诸气膹郁属于肺，燥火也；诸湿肿满属于脾，湿火也；诸痛痒疮属于心，郁火也。是皆火之出于脏腑者也。［批 人性和平，则能养元气，无病而寿。七情致病，神机内伤，故最难治疗。］

桑柴火《纲目》

不可点艾，伤肌。灸蛇则足见。

能利关节，养津液，得火则拔引毒气，去逐风寒而去腐生新。《抱朴子》云：一切仙药，不得桑煎不服。桑乃箕星之精，能助药力，除风寒痹诸痛，久服终身不患风疾。

艾火《纲目》

主灸百病。用真麻油灯，或蜡烛火，以艾茎烧点于炷，滋润灸疮，至愈不痛。若灸诸风冷疾，入硫黄末少许尤良。［批 欲透窍者，艾炷中加麝香数厘尤妙。炷不必大，宜小而多壮。其气深透入里，自得效也。］

雷火神针 用熟蕲艾末一两，乳香、没药、穿山甲、硫黄、雄黄、草乌、川乌、桃树皮末各一钱，麝香五分为末拌艾，以厚纸裁成条，铺药艾于内，紧卷如指大，长三四寸，收贮瓶内，埋地中，七七日取出。用时灯上点着吹灭，隔纸十层，乘热针患处，并忌冷水。

治心腹冷痛，风寒湿痹，附骨阴疽。凡在筋骨隐痛者针之，热气直达病所，其效甚速。[批 血瘕针之能落，孕妇及内热者不可用。]

药饼灸法 用当归、川芎、白芷、沉香等分为细末，酱姜捣烂，和作小饼，晒干，将药饼放患处，艾壮灸七壮，觉热气透进即愈。[批 隔药灸法，不疼不烂，并不必择日按穴，随时随处可灸，为甚便也。]

治头风、流火，痛风肿毒初起，灸之俱效。

火针 《纲目》

造针用火箸铁为佳。

火针者，《素问》谓燔针、焠针也。张仲景谓之烧针，川蜀人谓之煨针。其法，麻油满盏，以灯草二七茎点灯，将针频涂麻油，灯上烧通赤用之。不赤或冷不能去病，反损人也。点穴墨记要明白，差则不效。

灯火 《纲目》

凡灯惟胡麻油、苏子油燃者能明目治病。诸鱼油、禽兽油、菜子油、棉花子油、桐油、豆油、石脑油、诸灯油，皆能损目，亦不治病。

治小儿惊风，昏迷搐搦窜视诸病。又治头风胀痛，视头额太阳络脉盛处，以灯心蘸麻油点灯焠之良。外痔肿痛者亦焠之。**油能去风解毒，火能通达经络也。**小儿初生，因冒寒气欲绝者，勿断脐，急烘絮包之，将胞衣烘热，用灯炷于脐下，往来燎之，暖气入腹内，气回自苏。又烧铜匙熨烙眼弦内，去风退赤甚妙。绞肠痧痛、阴阳腹痛、手足冷，但身上有红点，以灯草蘸油点火，焠于点上。

土 部

土者五行之主，具五色而以黄为正色，具五味而以甘为正味。是以《禹贡》辨九州之土色，《周官》辨十有二壤之土性。在人则脾胃应之，故诸土入药，皆取其助脾之功也。

黄土《拾遗》

张司空曰：三尺以上曰粪，三尺以下曰土。凡用当去恶物，勿令入客水。

味甘，气平。刘跂《钱乙传》曰：元丰中，皇子仪国公病瘛疭，国医不能治。长公主举乙，入进黄土汤而愈。神宗召见，问黄土愈疾之状。乙对曰：以黄土胜水，水得其平，则风自退耳。上悦，擢太医丞。[批 瘛疭，手足抽掣也。脾主四肢，风淫末疾，肝木克脾土也。风属木，水能生木，以土胜水，木无所助，可以保脾土而不受木之胜。]《夷坚志》云：吴少师得病，数月消瘦，每日饮食入咽，如万虫攒攻，且痒且痛，皆以为痨瘵。迎明医张锐诊之，令明旦勿食，遣卒诣十里外，取行路黄土。至，以温酒二升搅之，投药百粒饮之，痛几不堪。及登圊，下马蝗千余宛转，其半已困死矣。吴亦惫甚，调理三日乃安。因言夏月出师燥渴，饮涧水一杯，似有物入咽，遂得此病。锐曰：虫入人脏，势必孳生，饥则聚咂精血，饱则散聚脏腑。苟知杀之，**而不能扫取，终无益也**。是以请公枵腹①以诱之，虫久不得土味，又喜酒，故乘饥毕集，一洗而空之。公大喜，厚赂谢之。

东壁土《别录》下品

味甘，气温。凡脾胃湿多吐泻霍乱者，以东壁土，新汲水搅化，澄清，服之即止。盖脾主土，喜燥恶湿，故取太阳所照之土，引真火生发之气，补土胜湿，则吐泻自止。

蚯蚓泥《纲目》

一名六一泥。

味甘酸，气寒。时行腮肿，柏叶汁调涂；瘰疬，醋和调涂；小儿卵肿，薄荷汁和涂；足脓烂疮，韭地蚯蚓泥干研，入轻粉清油调敷。

乌爹泥《纲目》

释名孩儿茶。出南番爪哇、暹罗诸国，今云南、老挝暮云场地方造之。云是细茶末入竹筒内，坚塞两头，埋污

---

① 枵（hào 号）腹：空腹。枵，空虚。

泥沟中，日久取出，捣汁晒制成。其块小润泽者为上，块大焦枯者次之。

味苦涩，气平。清上膈热，化痰生津。涂金疮诸疮，生肌定痛，止血收湿。

井底泥《证类》

涂汤火疮，疗妊娠热病，敷心下及丹田，可护胎气。

伏龙肝《别录》下品

灶心对釜脐下黄土也。十年以来，灶额内火气积久，自结如赤色石中黄，其形八棱，取得研细水飞过用。

味辛，气微温。治心痛，反胃，吐血鼻衄，大人狂癫，小儿夜啼。

烟胶《纲目》

熏消牛皮灶上，及烧瓦窑上黑土也。

治疮癣。为末，麻油调涂。

墨《开宝》

烟煤所成，土之类也。上墨，以松烟用楮皮汁解胶和造，或加香药等物。今人多以窑突中墨烟，以麻油入内，用火烧过造墨，谓之墨烟。其光虽黑，而非松烟矣。

味辛，性温。能止血。

釜脐墨《四声》

一名锅煤。大者曰釜曰锅，小者曰铛。

味辛，气温。古方治伤寒黑奴丸，用釜底墨、灶突墨、梁上尘，三物同合诸药，为其功用相近耳。

百草霜《纲目》

一名灶突墨。山家烧百草，锅底烟煤也。其质轻细，故谓之霜。

味辛，气温。消化积滞，入下食药中用。百草霜、釜底墨、梁上倒挂尘，皆烟气结成，但其质有轻虚结实之异。重者归中下二焦，轻者入心肺之分。古方治阳毒发狂黑奴丸，二者并用，而内有麻黄、大黄，亦是攻解三焦结热，取火化从治之义。其消积滞亦是取其火化，故疸膈疟痢诸病用之。其治失血胎产诸病，虽是血见黑则止，亦不离从化之理。

梁上尘《唐本草》

倒挂尘名乌龙尾《纲目》。须去烟火大远，高堂殿上者，拂下筛净末用。

味辛苦，气微寒。治中风昏迷不语者，吹鼻取嚏。

石碱《补遗》

出山东济宁诸处。采蒿蓼之属，开窖浸水，滤起晒干烧灰。以原水淋汁，每百斤入粉面二三斤，久则凝淀如石，连汁货之四方，瀚衣发面。他处以灶灰淋浓汁，亦去垢发面。

味辛苦，气温。同石灰烂肌肉，溃痈疽瘰疬，去瘀肉，点痣靥、疣赘、痔核，神效。

香炉灰《纲目》

治跌仆金刃伤损。罨之，止血生肌。

香结东圃

炉内香烟熏盖上，年久结成胶者。取鲫鱼一尾，去
肠，将香结两许，研细置鱼腹中，连鳞鬣，入麻油一杯，
煎焦黑如炭，仍研细，搽秃疮上，数次即生黑发。

金　部

李时珍曰：石者，气之核，土之骨。大则为岩巖，细
则为砂尘。其精为金玉，其毒为礜为砒。气之凝也，则结
为丹青；气之化也，则液为矾汞。其变也，或自柔而刚，
乳卤成石是也；或自动而静，草木成石是也。飞走含灵之
为石，自有情而之无情也；雷震星陨之为石，自无形而成
有形也。金石虽若顽物，而造化无穷焉。身家攸赖，财剂
卫养，而利用无穷焉。是以禹贡周官列其土产，农经轩典
详其性功，亦良相良医之所当注意者也。

金《别录》中品

有山金、沙金二种。其色七青、八黄、九紫、十赤，
以赤为足色。和银者性柔，试石则色青；和铜者性硬，试
石则有声。《宝货辨疑》云：马蹄金象马蹄，难得。橄榄
金，出荆湖岭南。胯子金象带胯，出湖南北。瓜子金大如

瓜子，麸金如麸子片，出湖南及高丽。沙金细如沙屑，出蜀中，溪河皆产，居人多养鹅鸭，取屎以淘金也。叶子金出云南。《地镜图》云：黄金之气赤，夜有火光及白鼠。或云：山有薤，下有金。凡金曾在塚墓间，及为钗钏溲器者，陶隐居谓之辱金，不可合炼。《宝藏论》云：金有二十种，又外国五种。还丹金出金穴中，体含丹砂，色尤赤，合丹煅之，希世之宝也。麸金出五溪汉江，大者如瓜子，小者如麦，性平无毒。山金出交广南韶诸山，衔石而生。马蹄金乃最精者，二蹄一斤。毒金即生金，出交广山石内，赤而有大毒，杀人，炼十余次毒乃已。此五种皆真金也。水银金、丹砂金、雄黄金、白锡金、黑铅金、雌黄金、硫黄金、曾青金、石绿金、石胆金、母砂金，并药制成者。铜金、生铁金、熟铁金、输石金，并药点成者。以上十五种皆假金也，性顽滞有毒。外国五种，乃波斯紫磨金、东夷青金、林邑赤金、西戎金、占城金也。

金屑 今医家所用，皆炼熟金箔，及以水煮金器取汁用，如紫雪之类，盖假其自然之气耳。洗金以盐，骆驼驴马脂皆能柔金。金遇铅则碎，翡翠石能屑金，亦物性之相制也。金蛇能解生金毒。晋贾后饮金屑酒而死，则生金有毒可知矣。

［批 入肠薄细而纤，乌金坚重坠留□而不出，则防碍难食而致死矣。］

味辛，气平，有毒。主镇心神，安魂魄，定惊悸，并以箔入散服。

银《别录》下品

一名白金《纲目》。

闽、浙、荆、湖、饶、信、广、滇、贵州、交趾，诸处山中皆产银，有矿中炼出者，有沙土中炼出者。其生银俗称银笋、银牙，亦曰出山银。独孤滔《丹房镜源》所谓铅坑中出褐色石，形如笋，打破即白，名曰自然牙，曰自然铅，亦曰生铅，此有变化之道，不堪服食者是也。《管子》曰：上有铅，下有银。《地镜图》云：山有葱，下有银。银之气入夜正白，流散在地，其精变为白雄鸡。《宝藏论》云：银有十七种，又外国四种。天生牙生银坑内石缝中，状如乱丝，色红者上，入火紫白如草根者次之，衔黑石者最奇。生乐平鄱阳产铅之山，一名龙牙，一名龙须，是正生银，无毒，为至药根本也。生银生石矿中成片，块大小不定，状如硬锡。母砂银生五溪丹砂穴中，色理红光。黑铅银，得子母之气。此四种为真银。有水银银、草砂银、曾青银、石绿银、雄黄银、雌黄银、硫黄银、胆矾银、灵草银，皆是药制成者。丹阳银、铜银、铁银、白锡银，皆以药点化者。十三种皆假银也。外国四种，新罗银、波斯银、林邑银、云南银，并精好，医方镇心丸用之，只取银箔易细者，若用水银盐消制者有毒，《龙木论》谓之银液。又有锡箔可伪，宜辨之。

味辛，气平。安五脏，定心神，止惊悸，除邪气。去癫痫狂走，能坚骨坠痰，平肝镇怯。

赤铜 《唐本草》

铜末，即打铜剉下屑也。入锅内炒红，研末用。或以红铜火煅水淬，亦自落下。以水淘净，用好酒入砂锅内炒见火星，研末用。

味苦，气平，微毒。接骨焊齿，同五倍子能染须发。《朝野佥载》云：定州崔务坠马折足，取铜末和酒服，遂瘥。及亡后十年改葬，视胫骨折处，犹有铜束之也。

自然铜 《开宝》

色青黄如铜，不从矿炼，故号自然铜。火煅醋淬七次，研细末，水飞过用。

味辛，气平。有人以此饲折翅胡雁，后遂飞去。今人跌仆损，研细，水飞过，同当归、没药各半钱，酒调服，仍手磨病处，接骨之功与铜屑等，非煅不可用。但接骨之后不可常服，即便理气活血可耳。

铜青 《嘉祐》

即铜绿之液气所结。近人以醋制铜生绿，取收晒干货之。

味酸，气平，微毒。能入肝胆，故吐利风痰，明目杀疳，皆治肝胆之病。今外科敷疮，熬膏药用之外贴，收水燥湿，去腐消肿。

铅 《日华》

一名黑锡。生山穴石间，人挟油灯入至数里，随矿脉上下曲折砍取之。其气毒人，若连月不出，则皮肤萎黄，腹胀不能食，多致疾而死。

味甘，气寒。秉北方癸水之气，阴极之精。其体重实，其性濡滑，色黑，内通于肾。《局方》黑锡丹、[批 黑锡丹治痰喘甚效，能纳气归原，及水肿亦宜。每日服三钱，见□斤许，亦未曾有害。□黑锡丹铅硫结时，须炒得极□，研得极细，便无坠毒伤胃之患矣。]《宣明》补真丹皆用之，得汞交感，即能治一切阴阳混淆，上盛下虚，气升不降，发为呕吐眩晕，噎膈反胃，危笃诸疾。**所谓镇坠之剂，有反正之功。**但性带阴毒，不可多服，恐伤人心胃。铅性又能入肉，女子以铅珠纤耳，即自穿孔。实女无窍者，以铅作铤，逐日纤之，久久自开，此昔人所未知也。铅变化为胡粉、黄丹、密陀僧、铅白霜，其功皆与铅同，但胡粉入气分，黄丹入血分，密陀僧镇坠下行，铅白霜专治上焦胸膈，此为异耳。

神水 东圃

取出山铅十斤，锅内镕化，铜勺荡成铅碗数十个，中穿孔。细竹截寸段为间隔，用绳穿成一串。又以大铅碗结顶，将新马蹄缸覆转，[批 缸要无砂眼。] 底凿孔悬挂锡碗。用新锅一只，好烧酒、米醋各十斤。锅中放井字木架，上置磁盘，酒醋只与架平。将缸罩锅上，口须齐，醋面封密，不使泄气。嗣后添酒醋，以篾探锅中浅深。用酒壶细细斟添，仍将醋面涂好缝间。用栗炭火煨十二炷香完，取出盘中铅露，即是神水。冷定成块，收贮瓷瓶听用。

味甘，酸涩，气温。质重能下坠化痰，降浮逆之气，止咳嗽吐血方中用之。

琥珀四分　牛黄三分　羚羊角尖水磨取粉二钱　犀角取尖，水磨粉，一钱　神水二钱

文蛤熬膏，和丸豌豆大，每用一丸嚼化。

水中金东圃

制法：用浅瓷盆，盛细柴灰，上坐铁锅一只，[批 铁锅要匾样，或圆炉盆亦可。]锅内放筛过半湿柴灰，装满按实，打成灰池。又筛淡灰润湿，铺于池内，仍按实。用密陀僧一二两研，细筛，上面压定，将夹碎出山生铅，量池大小放入。上架大栗炭，三方一顶，留火门，如煎银法。约一二炷香时，看铅面如满月，有金花起，去炭，用湿草纸要厚，[批 若纸薄，铅热恐即烧过不能罨住。]依池略大，罨住铅上，结成薄皮面子。于侧边近灰处，打细缝一条，连锅连盆，轻轻侧起，逼去内铅溜地上，此去癸留壬法，壬即水中金也。逼时手不可太重太急，若一震则结成铅壳陷下也。逼完起去铅面子，腹内即水中金矣。[批 □法简便，烧炼家最秘不轻泄。]二三斤铅只有钱许取下。此铅再加新铅，接续可再炼。池中初次要渗铅半斤许，铅池勿损坏，后仍可用，并不渗铅。

先天一炁丹 治远年痰火，中风喘逆，癫痫谵语，惊悸怔忡，噎膈鼓胀，癃淋，噤口痢疾，伤寒食结，肺风痰喘，中食中气，疑难急症，及小儿吐泻惊疳积滞，米汤调服。危急痘疹，灯心汤调服。急慢惊风肚疼，姜汤调服。东圃曰：龚云林《万病回春集》末卷通治门有尹蓬头祖师混元丹，混元衣即水中金，丑玄即牛黄，空箇玄即天竺黄，皆隐名耳。诸品俱系此方中药，但分两不同。水中金，药肆所无，俗医未见，余家世传，屡用有验，今公诸世，以广利济。

滑石拣白净质嫩者，研细水飞，六两　牡丹皮三两，煎水煮干，仍晒研　粉甘草一两，熬膏　水中金一钱，一名铅申金，镇心安神，坠痰降气。质轻色红绿黄薄者为上，重而色青为下　香附童便浸一宿，煮晒研，一两　甘松芽，去土，四钱　莪术醋煮，三钱　砂仁炒研，三钱　益智仁去壳，炒研，六钱　人参一两　木香二钱　黄耆二钱　山药二钱　桔梗二钱　茯苓二钱五分　茯神二钱五分　远志一钱五分　西牛黄七分　麝香五分　天竺黄三分　朱砂研飞，二两

各取净细末，共十四两三钱，加炼蜜十两。每丸重八分，赤金箔为衣。

铅霜 《日华》

一名铅白霜。用铅杂水银十五分之一，合炼打作钱，穿成串。瓦盆盛生醋，以串横盆中，离醋三寸，仍以瓦盆覆之。置阴处，候生霜刷下，仍合住。

味甘酸，气冷。乃铅汞之气交感，英华所结，道家谓之神符白雪。其坠痰去热、定惊止渴有奇功，但非久服常用之物耳。病在上焦者，宜此清镇之。

粉锡《本经》下品

一名胡粉弘景。又有光粉、水粉、官粉之名，韶州者为韶粉，辰州者为辰粉。造粉法：每铅百斤，溶化削成箔片卷作筒，安木甑内，甑下、甑中各安醋一瓶，外以盐泥固济，纸封甑缝。风炉安火四两，养一七，便扫入水缸内，依旧封养。次次如此，铅尽为度，不尽者留炒作黄丹。每粉一斤，入豆粉二两，蛤粉四两，水内搅匀，澄去清水，用细灰按成沟，纸隔数层，置粉于上，将干截成瓦定形，待干收起。

味辛，气寒。杀虫坠痰，入膏药贴疮毒，代黄丹用。

铅丹《本经》下品

一名黄丹。烧铅丹法：用铅一斤，上硫黄十两，硝石一两，镕铅成汁，下醋点之。滚沸时下硫一块，少顷下硝少许，沸定再点醋。依前下少许硝、黄，待为末则成丹矣。今人以作铅粉不尽者，用硝石、矾石炒成丹，若转丹为铅，只用连须葱白汁拌丹慢煎，煅成金汁，倾出即还铅矣。货者多以盐、硝、砂石杂之，凡用以水漂去硝、盐，飞去砂石，澄干微火炒紫色，地上去火毒入药。

味辛，气微寒。仲景龙骨牡蛎汤中用铅丹，乃收敛神气以镇惊也。能解热拔毒，长肉去瘀，故治恶疮肿毒及入膏药，为外科必用之药。

密陀僧 《唐本草》

原取银冶者，今既难得，乃取煎销银铺炉底用之。造黄丹者，以脚滓炼成密陀僧，其似瓶形者是也。

味咸辛，气平，有小毒。《夷坚志》云：惊气入心络，暗①不能言语者，用密陀僧末一匕，茶调服即愈。昔有人伐薪，为狼所逐，得是疾，或授此方而愈。又军校采藤逢恶蛇，病此，用之亦愈。盖惊则气乱，陀僧之重，**以去怯而平肝也**。

古文钱 《日华》

味辛，气平，有毒。治赤目肿痛障②瘀，用生姜一块，洗净去皮，以古青铜钱刮汁点之。初虽苦痛，热泪满面，然终无损。一点遂愈，不须再点，但作疮者勿用。[批方虽载，未可轻试。]

铁落 《本经》中品

一名铁屑。生铁打铸，皆有花出，如兰如蛾，烟火家用之。铁末浸醋书于纸，背后涂墨如碑字也。浸水可以染皂。

味辛，气平。在五金之中，色黑配水，其性制木，故

---

① 喑（yīn 音）：哑，失音。
② 障：原作"瘴"，据《纲目·金石部·金类》卷八改。

痫疾宜之。《素问》治阳气太盛，病狂善怒者，用生铁落饮，**正取伐木之义，而能下气疾也。**东圃治一少年哮喘者，其性善怒，病发寒天，每用桂附八味地黄汤及黑锡丹而平。一次用之未效，加生铁落于八味汤中，一剂而愈。又治一顿嗽痰甚者，即于桑杏枳桔前苏陈半汤剂中加而用之，一服遂定。

针砂 《拾遗》

作针磨下细末也，须真钢砂乃可用。

《纲目》载治脾劳黄病方用此。东圃曰：余见病黄者服此。其方用针砂一两五钱，研极细，将黑枣头一斤，干去皮核，捣丸梧桐子大。每日半饥半饱时服一钱五分，能饮者酒吞下，不能饮者白汤吞服二次，不可太多，多则令人胸中极嘈也。忌食糟味、鹅、羊、鸡、鸭、猪首、肝肠。

铁锈 《拾遗》

陶华云：铁锈水和药服，性沉重，最能坠热开结，有神也。治疔肿初起，用多年土内锈铁，火煅醋淬，刮下锈末，不论遍数，煅取收之。每用少许，人乳和，挑破敷之，仍炒研二钱，以畜水煎滚，待冷调服。

石　部

珊瑚 《唐本草》

生海底，有枝无叶，作铁网绞取之。

味甘，气平。水磨点眼去翳。

玛瑙《嘉祐》

出西南诸国，玉类也。得自然灰即软，可刻。

味辛，气寒。为末，日点眼去障翳。

云母《本经》上品

出华容方台山。土人候云出处，于下掘取，忌作声。光莹如冰色者为上。每云母一斤，盐一斗浸之，铜器中蒸一日，日中捣成粉。又云：云母一斤，白盐一升，同捣细，入重布袋挼之，沃令盐味尽，悬高处风吹，自然成粉。

味甘，气平。色白属金，主肺，古有服食法，今未见用，惟合云母膏治一切痈毒疮等方，见《和剂局方》。《明皇杂录》云：开元中，名医纪朋观人颜色谈笑，知病浅深，不待诊脉。帝召入掖庭，看一宫人，每日晨[1]笑歌啼号若狂疾，而足不能履地。朋视之，曰：此因饱后大用力顿仆于地而致。饮以云母汤，熟寐而失所苦。乃言太华公主载诞，某当主讴，惧声不能清长，因吃豚蹄羹，饱而歌大曲，唱罢觉胸中甚热，戏于砌台，因坠下，久而方苏，遂病此也。［批 病时昏狂，不能自说病源者，全赖医家体认得真，乃不误治。］

---

① 日昃：太阳开始偏西，约未时，即下午两点左右。昃，太阳偏西。

紫石英 《本经》上品

诸山皆有，出太山者为上，色明微者佳。凡入丸散，火煅醋淬七次，研细晒干用。

味甘，气温。入手少阴、足厥阴经血分，治虚而惊悸不安者宜加用之。上以镇心，重可去怯也。女子服之有子，下以益肝，血海虚寒不孕者宜之。

丹砂 《本经》上品

一名朱砂。生深岩崖间，出辰州、绵州者为最。形如箭镞者为箭头砂，其色光明莹彻，碎之崭岩作墙壁者佳。如云母片者，谓之云母砂；如樗蒲子、紫石英，谓之生砂。二种不堪入药，可供画用。土人采者，穴地数十丈，寻石脉而求，始见其苗，乃白石，谓之朱砂床。砂生石上十二枚为一座，亦有九枚为一座，七枚五枚者次之。大者处中，细者环拱，有宸居之象，应君臣之位，观此则镇心可知矣。或云不可多服，恐令人心呆。凡使研末，流水飞三次用。末砂多杂石末铁屑，不堪入药。若入火则热而有毒，能杀人。东圃曰：朱砂飞细，将黑雄猪心血拌匀，以竹刀剜开猪心入砂于内，竹箸包紧，砂锅煮至心熟，去心取砂用，引入心经，养血安神甚效。[批 虚则轻浮，重可去怯，为对待治法。]

味甘，气微寒。色赤入心，砂体镇坠，质胜之物，而能安五脏之神者。盖神虽虚灵而有所平则安也，故治惊悸狂痫，明目安胎。凡病涉心血不足，心气虚怯者俱宜用之。夫目为心使，心之神寄于目。胎藉血养，惟心生血也。夏子益《奇疾方》云：凡人自觉本形作两人，并行并卧不辨真假者，离魂病也。用辰砂、人参、茯苓，浓煎日饮，真者气爽，假者自化矣。

水银《本经》上品

一名汞《别录》。出朱砂腹中者为真汞，雷敩言有草汞，陈霆《墨谈》云：拂林国当日没之处，地有水银海，周围四五十里。国人取之，近海十里许掘坑井数十，使健夫骏马，皆贴金箔，行近海边，日照金光晃耀，则水银滚沸，如潮而来，势若粘裹。其人即回马疾驰，水银随赶，若行缓则人马俱扑灭。人马行速则水银势远力微，遇坑堑而溜积于中，然后取之，用香草同煎，则成花银，此与中国所产者不同。水银得铅则凝，得硫则结，并枣肉研则散。别法煅为腻粉、粉霜，唾研之死虱，铜得之则明，灌尸中则后腐。以金银铜铁置其上则浮，得紫河车则伏，得川椒则收。可以勾金，可以涌泉匮，盖藉死水银之气也。水银入耳，能食人脑至尽。入肉，令百节挛缩，倒阴绝阳。但炙金物熨之，则水银必出，与蚀金之说相符。人患疮疥，多以水银涂之，性滑重，直入肉，宜谨之。头疮切不可用，恐入经络必缓筋骨，无方可治。虽入药，各有法，极须审慎，有毒故也。妇人多服绝娠。今有水银烧成丹砂，切须辨别，不可误用。

味辛，气寒，有毒。治恶疮，杀虫。

灵砂 <small>《证类》</small>

释名二气砂。用水银一两，硫黄六铢，细研炒作青砂头。后入水火既济炉，抽之如束针纹则成矣。又升灵砂法：用新锅安逍遥炉上，蜜揩锅底，文火下烧。入硫黄二两溶化，投水银半斤，以铁匙急搅，作青砂头。如有焰起，喷醋解之。待汞不见星，收出细研，盛入水火鼎内，盐泥固济，下以自然火升之，乾水十二盏为度，取出如束针纹者成矣。《茅亭客话》载云：灵砂饵胡孙、鹦□、鼠、犬等，变其心，辄会作人言。

味甘，气温。主上盛下虚，痰涎壅盛，头旋吐逆，霍乱反胃，心腹冷痛。研末，糯糊为丸，阴阳水服，最能镇坠扶危，救急之神丹也。

灵砂者，硫汞制而成形。硫黄，纯阳之精也；水银，纯阴之精也。二气相合，谓之丹基，夺天地造化之功而升降阴阳，既济水火，可以变化五行，炼成九还。其未升鼎者，谓青金丹头。已升鼎者，乃曰灵砂。制分三种，以伏时周天火而成者，谓金鼎灵砂；以九度抽添，用周天火成者，谓九转灵砂；以地数三十日炒炼而成者，谓医家老火灵砂。并以桑灰淋醋煮，伏过用乃良。

雄黄 <small>《本经》中品</small>

红色明透，无臭气者为上。雌黄生山之阴，色比雄黄少兼黑而气劣，故功不及雄黄。

味苦，气温，有毒。可服可搽，能解毒辟邪，杀虫去蛊。人佩之，鬼神不敢近。入山林，虎狼潜伏；涉川水，毒物不敢伤。《夷坚志》载：虞雍公允文感暑痢，连月不瘥，梦谒仙官，见壁上有方云：暑毒在脾，湿气连脚，不泄则痢，不痢则疟，独炼雄黄蒸饼和药。别作治疗，医人大错。公依方用雄黄水飞九度，竹筒盛，蒸七次研末，蒸饼和丸桐子大，每日甘草汤下七丸，日三服，果愈。[批 一方用干香橼一个挖空，入雄黄一钱于内。外用面裹煨存性，去面，将香橼、雄黄为末，酒调服。不能饮者，用黄米饭为丸。一人患三阴疟，半年服此丸三分，大吐而愈。] 夫暑气侵人，外受炎蒸则必渴饮水浆，而肠胃之间痰饮留聚，所以湿气连脚，非疟则痢也。夫脾胃皆属足经，痢因湿得，而无痰则不成疟，雄黄能**吐痰涎以去湿**，故治疟痢也。《唐书》载：一尼，年六十余。患心腹疨胀，身体羸瘦，已二十年许。甄立言诊之，曰腹内有虫，因误食发所致。令饵雄黄一剂，须臾吐出一蛇，如拇指，无目，烧之犹有发气，乃愈。又《明皇杂录》云：有黄门奉使交广回，太医周顾曰：此人腹中有蛟龙。上惊问黄门有疾否？曰：臣驰马大庾岭，热困且渴，遂饮涧水，觉腹中坚痞如石。周遂以硝石、硫黄煮服之，立吐一物，长数寸，大如指，视之鳞甲皆具，此皆杀蛊毒之验也。[批 少师饮涧水而腹生马蝗，黄门饮涧水而腹有蛟龙。水之不可轻饮也如是。]

石膏《本经》中品

有软、硬二种，火煅过用，不妨脾胃。

味辛，色白，入阳明经。质重性寒，能散胃中结热，**通里彻表**，而令清肃之气得以下降，故治本经头痛，目痛齿痛。止烦渴，清暑邪，利小便之热赤，**以上皆降火之治验**。[批 石膏体重质松，而气清味薄，故入气分治热。若大黄则质腻味厚气浊，故入血分而走下。] 完时虽坚实，碎时似束针，形极松疏，宛如肌理，可解肌肤之壮热潮热，而无汗能发，自汗亦止。[批 此治阳明症身热自汗，乃外邪之自汗，非阳虚自汗也。] 白虎汤之治风暑，比于桂枝汤之治风寒，其义同也。[批 石膏性寒，桂枝性热，寒热迥别，然和荣卫、解肌散邪之功则一也。青龙汤石膏与麻黄、桂枝、生姜，一方寒热同用，盖治寒包乎热，并行不悖也。] 盖石膏重坠之剂而能解肌者，**由乎清中以达外，此好古所谓治表必连里也**。仲景白虎汤上输阳明之津液，而令肺金之清气亦复下降，故东垣云立夏多服白虎汤，令人小便不禁。若非腹有实热者不宜轻用，以其寒胃令人不食也。然石膏煅过能收疮晕，不致烂肌，是贵用之得宜耳。

寒水石 《别录》下品

即方解石，敲之块块方棱。

味苦辛，气大寒。治胸中结热之气，盖性寒解热，质重下坠。桂苓甘露饮用之以治热渴，古方嚼化丸用之以治痰火。故时珍云形与硬石膏相似，其治热之功亦颇相似，但不若石膏能解肌发汗也。

滑石《本经》上品

凡用，以刀刮净研细，牡丹皮同煮一伏时，去丹皮，取滑石东流水飞，晒干用。[批 质之重滞者无如石，而滑石则为石中之滑腻者也，飞细则性轻扬，配以甘草，易走肌肤而外可达表，下利小便。比之石膏，性虽寒，缓而不峻，虽下行，滑而不坠，所以为优也，故治小儿诸病多用之。]

味甘，气寒，性滑。盖甘淡之味先入于胃，渗走经络，游溢精气，上输于肺，下通膀胱。肺主皮毛，为水之上源，膀胱司津液，气化则能出，故滑石上能发表，下利水道，为荡热燥湿之剂。发表是荡上中之热，利水道是燥中下之湿热。热散则三焦宁而表里和，湿去则阑门通而阴阳利。刘河间用益元散通治表里上下诸病，盖此义也。

赤石脂《本经》上品

石脂有五色，今用者惟赤。膏之凝者为脂，此物性黏，固济炉鼎甚良。凡使，研水飞过用。

味甘，气温，手足阳明经药。体重性涩，能收湿止血而固下焦。治肠澼泄痢，崩带失精。以其甘温，故能益气生肌而调中。张仲景桃花汤治下痢便脓血，取赤石脂之重涩，入下焦血分而固脱；干姜之辛温，暖下焦气分而补虚；粳米之甘温，佐石脂、干姜而和肠胃也。

炉甘石《纲目》

所在坑冶处皆有，金银之苗也。状似羊脑，点化赤铜即为黄。凡用，以炭火煅红，童子小便淬七次，水洗净研，水飞过用。

味甘，气温，阳明经药。受金银之气，故治目病为要药，能去翳退赤，收湿除烂。时珍常用方：炉甘石煅淬，海螵蛸、硼砂各一两，为细末，朱砂五钱，冰片少许，以水点诸目疾甚妙。

无名异《开宝》

生石上，小黑石子也，近处山中亦有。用煎桐油，收水气。

味甘，气平。治金疮折伤，止痛生肌，敷毒，消肿收湿，麻油调搽漆疮。[批 水形人怕漆叮，闻漆气生疮，细而烌痒。不可用热汤洗，致肿烂不收，惟用杉木□煎汤冷洗之。]

石钟乳《本经》上品

一名鹅管石《纲目》。石之津气，钟聚为乳，滴溜成石，鹅管象其中空之状。

味甘，气温，为阳明经气分之药。能助阳益气，命门火衰者宜之。若藉此慓疾之气以助欲事，则乳石发动，变为痈疽，必难救疗，故不可不慎也。《医说》载：雷世贤多侍妾，常饵砂母钟乳，日夜煎炼，以济其欲。其妾父苦寒泄，不嗜食，求丹十粒，服之即觉脐腹如火，少焉热狂，投井中救出，遍身发紫泡，数日而死。而世贤服饵千计，曾无病苦，岂不异哉？《笔谈》载：夏英公性豪侈，禀赋异于人，才睡即身冷僵如死者，常服仙茅、钟乳、硫黄，莫知纪极。每晨以钟乳粉入粥食之。有小吏窃食，遂发疽死。此与终身服附子无恙者同一例也。故医之为术，**苟非得之于心，未见能臻其妙**。如服钟乳，当终身忌术，术能动钟乳也。然有药势不能蒸，须要其动而激发者，正如火少必借风力鼓之而后发火，盛则鼓之反为害，此自然之理也。凡服诸药，皆宜仿此。

石炭 《纲目》

一名煤炭。南北诸山，产处亦多。昔人未用，今则代薪炊爨①，煅炼铁石，大为民利。土人凿山为穴，横十余丈取之。有大块如石而光者，有疏散如炭末者，俱作硫黄气。

味甘辛，气温，有毒。《纲目》亦载入药，今未见用。人有中煤气毒者，昏瞀至死，惟饮冷水即解。［批 煤乃火毒，虽冬月亦不觉饮水之冷也。］

石灰 《本经》中品

一名矿灰《纲目》。所在近山处皆有之，烧青石为灰也。有风化、水化二种，置风中自解为有力，水沃热蒸而解，其力差劣②。

味辛，气温，有毒。古方多用，合百草团末，治金疮，止血殊胜。今医家或以腊月黄牛胆汁搜和，纳入胆

---

① 炊爨（cuàn 窜）：原作"吹爨"，据《纲目·金石部·石类上》卷九改。烧火做饭之意。

② 劣：原作"解"，据《纲目·金石部·石类上》卷九改。

中，风干研用，更胜草药者。为止血神品，但不可着水，着水则烂肉。

浮石《日华》

一名海石《纲目》。

味咸，气寒。色白体轻，质玲珑而象肺。能软坚化痰，消瘿瘤结核，积块疝气，诸淋，种种皆由津液凝结成病。夫水性本寒而润下，流动之物也，浮石乃水沫积久而成，变柔为刚。今以虚浮结成之物，即随人身之气，引至津液凝结之所，**使聚者仍散，此从治之法也**。夫石入水则沉，而南海有浮水之石，水沫结成，石之虚者也，故消膈上之老痰。木入水则浮，南海有沉水之香，水之实者也，故入命门降逆，**气虚实之反如此**。［批 咳嗽瘰疬结核，病在上部。疝气诸淋，病在下部。人易看作两截，而不知痰即水之类，淋疝即痰之类，皆水之为病也。肺主气，位在上而令主降下；肾藏气，位居下而权能摄上。皆一以贯之也，水无处不周，痰亦无处不凝。人病非药不治，药非人气不灵。刚柔变化，互相为用之妙，其机如此。］

阳起石《本经》中品

齐州一土山，石出其中，谓之阳起山。其山常有暖气，虽盛冬大雪遍境，独此山无积白，盖石气熏蒸使然也。山惟一穴，官常禁闭，初冬则州遣人监取，岁久穴深，得之甚难。每岁采择，上供之余，州中货之，不尔无由得也。旧说是云母根，其中犹带云母，今不复见此矣。古方服食不见用者，今补下部药多用之。以云头雨脚、轻松如狼牙者为佳，置大雪中倏然没者为真。凡用，火中煅赤，酒淬七次，研细水飞过，日干。宗奭曰：凡石药，冷热皆有毒，亦宜斟酌用之。[批 五行以制为用，药以补偏救弊，故重可去怯，金能制木，治病有非金石不为功者。俗医往往以为金石之药不可用，则谬矣，但用之贵当耳。]

味咸，气温，右肾命门气分药也。下焦虚寒者宜用之，然亦非久服之物。

磁石《本经》中品

一名吸铁石。山中有石处则生其阳，采无时。石上有毛轻紫，能吸连铁。火烧醋淬，研，水飞用。

味辛，气寒，色黑。法水而入肾，重可去怯，故治肾家诸病，而通耳明目。一士子屡病目，渐觉昏蒙生翳，时珍用东垣羌活胜风汤加减法与服，而以磁朱丸佐之，两月遂如故。盖磁石入肾，镇养真精，使神水不外移。朱砂入心，镇养心血，使邪气不上侵。而佐以神曲，消化滞气。生熟并用，温养脾胃发生之气，乃道家黄婆媒①合婴儿姹女②之理，制方者善窥造化之妙也。此方见孙真人《千金方》神曲丸，但云明目，百岁可读细书，而未阐用药之精义。

① 黄婆媒：道教炼丹的术语。道家认为脾内涎能养其他脏腑，称之为黄婆媒。
② 婴儿姹女：道家炼丹，称铅为婴儿，水银为姹女。

代赭石 《本经》下品

一名血师《别录》。处处山中有之，以西北出者为良。宋时处州岁贡万斤，研之作画，又可罨金益金色。凡使，煅赤醋淬三次或七次，研，水飞用。

味苦，气寒。为肝与心包络二经血分之药，故治二经血分之病。凡吐血鼻衄，赤沃漏下，月经不止，咸宜用之。更镇虚逆之气，盖怯则气浮，重以镇之。故张仲景治伤寒汗吐下后，心下痞硬，噫气不除者，旋覆代赭汤主。用旋覆花三两，代赭石一两，人参一两，生姜五两，甘草三两，半夏八两，大枣十二枚，水一斗，煮六升，去滓，再煎三升，温服一升，日三服。昔有小儿，泻后眼上视，三日不乳，目黄如金色，气已将绝。有名医曰此慢肝惊风也，宜治肝。用水飞代赭石末，每服半钱，冬瓜仁煎汤调下，果愈。

禹余粮 《本经》上品

生池泽及山岛中。形如鹅鸭卵，外有壳重叠，中有黄细末如蒲黄，无沙者佳。时珍云：生山谷者为太一余粮，性味功用皆同。凡用细研水淘取汁澄之，勿令有沙土也。

味甘，气寒，手足阳明血分药也。重可去怯，为镇固之剂。其性涩，故主下焦前后诸病。张仲景治伤寒下痢不止，同石脂作汤，及诸家治崩带方，今罕用。

空青《本经》上品

形似杨梅，有如拳及卵大者。受赤金之精，甲乙阴灵之气，近泉而生，久而含润。新从坎中出，钻破内有水如油，久则干去。出铜坑者亦佳。

味甘酸，气寒。治青盲立效，为目科神丹。东方甲乙之气生人肝胆。肝藏血，开窍于目，并五脏之精华上渗于目窠，其精英则为胆汁，注于瞳子而为神光。故胆汁充则目明，胆汁减则目昏。此眼病之内证，非他药可外治。惟铜得青阳之气以生，而铜气之轻清外发，则为铜绿，犹肝血也。其精英为空青之浆，犹胆汁也，故能内助神浆，为目科圣药，盖以类相感耳。若不中空者，埋土内三五日，自有浆水。

砒石《开宝》

一名信石，一名人言《纲目》。生者名砒黄，炼者名砒霜。

信州玉山有砒井，官封禁甚严，此乃锡之苗也。故新锡器盛酒，日久能杀人者，为有砒毒。

味苦酸，气大热，大毒，而砒霜之毒尤烈。生不夹石者色赤。市货者，取山中夹砂石者，烧烟飞作白霜。烧砒霜时，人在上风十余丈外立，下风所近，草木皆死。和饭鼠雀食少许即死，猫犬食鼠雀亦殂。人服至一钱许，立死。若遇酒及烧酒则腐烂肠胃，顷刻杀人，虽绿豆、冷水亦难解矣。收瓶酒者，以砒烟熏瓶，则酒不坏，饮之则潜受其毒，不可不知。此物不入汤饮，惟入丹丸。凡痰疾及齁喘[1]，用此劫病，有立地成功之效，但须冷水吞之，不可饮食杯勺之物。静卧一日或一夜亦不作吐，少物引发即作吐也。其燥烈纯热之性，与烧酒、焰消同气。寒疾湿痰，被其劫而怫郁顿开故也。今烟火家，用少许则爆声更大，急烈之性可知。此药只宜于山野藜藿之人，若嗜酒膏粱者大非所宜。疾亦再作，不慎口欲故耳。凡头疮及诸疮见血不可用，其毒入经必杀人。生砒入敷药烂肉，煅至烟尽搽之，其毒稍缓，能蚀腐，亦令好肉红肿，故不可多用。

礞石 《嘉祐》

江北诸山有之，以青者为佳。坚细而青黑，打开中白星点，煅后则星黄如麸金，其无星点者不入药。凡用，以礞石四两打碎，入硝石四两拌匀，炭火十五斤，煅至消尽，其石色如金为度。取出研末，水飞去消毒，晒干用。

味甘咸，气平。质重坠而下行，乃厥阴之药。肝经风，风木太过，来制脾土，气不运化，积滞生痰，壅塞上中二焦，变生风热诸病，故宜此药重坠。制以硝石，其性疏快，使木平气下，而痰积通利，诸症自除。试吐痰在水

---

① 齁（hōu）喘：病证名。指喘急而喉中痰鸣，鼻息气粗声高。多因过食鱼虾盐咸，内有积痰寒饮，外感寒邪，外寒与内饮搏击，肺气壅阻所致。齁，鼻息声。

上，以石末渗之，痰即随末而下，其沉坠之性可知，故为治惊利痰之圣药。然止可用之救急，气弱脾虚者不宜服。杨士瀛谓其功能利痰，而其性非胃家所好。王隐君谓痰为百病，不论虚实寒热，概用滚痰丸通治百病，岂理也哉。

花蕊石 《嘉祐》

出陕代诸州山谷。黄石中见有淡白点，大小方圆无定。煅过出火毒，研细，水飞过用。

味酸涩，气平，厥阴血分药也。功专主血，酸以收之也。能下死胎，落胞衣，去恶血。**盖恶血化则胎与胞无阻滞而下矣**。东垣谓胞衣不出，涩剂以下之。赤石脂能下胞胎，与此同义。葛可久治吐血出升斗，《和剂局方》治诸血及损伤、金疮、胎产，皆用花蕊石散，**云能化血为水**，则此石之功非寻常草木之比。

麦饭石 《图经》

处处山溪中有之。状如一团麦饭，有粒点如豆如米，其色黄白，大小不等，如拳如鹅卵，如盏如饼，但于溪涧麻石中寻，有此状者即是。

味甘，气温。治一切痈疽发背，世传麦饭膏，治发背疮甚效，乃中岳山人吕子华秘方。裴员外啖之以名第，河南尹胁之以重刑，吕宁绝荣望，守死不传。其方取此石碎如棋子，炭石烧赤，投米醋中浸之，如此十次。研末筛细，入乳钵内，用数人更碾五七日，要腻如粉四两。鹿角一具，要生取连脑骨者，其自脱者不堪用，每二三寸截之，炭火烧令烟尽即止，为末研细二两。白敛生研末二两，用三年米醋，入银石器内，煎令鱼目沸。旋旋入药在内，竹杖子不住搅，熬一二时久，稀稠得所，倾在盆内。待冷，以纸盖收，勿令尘入。用时以鹅翎拂膏于肿上，四围赤处尽涂之，中留钱大泄气。如未有脓即内消，已作头即撮小，已溃即排脓如湍水。若病久肌肉烂落，见出筋骨者，即涂细布上贴之，干即易，逐日疮口收敛。已溃者，用时先以猪蹄汤洗去脓血，故帛挹干乃用药。其疮切忌手触动嫩肉，仍不可以口气吹风，及腋气、月经、孕妇见之，合药亦忌此等。初时一日一洗换，十日后二日一换。此药要极细方有效，若不细，涂之即极痛也。

石燕《唐本草》

有二种，一种即此。乃石类也，状类燕而有文，圆大者为雄，长小者为雌。出永州祁阳县西北十里，有土岗，掘深丈余取之。俗云因雷雨则自石穴中出，随雨飞坠。又一种是禽类，乃生钟乳穴中，形似蝙蝠，食乳汁能飞，见禽部。石燕食乳，其补助与钟乳同功，故方书助阳药中多用之。俗人不知，往往用此石部石燕以为助阳药，误之甚矣。

味甘，气凉。乃利窍行湿热之物。宋人修本草，以禽部石燕混收入此石燕下，故世俗误传此石能助阳，不知其大相反也。

石蟹 《开宝》

近海州郡皆有之。崖州榆林港内半里许，土极细腻，甚寒。凡蟹入此处，则不能运用，片时成石矣。人获之名石蟹，置之几案，云能明目。

味咸，气寒。入点眼药，清热去翳，水磨可搽漆疮。

食盐 《别录》中品

黄帝之臣宿沙氏，初煮海水为盐，方士呼为海沙。病喘嗽及水肿者宜终身禁食。盐品甚多，海盐取海卤煎成，今辽冀、山东、两淮、闽浙、广南所出是也；井盐取井卤煎成，今四川、云南所出是也；池盐出河东安邑、西夏灵州，今惟解州种之。疏卤地为畦垄，而堑围之，引清水注入，久则色赤。待夏秋南风大起，一夜结成。海丰深州者，亦引海水入池晒成。并州、河北所出，皆碱盐也，刮取碱土煎成。阶、成、凤州所出皆崖盐也，生于土崖之间，状如白矾，亦名生盐。此五种皆食盐也，上供国课，下济民用，其利溥矣。又有崖盐生于山崖，戎盐生于土中，伞子盐生于井，石盐生于石，木盐生于树，蓬盐生于草。造化生物之妙，诚难悉知也。凡盐有杂矾、消、灰、石者，入药须水化澄去滓，煎炼白色乃良。

味甘咸，气寒。《洪范》水曰润下作咸，《素问》曰水生咸。此盐之源也。夫水周于天地之间，润下之性，无在不然。其味作咸，凝结为盐，亦无在不然。而于人则血脉应之，盐之味咸腥，人之血亦咸腥。咸走血，血病无多食咸，多食咸则脉凝泣而色变。蒸盐者，用皂角收之，故盐之味微辛，辛走肺，咸走肾。喘嗽水肿消渴者，盐为大忌，或引痰吐，或泣血脉，或助水邪故也。然盐为食味之要，而诸病亦多用之。故服补肾药用盐汤者，咸归肾，引药气入也。补心药用盐者，心苦虚，以咸补之也。补脾药用盐者，虚则补其母，脾乃心之子也。治积聚结块用盐者，咸能软坚也。诸痈疽眼目及血病用盐者，咸走血也。诸风热病用盐者，寒胜热也。大小便病用盐者，咸能润下也。骨病、齿病用盐者，肾主骨，咸入骨也。吐药用盐者，咸引水聚也，能收豆腐，与此同义。诸蛊及虫伤用之者，取其解毒也。

戎盐 《本经》下品

一名青盐《纲目》。从西羌来者，形块方棱，明莹而色青黑。《纲目》有一种红盐，亦名戎盐，医方未用。

味咸，气寒。明目固齿，制药引入肾经，功同食盐。不经煎炼者，味咸带甘，入药似胜。

凝水石 《本经》中品

一名寒水石。夏月研末，煮汤入瓶，倒悬井底即成冰者为真，盐之精也。生常山山谷、中水县及邯郸，此处皆碱卤，故云盐精。盐之津液渗入土中，年久结成石块，有齿棱似马牙硝，清莹如水精。

味辛，气寒。除皮中如火烧，时气热盛，五脏伏热，胃中热，降火凉血。古方所用寒水石是此石也。唐宋诸方，寒水石是石膏；近今诸方，寒水石是长石、方解石，用者详之。

玄精石 《开宝》

一名太乙玄精石。盐卤津液流渗入土，年久结成此石，片片皆如龟背之形，乃禀积阴之气凝结，故皆六角。其色青白通彻，出解州，盐泽卤沟土内得之。蜀中赤盐之液所结，其色稍红。[批 人身贵阴阳之气相和，惟偏胜则病，若纯用刚剂，不免过激，非和之义矣。硝石虽配二气，不若玄精味咸，质重坠，能引入阴分以和解，是以来复丹除腹痛最捷。]

味甘咸，气寒。与盐同性而又能降，所以同硫黄、硝石，治上盛下虚，救阴助阳，有扶危拯逆之功，故来复丹用之。正取其寒，以配硝、硫之热也。

朴硝 《本经》上品

见水即消，又能消化诸物。生于盐卤之地，凡牛马诸皮，须此治熟，故有盐硝、皮硝之称。煎炼入盆，凝结在下，粗者为朴硝，在上者为芒硝，有牙者为马牙硝，盖一物有精粗之别耳。

味苦咸，气寒。禀太阴之精，水之子也。咸走血，润下软坚而散结，能荡涤三焦肠胃实热病，乃折治火邪药。张仲景大陷胸汤、大承气汤、调胃承气汤皆用芒硝，与大黄相配以通二便之秘结。而下胎、难产者用之亦奏速效。

泡汤洗风火赤眼，消肿最捷。[批 王瓜挖空子穰，将硝填满，仍用瓜头盖好，绳系风檐下，待硝透出瓜外收取。每用厘许，化水洗眼。又治牙疼，敷齿，吐热涎。]

玄明粉 《药性》

一名白龙粉。用白净朴硝十斤，长流水一石，煎化去滓，星月下露一夜，去水取硝。每一斗用萝卜一斤切片，同煮熟，滤净，再露一夜取出。每硝一斤用甘草一两，同煎去滓，再露一夜取出。以大砂罐一个，筑实盛之，盐泥固济，厚半寸，不盖口。置炉中，以炭十斤，从文火至武火煅之。待沸定，以瓦一片盖口，仍前固济，再以十五斤顶火煅之，放冷一伏时取出。隔纸安地上，盆覆三日，出火毒，研末。每一斤入生甘草、炙甘草末各一两，和匀瓶贮。

味辛甘，气冷。去胃中实热，荡肠中宿垢，化痰通秘。若脾胃虚冷及阴虚火动者，勿服。

硝石 《本经》上品

诸卤地皆产之。丹灶家用制五金八石，银工用化金银，兵家用作烽燧火药。得火即焰起，与朴硝之芒、牙同称，而水火之性则异也，盖朴硝即水硝也。有二种，煎炼结出细芒者为芒硝，结出马牙者为牙硝，其凝底成块者通为朴硝，气味皆咸寒。硝石即火硝也，亦有二种。煎炼结出细芒者亦名芒硝，结出马牙者亦名牙硝，又名生硝，其凝底成块者通为硝石，味皆辛苦而气大温。以二硝名同，而古方有相代之说，殊大谬矣。[批《土宿本草》名为焰硝，《纲目》名为火硝，《别录》称为芒硝，与朴硝同名。]

味辛苦，微咸，气大温，有小毒。其性上升，水中之火也。能破积散坚，治诸热病，升散三焦火郁，调和脏腑虚寒。与硫黄同用，则调和阴阳二气，有升有降，水火之功，治冷热缓急之病。煅制礞石，则除积滞痰饮。盖硫黄之性暖而利，其性下行；硝石之性暖而散，其性上行。礞石之性寒而下，硝石之性暖而上。一升一降，一阴一阳，此制方之妙也。今兵家造烽火铳机等物用硝石者，直入云汉，其性升可知矣。《雷公炮炙论》序云：脑痛欲死，鼻投硝末。是亦取其上升辛散，乃从治之义也。故硝石属火，得火则焰生，与樟脑、火酒之性同。《本经》言其寒，《别录》言其大寒，正与龙脑性寒之说相似，而《别录》列于朴硝之下，亦大误矣。朴硝属水，味咸而气寒，其性下走，不能上升，阴中之阴也，故惟荡涤肠胃积滞，折治三三焦邪火，与硝石之升迥异也。

硇砂《唐本草》

[批 硇，音挠。]

卤液所结，硝石之类。出于青海，与月华相射而生，附盐成质。虏人采取，淋炼而成。状如盐块，以白净者为良。其性至透，用黝罐盛，悬火上则常干，或加干姜同收亦良。若近冷及得湿，即化为水。能消五金八石，腐坏人肠胃，生食之化人心为血。中其毒者，生绿豆研汁，饮一二升解之。[批 人畏硇砂有毒，而不知善用之法，殊为扼腕子。予见噎膈证有吐血条如金鱼者，此膈虫也，或胃中积满痰涎如胶，稠黏不断，或大便燥坚如弹丸，此皆有形之物阻滞肠胃，以致妨碍水谷传送之路。世人但贵狗宝、虎肚、牛黄、人参及五汁之类，而未知先为去病，后行补元，以致膈症，往往就死，无一生者，此大失也。]

味咸苦，气大热，有毒。噎膈反胃，积块肉癥，用之有神功。盖此病皆起于七情饮食所致，痰气郁结遂成有形，妨碍道路，吐食痛胀，非此物化消，岂能去之。其性善烂金银铜锡，庖人煮硬肉，入硇砂少许即烂，可以类推矣。

蓬砂《日华》

一名硼砂。生西番，白如明矾，可焊金银，柔物去垢，杀五金，与硝石同功。

味甘微咸，气凉。色白而质轻，能去胸膈上焦之热。《素问》云热淫于内，治以咸寒，以甘缓之是也。其性能柔五金而去垢腻，故治噎膈积聚，骨鲠结核，恶肉阴㿉用之者，取其柔物也。治痰热目障用之者，取其去垢也。昔人误吞一骨，哽于咽中，百计不下，忽梦人曰惟南蓬砂最妙。遂取一块含化咽汁，脱然而失，此软坚之征也。

石硫黄《本经》中品

秉纯阳火石之精气而结成。凡所产之处必有温泉，作硫黄气。凡入丸散用，须以萝卜剜空，入硫在内合定，稻糠火煨熟，去其臭气。以紫背浮萍同煮过，消其火毒。以皂荚汤淘之，去其黑浆。一法打碎以绢袋盛，用无灰酒煮三伏时用。

味酸，气大热，有毒。**能补命门真火不足，为救危妙药**。但炼制久服，则有偏胜之害。《夷坚志》载唐与正治一人病不得溲，卧则微通，立则不能涓滴，遍用通利药不效。唐问其平日，自制黑锡丹常服，因悟曰：此必结砂时，硫飞去，铅不死。铅砂入膀胱，卧则偏重犹可溲，立则正塞水道故不通。取金液丹三百粒，分为十服，煎瞿麦汤下，铅得硫气则化，累累水道下，病遂愈。〔批 看病不可无疑，疑则细心推求其因。问及平日，可谓问法之详。治病不可无悟，悟则透彻机关，用药直中肯綮。〕硫之化铅，载在经方，苟无通变，岂能臻妙。金液丹固真气，暖丹田①，坚筋骨，壮阳道，除痼冷，补虚劳。治男肾冷，腰痛膝弱，失精遗尿，心腹积聚诸虫，冷风顽痹，上气咳逆，衄血，霍乱转筋，虚滑下利。又治痔瘘湿䘌生疮，下血不止，及妇人血结寒热，阴蚀疽痔等。用石硫黄十两研末，瓷盒盛，以水和赤石脂封口，盐泥固济，日干。地下先埋一小罐，盛水令满，安盒在内。用泥固济，慢火养七日七夜。候足，加顶火一斤煅。候冷，取出研末，每一两用蒸饼一两，水浸为丸，如桐子大。每服三十丸，空心米饮服。又治伤寒身冷脉微，或吐或利，或自汗不止，或小便不禁，并宜服之，得身热脉出为度。

---

① 田：原作"山"，据《纲目·金石部·卤石类》卷十一改。

矾石《本经》上品

采石煎炼而成，光亮者为明矾，入药及染家。丹灶家皆用绿矾，谓之皂矾。入咽喉口齿药，染须发药用之，染色染皮亦用。煅干汁谓枯矾，不煅者为生矾。

味酸涩，气寒。其用有四：吐利风热之痰涎，取其酸苦涌泄也；治诸血痛，脱肛阴挺疮疡，取其酸涩而收也；治痰饮泄痢崩带风眼，取其收而燥湿也；治喉痹痈疽中蛊蛇螫虫伤，取其解毒也。凡病痈疽发背，不问老少，皆宜服蜡矾丸，最止疼痛，不动脏腑，活人不可胜数。用明矾一两，生研，好黄蜡七钱溶化，和丸桐子大，每服十丸，渐加至二十丸，熟水送下。未破者内消，已破者便合。如服金石发疮者，引以白矾末三匙，温酒调下服，至一两，无有不效。有人遍身生疮，状如蛇头，服此亦效，但一日中服近百粒则有力。此药不惟定痛生肌，且能防毒内攻，护膜止渴，托里化脓，解毒之功甚大。宗奭曰不可多服，损心肺，却水故也。水化书纸上，干则不能濡，故知其性却水也。治膈下涎药多用者，此意耳。

绿矾《日华》

一名皂矾《纲目》。出煎矾处，初生皆石，煎炼乃成。形似朴硝而绿色，煅赤名矾红，入涂墁及漆匠用。

味酸涌而涩收，气凉。能燥湿化痰，解毒。张三丰仙传方有伐木丸，治脾土衰弱，肝木气盛，木来克土，病心腹中满及黄肿如土色，服此能助土益元。用苍术二斤，米泔水浸二宿，同黄酒面曲四两，炒赤色，皂矾一斤，醋拌晒干，入瓶火煅为末，醋糊丸，桐子大。每服三四十丸，好酒米汤任下，日二三服。时珍常以此方加平胃散治中满腹胀，果验。盖此矾色绿味酸，烧之则赤，既能入血分伐肝木，又能燥湿化涎，利小便消食积，故胀满黄肿疟疾疳疾方往往用，方皆从张仲景用矾石、硝石治女劳黄疸方中化出也。

卷　二

草　部

山草类

甘草《本经》上品

一名国老。大径寸、结紧、断纹者佳，谓粉草。

味甘，气平。**调和众药而解诸毒**，经方中少有不用者。**炙则温中，生能泻火**，达下用梢。阳不足者补之以甘，甘温能除大热。故生用则气平，补脾胃不足而泻心火，去咽痛。炙之则气温，补三焦元气而散表寒，除邪热，缓正气，养阴血，生肌止痛。凡心火乘脾，腹中急痛，腹皮急缩者，宜倍用之。其性能缓急，而又协和诸药，使之不争，故热药得之缓其热，寒药得之缓其寒，寒热相杂者，用之得其平。岭南人解蛊毒，凡饮食时，先取炙熟①甘草一寸，嚼之咽汁。若中毒即吐出，仍以炙甘草三两，生姜四两，水六升煮二升，日三服。惟中满、鼓胀、黄疸、呕吐忌用。

---

① 熟：原作"热"，据《纲目·草部·山草类上》卷十二改。

黄耆《本经》上品

用根。耆，长也。色黄，为补药之长。其皮折之如绵，谓绵黄耆。蜜水涂，炙熟用。防风能制黄耆，黄耆得防风，其功甚大，乃相畏而相使也。

味甘，气微温。益元气，补诸虚不足，固卫气敛汗，壮脾胃，去肌热阳气下陷，入阴中则发热，甘温能除大热，排脓止痛气充化腐为脓，气通则不痛，活血生肌气充则血活，气旺则肉长，内托阴疽，为疮家圣药。[批 毒既成而势不能消，则宜高耸不宜平塌，宜红肿不宜皏①白。阴疽不尖耸、不红活，乃气虚也，不但宜补，更宜兼温矣。] 王好古曰：治气虚盗汗，并自汗及肤痛，是皮表之药。治咯血，益脾胃，是中州之药。治伤寒尺脉不至，补肾藏元气，是里药。乃上、中、下、内、外、三焦之药。东圃曰：止汗者，实卫而固表也；治咯血者，血脱先益气也。血不自行，随气而至，必得生阳气之药乃生。补肾者，金为水母也。汗出于表而本于肾，在肾之液，入心为汗，汗敛则液不泄，而肾亦受其补矣。肺主气，肾藏气，气生精，精化为气也。《日华》谓止崩带者，气旺则无下陷之忧矣。大抵黄耆**专于托里固表，而兼补益中气也**。《灵枢》曰：卫气者，所以温分肉而充皮肤，肥腠理而司开阖。黄耆既补三焦、实卫气，与桂同功，然比桂甘平而不辛热，故桂通血脉，耆则益气也。[批 黄耆、肉桂同功

---

① 皏（pěng 捧）：淡白色。

而治异。]又黄耆与人参、甘草，为除躁热、肌热之要药。脾胃一虚，肺气先绝，必用黄耆温分肉，益皮毛，实腠理，不令汗出，以益元气而补三焦。[批 黄耆同人参、甘草用法。]**若表虚有邪发汗不出者**，加入发表药中又能助汗。[批 黄耆配表药用法。]但表邪实者**不可用**，胸满气滞者不可用。[批 忌用黄耆症。]黄耆、防风世多相须而用。唐许胤宗治柳太后病风不能言，脉沉口噤，不能下药，许云**宜汤气蒸之**，[批 黄耆、防风蒸法之外，又有红花熏法、桃叶熏法，以及柏叶、麦麸、蚕沙皆可如法用之。]药入腠理，周时可瘥，乃造黄耆防风汤数斛置于床下，气如烟雾，其夕得语。盖人之口通乎地，鼻通乎天，口以养阴，鼻以养阳。天主清，故鼻不受有形而受无形；地主浊，故口受有形而兼乎无形。柳后病不言，若以有形之汤，缓不及事，今投以二物，**汤气满室，则口鼻俱受**，非智者通神，不可回生也。《博爱心鉴》言小儿痘疹惟有顺、逆、险三症。顺者为吉，不用药。逆者为凶，不必用药。惟险者乃悔吝之象，当以药转危为安，宜保元汤加减主之。此方原出东垣治慢惊土衰火旺之法，今借而治痘，以其内固荣血，外护卫气，证异理同也。**人参补中，黄耆实表**。凡内伤脾胃，发热恶寒，吐泻怠卧，胀满痞塞，神短脉微者，当以**人参为君，黄耆为臣，不可执一也**。

人参《本经》上品

年深根如人形者有神①。背阳向阴，得地之精灵。下有人参，上有紫气。出高丽者，色白质清气香；出辽东关口者，质重味浊。冬月采取者力厚，他时取者嫩而力薄。频见风日则易蛀，纳新器中密封，经年不坏。得升麻引用，补上焦元气；得茯苓引用，补下焦元气。得麦门冬则生脉，得干姜则补气。得黄耆、甘草，乃甘温除大热，治阳气下陷入阴中而热也。人参恶皂荚，畏五灵脂，反藜芦。李东垣理脾胃泻阴火交泰丸，内用人参、皂荚，是恶而不恶也。古方疗月闭，四物汤加人参、五灵脂，是畏而不畏也。疗痰在胸膈，人参、藜芦同用而取涌越，是激其怒性也。

味甘，气温。能补肺中元气，肺气旺，则四脏之气皆旺，精自生而形自盛，**肺主诸气故也**。仲景治汗后身热、亡血、脉沉迟者，下痢身凉、脉微血虚者，并加人参。古云血脱者益气，盖血不自生，须得生阳气之药乃生。阳生则阴长，血乃旺也。若单用补血药，血无由而生矣。《素问》言无阳则阴无以生，无阴则阳无以化，**故补气须用人参，血虚者亦须用之**。《十剂》云：补可去弱，人参、羊肉之属是也。盖人参补气，羊肉补形，形气者有无之象也。洁古言以沙参代人参，取其味甘也。然人参补五脏之

---

① 神：原作"补"，据《纲目·草部·山草类上》卷十二改。

阳，沙参脏补五之阴，安得无异？虽云补五脏，亦须用本脏药相佐引之。白飞霞云：人参炼膏服，**回元气于无何有之乡**。凡病后气虚及肺虚作嗽者，并宜之。若气虚有火者，合天门冬膏对服之。凡人面白、面黄、面青鳖悴者，皆脾肺肾气不足，**可用也**。面赤、面黑者，气壮人强不可用也。脉浮而芤濡虚大迟缓无力，沉而迟涩弱细结代无力者，皆虚而不足，可用也。若弦长结实滑数有力者，皆火郁内实不可用也。洁古谓喘嗽勿用者，痰实气壅之喘也，**若肾虚气短喘促者必用也**。仲景谓肺寒而咳勿用者，寒束热邪，壅郁在肺之咳也，**若自汗虚寒而咳者必用也**。[批 久病脉虚而身热，久嗽口燥咽干，皆虚火，宜补不宜凉也。] 东垣谓久病郁热在肺勿用者，乃火郁于内，宜发不宜补也。**若肺虚之火、气虚自汗者必用也**。丹溪谓痛不可骤用者，乃邪气方锐，宜散不宜补也。若里虚吐利，及久病胃弱，**虚痛喜按者必用也**。节斋谓阴虚火旺勿用者，乃血虚火亢，能食，脉弦而数，凉之则伤胃，温之则伤肺，不受补者也。**若自汗气短、肢寒脉虚者必用之也**。观此，则人参之可用、不可用了然矣。东圃曰：古云病不单来，糅杂而至，邪之所凑，其气必虚。然有邪实而正不虚者，有正虚而未有邪者。[批 此治病用药大关键处，读者须细心熟玩。] 故病有纯有杂，药有专有兼。**病纯实则药专攻病，纯虚则药专补**。若虚中实，实中虚者，则兼补兼消，**而又别其病之轻重，以配药之多寡**。此仲景立方妙义，有寒热并用，补泻兼施之法也。盖专攻与专补，其旨昭然易晓，而兼用者，便难理会。[批 □证成方为注□，的确不移，观此解则知用参之法左右逢源，发古人之未发也。]姑举数方，以为准则焉。如参苏饮**散风寒药而用参者也**，小柴胡汤、败毒散**清外感药而用参者也**，资生丸**消食药而用参者也**，鳖甲丸**消积药而用参者也**，四磨汤**破气药而用参者也**，白虎汤**寒凉药而用参者也**，理中汤**温补药而用参者也**。盖行中有补，体用兼该。补得乎运，则**补者不滞**；运得乎补，**则运者不耗**，相助为理也。《医学六要》云：凡用参者，必加熟附数分，以行参、耆之功。如诸方中配参者，**既助人元气而亦行诸药之力也**。

沙参《本经》上品

色白，生于沙地，用根。

味甘，气微寒。质轻味薄。补肺虚。治夹热咳嗽，肺痿吐血，与天门冬、麦门、葳蕤相类，而不及其汁胜。若肺虚而又脾弱易泻者，可与百合、茯苓、薏苡、山药之类同用，以兼益脾肺。洁古取沙参以代人参，则相去远矣。虽云人参补五脏之阳，沙参亦补五脏之阴。肺寒者用人参，肺热者用沙参，大概**人参能补五脏，而沙参则专益肺也**。

桔梗《本经》下品

用根。

味苦，气微温，有小毒。清肺气，利咽喉。治小儿惊痫，为肺部**引经药**。[批 单用引经。]**与甘草同行，为舟楫之剂**。[批 甘、桔同行，为舟楫之剂。]如大黄苦泄峻下之药，欲留连胸中至高之分以成功，须用辛甘之剂以升之。《活人书》治胸中痞满不痛，用桔梗、枳壳，通肺利膈下气也。[批 配药用法。]仲景治伤寒寒实结胸，用桔梗、贝母、巴豆，温中消谷破积也。[批 出入加减法。肺与大肠为表里。大肠者，肺之府。肺位居上而令主降下，开提虽升，升中即寓降义。观桔梗治干咳，又治腹痛，其义自见。]又治肺痿吐脓，用桔梗、甘草，取其苦辛清肺，甘温泻火，又能排脓血补内漏也。其治少阴症，一二日咽痛，用桔梗甘草，取其苦辛散寒，甘平除热，合而用之，能调寒热也。后人易名甘桔汤，通治咽喉口舌诸病。宋仁宗加荆芥、防风、连翘，名如圣汤，极言其验也。《医垒元戎》云失音加诃子，声不出加半夏，上气加陈皮，涎嗽加知母、贝母，咳渴加五味子，酒毒加葛根，少气加人参，呕加半夏、生姜，吐脓加紫菀，肺痿加阿胶，胸膈不利加枳壳，心胸痞满加枳实，目赤加栀子、大黄，面肿加茯苓，肤痛加黄耆，发斑加防风、荆芥，疫毒加鼠黏子、大黄，不得眠加栀子。震亨曰：干咳嗽乃痰火之邪郁在肺中，宜苦梗开之。痢疾腹痛，乃肺金之气郁在大肠，亦宜苦梗开之，后用痢药。**此药能提气血，故气药中宜用之。**

黄精《别录》中品

用根。形似地黄，凶年可为老少代粮。

味甘，气平。九蒸九晒，食之补虚填髓，驻颜辟谷，延年不饥。徐铉《稽仙录》云：临川士家一婢逃入深山，见野草枝叶可爱，取根食之，久久不饥。夜息大树下，闻草中动，有虎攫，上树避之，及晓下地，其身欻然①凌空而去，若飞鸟焉。数岁，家人采薪见之，捕之不得。或云此婢安有仙骨，不过灵草服食耳。遂以酒饵置往来之路，果来，食讫遂不能去。具述其故，指所食之草即黄精也。

葳蕤《本经》上品

一名玉竹。用根。

味甘，气平。质柔多脂，**润养筋脉**。《活人书》治风温，自汗身重，语言难出，用葳蕤汤以之为君。时珍治虚劳寒热痁疟，一切不足之症，用代参、耆。**不寒不燥，大有殊功**。盖不只于去风热湿毒而已也。[批 风温痁疟，外感症也；虚劳不足，内伤症也。一切咸宜，今大为时用健脾。气寒滑，胃有湿痰者不宜用。]

知母《本经》中品

用根，久服令人泄。

味苦，气寒，入足阳明、手太阴。其用有四：泻无根之肾火，疗有汗之骨蒸，止虚劳之发热，滋化源之阴液。仲景用此入白虎汤，治不得眠者，烦躁也。烦出于肺，躁出于肾。君以石膏，佐以知母之苦寒，以清肾之源，缓以

---

① 欻（xū 须）然：表示情态的副词，相当于"忽然"。

甘草、粳米，使不速下也。又凡病小便闭塞而渴者，热在上焦气分。肺中伏热不能生水，膀胱绝其化源，宜用气薄味薄淡渗之药，以泻肺火，清肺气，**而滋水液生化之源**。若热在下焦血分而不渴者，乃真水不足，膀胱干涸。无阴则阳无以化，法当用黄柏、知母，大苦寒之药，以补肾与膀胱，使阴气行而阳自化，小便自通。肾苦燥，宜食辛以润之；肺苦逆，宜食辛以泻之。知母之辛苦寒凉，下则润肾燥而滋阴，上则清肺金而泻火，乃二经气分药也。黄柏则是肾经血分药，故二药必相须而行也补阴之说，详黄柏条。

肉苁蓉《本经》上品

野马遗沥所生，如茜根生于人血之类。凡使，清酒浸一宿至明，以棕刷去沙土浮甲，劈破中心，去白膜一重，有此能隔人心前气不散。[批 峻补精血，与熟地黄、枸杞为类，世人疑其性热则谬矣。]

味咸，气微温。色黑，体重而润。入肾**峻补精血**，强腰膝。治虚损，除茎中寒热痛，润老人血虚大便闭结。

锁阳《补遗》

生鞑靼田地，野马或与蛟龙遗精入地，久之发起如笋，上丰下俭，鳞甲栉比，筋脉连络，绝类男阳，即肉苁蓉之类。

味甘，气温。大补阴气，益精血，滋燥养筋。治萎弱，利虚人大便燥结。

赤箭 《本经》上品

根名天麻，肉色坚白如羊角，明亮者佳。春生苗，初出如芍药，独抽一茎，直上如箭干。色青赤，叶生其端，子从茎中落下潜生地中，俗名还筒子。根大魁如芋，有游子十二枚周环之，象十二辰也。赤箭用苗，有自表入里之功；天麻用根，有自内达外之理。

味辛，气温。肝虚不足者，宜天麻、芎䓖以补之。其用有四，疗大人风热头痛，小儿风痫惊悸，诸风麻痹不仁，风热言语不遂，乃肝经气分之药。诸风掉眩，皆属于木。眼黑头旋，风虚内作，非此不能治。天麻乃定风草，故为治风之神药。今有久服遍身发紫红丹者，是其祛风之验也。然上品五芝之外补益上药，赤箭为第一，世人只用治风，良可惜哉。[批 天麻专补肝虚而能去风止晕定惊，非发散去风之比。]

白术 《本经》上品

古方总名为术，后人始分苍、白。白术浙江於潜山中产者为胜，用充方物。今有云术、腿术，一概施用，不若於术，气清香而力厚。凡用，米泔浸一宿，陈壁土炒，窃土气以助脾也。忌桃李、菘菜、雀肉、青鱼。[批 菘菜即白菜。]

味甘微苦，气温。**强脾胃**，消痰进饮食，去湿退肌热，生津止渴，安胎。在气主气，在血主血。无汗则发，有汗则止，与黄耆同功。凡四肢困倦嗜卧，目不能开，不思饮食者，**宜用此以助脾胃元气**。[批 白术能消痰者，健脾而去湿也，气行则水道自利矣。能进食者，乃强脾以磨之，非损谷以和之也。能生津止渴，使脾气行则水精四布矣。脾胃为人一身之根本，气血之大源，缪仲醇以资生丸安胎，正是此义。] 凡中焦不受湿不能下利，必须白术以逐水益脾。非白术不能去湿，非枳实不能消痞，故枳术丸以之为君。脾恶湿，湿胜则气不得施化，津何由生？故曰：膀胱者津液之府，气化则能出焉。用白术以除其湿，则气化得周流而津液生矣。

苍 术

茅山者为胜。用米泔浸，切片焙用。亦有用脂麻同炒，以制其燥者。忌同白术。

味苦，气温。辛烈而有雄壮上行之气。除湿发汗功力最大，上、中、下三焦皆可用之。又能**总解诸郁**，痰、火、湿、食、气、血六郁，**皆因传化失常不得升降，病在中焦**，故药必**兼升降**。将欲升之，必先降之；将欲降之，必先升之。苍术为足阳明经药，气味辛烈，强胃健脾，宣发水谷之气，能径入诸经，疏泄阳明之湿，而通行其敛涩。香附乃阴中快气之药，下气最速。一升一降，故郁散而得平。脾精不禁，小便漏浊淋不止，腰背酸疼，宜用苍术以敛脾精，精生于谷故也。能除恶气，今病疫及岁旦，人家往往烧之以辟邪气。《夷坚志》载：江西一士人为女妖所染，其鬼将别，曰：君为阴气所侵，必当暴泻，但多服平胃散为良。中有苍术能去邪也。[批 天地生机，变化不息，人藉饮食以变化气血，亦贵运行不息也。脾胃时受水谷，气滞则易停湿而生痰矣。惟苍术健运，燥脾去湿，取油麻之润以济其燥。此丸常服，可以健脾开胃，消痰去胀。苍术原名仙术，又名山精，不可以其易得而忽之也。]许叔微《本事方》云：微患饮癖三十年。始因少年，夜坐写文，左向伏几，是以饮食多坠左边。中夜必饮酒数杯，又向左卧。壮时不觉，三五年后，觉酒只从左下有声，胁痛食减嘈杂，饮酒半杯即止。十数日后，必呕酸水数升，暑月只右边有汗，左边绝无。遍访名医及海上方，间或中病暂止，月余复作。其补如天雄、附子、矾石辈，利如牵牛、甘遂、大戟，备尝之矣。自揣必有澼囊，如水之有科臼，不盈科不行。但清者可行，浊者停滞，无路以决之，故积至五七日，必呕而去。脾土恶湿，而水则流湿，**莫若燥脾以去湿，崇土以填科臼**。乃悉屏诸药，只以苍术一斤，去皮切片为末，油麻五钱，水二盏①，研滤汁，大枣五十枚，煮去皮核，捣和丸梧子大。每日空腹温服五十丸，增至一二百丸。忌桃李、雀肉。服三月而疾除。自此常服，不呕不痛，胸膈宽利，饮啖如故。暑月汗亦周身，灯下能书细字，皆术之力也。

狗脊《本经》中品

根形如狗脊而有金黄毛。入药火燎去毛，细剉用。

味苦，气平。益肝肾，强筋骨，利关节。治虚风，除

---

① 水二盏：原作"冰二钱"，据《纲目·草部·山草类上》卷十二改。

湿定痛，消病后足肿。

贯众《本经》下品

根一本而众枝贯之。俗讹称管仲。

味苦，气微寒。治妇人血气。根汁能制三黄，化五金，伏钟乳，结砂制汞。解毒，软坚，杀虫。王海藏治夏月痘出不快，快斑散用之，云贯众有毒而能解腹中邪热之毒，病因内感而发之于外者多效，非古法之分经也。黄山谷言荒年以黑豆一斗挼净，入贯众一斤，剉如骰子大，同水煮，文火斟酌至豆熟，取出日干，覆令展尽余汁，簸去贯众，每日空心啖豆五七粒，能食百草木枝叶，有味可饱。王璆言滁州蒋教授，因食鲤鱼玉蝉羹，为肋骨所鲠，凡药皆不效，或令以贯众浓煎汁一盏，分三服连进，至夜一咯而出。亦可为末，水服一钱。观此可知其软坚之功，不但治血治疮而已。

巴戟天《本经》上品

酒浸一宿，剉焙。若急用，温水浸，去心。

味辛甘，气微温，肾经血分药也。强筋骨，补虚益精。

远志《本经》上品

苗，名小草。此草服之，能益智强力，以功用得名。凡使，用甘草汤浸一宿，去心。

味苦，气温。入足少阴肾经气分，非心经药也。其功专于强志益精，治善忘，益精与志，皆肾经之所藏也。肾精不足则志气衰，不能上通于心，故迷惑善忘。《灵枢》云：肾藏精，精舍志，肾盛怒而不止则伤志，喜忘其前言，腰脊不可以俛仰屈伸，毛悴色夭。又云：人之善忘者，上气不足，下气有余。肠胃实而心肺虚，虚则营卫留于下，久之不以时上，故善忘。《三因方》远志酒治痈疽有奇功，盖亦补肾之力欤。

淫羊藿《本经》中品

一名仙灵脾。用根。

味甘，气温而香。能益精气，乃手足阳明、三焦命门药也。真阳不足宜之，能与兴阳事，理腰膝冷。作酒，治偏风不遂，皮肤不仁。

药酒方秘传［批 此酒阳虚衰弱之人可饮。若壮实多火之人不可饮，恐反生热病也。］暖筋骨，活血脉，补肾强膝，治风定痛。

淫羊藿取叶剪去边净一斤，用酥油拌匀，火焙干　羯羊油一斤　头红花一斤　熟地黄　生地黄　天门冬去心　麦门冬去心　人参　牛膝　肉苁蓉各二两　当归　芍药　白术　茯苓　甘草　补骨脂　杜仲　五加皮　甘菊花各一两　茅山苍术四两　鹿茸一对　虎胫骨一副　丁香　川附子去皮　肉桂　川椒　砂仁　青盐各五钱　细面曲二斤八两

作法：一层淫羊藿，一层羯羊油，一层红花，一层面，如是铺完。用糯米五斗，浸三日，淘净蒸熟。用葱二

斤，花椒半斤，香油二两，入水一筲，熬熟，澄清冷定，将糜入瓮，即将诸药一齐下糜内，搅匀按实，随投好烧酒五十斤。次日再投五十斤，重纸封固。春三七，夏二七，秋四七，冬五七日。熟时用绢袋榨酒入坛内，后将人参二两加入，用重汤煮三炷香，取出埋地中，七日后取出，随时温饮数杯。

仙茅 《开宝》

八九月采根用，竹刀刮去黑皮，切如豆粒，米泔浸两宿，阴干。忌铁器，禁食牛乳。

味辛，气温，有毒。补三焦命门之火，惟阳弱精寒，禀赋素怯者宜用。若相火炽盛者，服之反能动火。张杲《医说》云：一人中仙茅毒，舌胀出口渐大。以小刀劙之，随破随合，至百数始出血一点，曰可救矣。煮大黄、朴硝与服，以药掺之，应时消缩。此火盛性淫，过服之害也。

玄参 《本经》中品

根。忌铜器，饵之噎人喉，丧人目。

味苦，气微寒，入少阴肾经。滋阴降火。《活人书》治伤寒毒，汗下后毒不散，及心烦懊憹不得眠者，俱用玄参。以此论之，治胸中氤氲之气、无根之火，为圣剂也。肾水受伤，真阴失守，孤阳无根，发为火病。**法宜壮水以制火，故玄参与地黄同功。**其消瘰疬亦是散火，刘守真言结核是火病，今治斑毒及咽痛目赤之剂多用之。

地榆 《本经》中品

用根。[批 研细末，香油调搽，汤泡火烧立时定疼。]

味苦，气微寒，性沉。入下焦血分而除热，治大小便血及痢。止血取上截，切片炒用。其稍则能行血，不可不知。诸疮痛者加地榆，痒者加黄芩。

丹参 《本经》上品

用根。

味苦，气微寒。色赤，为心与包络血分中之气药。按：《妇人明理论》云四物汤治妇人病，不问胎前产后，经水多少，皆可通用。惟一味丹参散，主治与之相同。盖丹参能去瘀血，生新血，止崩带，调经脉，安生胎，落死胎故也。东圃曰：心生血，**丹参能行血中之气**，入平和调理之剂，非大攻大补之药。但云有四物之功，而不若熟地、当归之汁重味厚也。大抵**与益母相类，行中有补**。益母入肝，而丹参入心，与白蒺藜同用，则和肝运脾宽心膈。《本经》有治心腹邪气，肠鸣幽幽如走水，止烦满之说，其用以此。

紫草 《本经》中品

用根。

味甘咸，气寒，入心包络肝经血分。凉血活血，利大小肠。痘疹欲出未出，血热毒盛，大便闭涩者宜用之。已出而紫黑便闭者亦可用，若已出而红活及白陷，大便利者忌之。

白头翁《本经》下品

用根。

味苦，气温。治热毒下痢后重，紫血、鲜血者宜之。男子阴疝偏坠，小儿头秃癗腥，鼻衄，无此不效。

白及《本经》下品

山野人患手足皲拆者，嚼以涂之有效，为其性黏也。

味苦，气平。性敛而收，得秋金之令，故能入肺止血、生肌治疮也。洪迈《夷坚志》云：台州狱吏悯一大囚。囚感之，因言：吾七次犯死罪，遭讯拷，肺皆损伤，至于呕血。人传一方，只用白及为末，米饮日服，其效如神。后其囚凌迟，刽者割其胸，见肺间窍穴数十处**皆白及填补**，色犹不变也。洪贯之闻其说，赴任洋州，一卒骤患咯血甚危，用此救之，一日即止。《摘玄》云：试血法，吐在小盆内，浮者肺血液，沉者肝血也，半浮半沉者心血也。各随所见，以羊肺、羊肝、羊心，煮熟蘸白及末，日日食之。

三七《纲目》

一名山漆，一名金不换。用根。

味甘微苦，气温。军中用**为金疮要药**，云有奇功。凡杖仆伤损，瘀血淋漓者，随即嚼烂，罨之即止，青肿者即消散。若受杖时先服一二钱，则血不冲心，杖后尤宜服之，产后服亦良。大抵此药气温味甘，乃阳明、厥阴血分之药，故能治一切血病。

黄连《本经》上品

其根如连珠而色黄，蜀郡黄肥而坚者为善。大抵有二种，一种根粗，无毛有珠，如鹰鸡爪形，而坚实色深黄；一种无珠，多毛而中虚，黄色稍淡，各有所宜。《别录》云调胃厚肠，故有能厚肠胃之说。时珍曰：五脏六腑皆有火，**平则治，动则病**，故有君火相火之名，**其实一气而已**。黄连入手少阴心经，为治火之主药。治本脏之火则生用之，治肝胆之实火则以猪胆汁浸炒，治中焦之火则以姜汁炒，治下焦之火则以盐水或朴硝炒，治气分湿热之火则以茱萸汤浸炒，治血分块中伏火则以干漆水炒，治食积之火则以黄土炒。**诸法不独为之引导，盖辛热能制苦寒，咸寒能制燥性也。**

味苦，气寒，入手少阴而清心火。诸痛痒疮疡，皆属心火。凡诸疮宜以黄连、当归为君，甘草、黄芩为佐。宿食不消，心下痞满者，须用黄连、枳实；风热眼赤，暴发肿痛，宜黄连、当归煎汤热洗，用之神效。**若眼疾是血脉凝滞使然**，故以行血药合黄连治之，血得热则行，故乘热洗也。蛔厥不安者须用黄连、黄柏。热在胃则生蛔，**蛔得甘则动，得苦则安也**。时珍曰：黄连治目及痢为要药。古方香连丸用黄连、木香，姜连散用干姜、黄连、茱萸，姜黄散用黄连、生姜。治消渴用酒蒸黄连，治伏暑用酒煮黄连，治下血用黄连、大蒜，治肝火用黄连、茱萸，治口疮用黄连、细辛。皆是一冷一热，一阴一阳，**寒因热用，热因寒用**，最得制方之妙，**所以有成功而无偏胜之害也。**

胡黄连《开宝》

用根。解巴豆毒，忌猪肉。不忌，令人漏精。干者似杨柳枯枝，内黑外黄，折之尘出如烟者真。

味苦，气平，入肝、胆二经。治骨蒸劳热，小儿久痢成疳，惊痫寒热，去果子积。

黄芩《本经》中品

用根。实者名子芩、条芩，空者名枯芩。

味苦，气平。中枯而飘者，泻肺火，利气消痰，除风热，清肌表之热；细实而坚者，泻大肠火，养阴退阳，滋益膀胱寒水之化源。上下之分，与枳实、枳壳同例，用之除痰，假其降火也。凡去上焦湿热，酒洗过。片芩泻肺火，须用桑白皮佐之。若肺虚者，多用则伤肺。同白术用为安胎圣药。俗谓性寒而不欲用，盖不知胎孕宜清热凉血，血不妄行乃能安胎。盖黄芩乃上、中二焦药，能降火下行，白术又补脾也。肺主气，热伤气，五臭入肺为腥。黄芩苦寒，能泻火，补气而利肺，治喉中腥臭。仲景治伤寒心下痞满，泻心汤，凡四方皆用之，以其主诸热利小肠故也。又太阳病，下之利不止，喘而汗出者，有葛根黄芩黄连汤。治少阴症，小柴胡汤。太阳少阳合病，下利，黄芩汤并用之。成无己《注伤寒论》云：柴胡、黄芩之苦，以发传邪之热。盖柴胡之退热，苦以发之，**散火之标也**；黄芩之退热，寒能胜热，**折火之本也**。若里无热症则不可用。时珍曰：予年二十时，因感冒，咳嗽既久，且犯戒，遂病骨蒸发热，肤如火燎，每日吐痰碗许。暑月烦渴，寝食几废，六脉浮洪。遍服柴胡、麦门冬、荆沥诸药，月余益剧，皆以为必死矣。先君偶思李东垣治肺热如火燎，烦躁引饮而昼盛者，气分热也，宜一味黄芩汤，以泻肺经气分之火。遂按方用片芩一两，水二盅，煎一盅，顿服。次日身热尽退，而痰嗽皆愈。药中肯綮，如鼓应桴，有如此哉！

秦艽 《本经》中品

出秦州，根作罗纹交纠者佳。

味苦，气平，手、足阳明经药也，兼入肝胆。故手足不遂，黄疸烦渴病须之，取其去阳明之湿热也。阳明有湿则身体酸痛烦热，有热则日晡潮热骨蒸。《圣惠方》治急劳烦热，身热酸疼，用柴胡、秦艽各一两，甘草五钱，为末，每服三钱，白汤调下。治小儿骨蒸潮热，减食瘦弱，用秦艽、炙甘草各一两，每用一二钱，水煎服，钱乙加薄荷叶五钱。

柴胡 《本经》中品

生处多有鹤飞翔，是其香气直上云间，过往者**闻之皆**

气爽也。用根。

味苦，气平。气味皆轻，阳也，升也，为少阳经药，**引胃气上升**。气虚下陷者，于补药中同升麻加而用之。配表散药中，取其苦寒以发散表热也。疗伤寒寒热头痛，心下烦满。仲景治伤寒，有大、小柴胡及柴胡加龙骨、柴胡加芒消等汤，**故后人治寒热为要药，能引清气而行阳道**。伤寒外诸有热则加之，无热则不加也。凡诸疟，以柴胡为君，随所发时、所在经分，佐以引经之药。十二经疮疽中，须用柴胡以散诸经血结气聚，功与连翘同也。五劳之症，若劳在肝胆，心及包络有热，或少阳经寒热者，则柴胡乃手足厥阴、少阳必用之药。劳在脾胃有热，或阳气下陷者，则柴胡乃引清气退热必用之药。惟劳在肺肾者不用。庞元英《谈薮》云：张知阁久病疟，热时如火，年余骨蒸。医用茸、附诸药，热益甚。召孙琳诊之，投小柴胡汤一帖，热减十之九，三服脱然。琳曰：此名劳疟，热从髓出，加以刚剂，气血愈亏，安得不瘦？盖热有在皮肤、在脏腑、在骨髓，**非柴胡不可**。若得银柴胡，只须一服，南方者力减，故三服乃效也。观此则得用药之妙的矣。

前胡 《本经》中品

用根。

味甘辛，气平，手足太阴、阳明之药。散风邪，清肺气。治痰热喘嗽，痞满呕逆诸疾。其功长于下气，气下则火降痰亦降矣。

防风 《本经》上品

防者御也，其功疗风最要。叉头者令人发狂，叉尾者发人痼疾。[批 治一身尽痛，随所引而至，乃风药中润剂也。]

味甘，气温。**治风去湿之要药**，风能胜湿故也。钱仲阳泻黄散倍用此者，于土中泻木也。凡脊痛项强不可回顾者，乃手足太阳经症，病在胸膈以上，虽无手足太阳症，亦宜用之。为能散结，去上部风病，元素所谓泻肺实也。**其性升举，能鼓胃气上行**，所以黄耆得防风，其功愈大。《经验方》独圣散，用治妇人崩中，亦此义也。身体拘倦者，风也。诸疮见此，亦须用之。

独活 《本经》上品

一茎直上，不为风摇。出蜀汉者佳，用根。

《本经》独活，一名羌活，为手、足太阳引经之药，又入足少阴、厥阴。本非二物，后人见其形色气味不同，故为异说。然物多不齐，一种之中自有不同。仲景治少阴，所用独活必紧实者；东垣治太阳，所用羌活必轻虚者。正如黄芩取枯飘者名片芩治太阴，条实者名子芩治阳明之义同也。今时尚以赤黑色而香者为川羌活，走太阳经治风。纯黑色者为独活，走下部行水而治疮疡。又一种气味辛烈者，名臭羌活，即西羌活也，功力殊减。[批 余可类推。]

味苦，气温，香燥上升。**能散肌表风湿之邪，去周身百节之疼**。入太阳经，太阳主表，行身之背。羌活主督脉为病，脊强而厥，与细辛同用治少阴头痛目眩，与川芎同用治太阳头痛，要知为发表药也。

升麻《别录》上品

叶似麻而性上升，青绿色者佳。**为足阳明、太阴引经药**。引葱白，散手阳明风邪；引石膏，止阳明齿痛；引人参、黄耆，上行阳分；同柴胡引生发之气；同葛根发阳明之汗。用根。

味甘苦，气平。发散阳明风邪，**引胃中清气，又引甘温之药上升，以补卫气之散而实其表**，故元气不足者，用此于阴中升阳。凡胃虚伤冷，郁遏阳气于脾上者，宜升麻、葛根，以升散其火郁。故升麻、葛根乃阳明发散风寒药也。若初病太阳症便服之，发动其汗，必传阳明，反成其害也。朱肱《活人书》言：瘀血入里，吐血衄血者，犀角地黄汤，乃阳明圣药。如无犀角，以升麻代之。二物性味相远，何以代之？盖以升麻能引诸药同入阳明，而使清气上行，柴胡则引少阳清气上行。此乃禀赋素弱，元气虚馁及劳役饥饱，生冷内伤脾胃，引经最要药也。时珍用治阳气郁遏及元气下陷诸病，时行赤眼，每有殊效，神而明之，方可执泥乎？一人素饮酒，因寒月哭母受冷，遂病寒中，食无姜蒜，不能一啜。至夏酷暑，又多饮水兼怫郁，因病右腰一点胀痛，牵引右胁上至胸口，则必欲卧。发则里急后重，频欲登圊，小便长而数，或吞酸，或吐水，或作泻，或阳痿，或厥逆，或得酒少止，或得热少止。但受寒食寒，或劳役，或入房，或怒，或饥，即发。一止则诸症泯然，如无病人。甚则日发数次，服温补胜湿、滋补消导诸药，皆微止随发。[批 病症甚杂，若不细加思维，安能得中肯綮，治辄奏效耶。]时珍思之，此乃饥饱劳役，**内伤元气，清阳陷遏，不能上升所致也**。遂用升麻葛根汤合四君子汤，加柴胡、苍术、黄耆煎服，服后仍饮酒一二杯助之。其药入腹，即觉清气上升，胸膈顿爽，手足和暖，诸症如扫。每发，一服即止，神效无比。或减升麻、葛根，或不饮酒，则效便迟。大抵人年五十以后，其气消者多，长者少，降者多，升者少。若禀受弱而有前诸症者，并宜此药活法治之。又，升麻能解痘毒，惟初发热时可用。痘已出后，气弱或泄泻者，亦可少用。其升麻葛根汤，则见痘后必不可用，为其解散也。本草以升麻为解毒、吐蛊毒要药，盖以为阳明本经药，而性又上升故也。治蛊方，毒在上用升麻吐之，在腹用郁金下之，或合二物用之，不吐则下，活人甚多也。

苦参 《本经》中品

用根。

味苦，气寒，性沉而降，入足少阴肾经。治风湿，清热杀虫，疮科多用。惟实热之人为宜，虚寒者不可用。

白鲜 《本经》中品

用根、皮。

味苦，性燥，气寒，善行足太阴阳明经，去湿热药也，兼入手太阴阳明。为诸黄风痹要药，世医只用之于疮科，其见浅矣。

延胡索《开宝》

用根。

味辛，气温，入手足太阴、厥阴四经。**能行**血中气滞，**气中血滞**。专治一身上下诸痛，经候不调。雷敩治心痛，李东璧治下痢腹痛，周离亨治遍体疼痛，用皆有验。凡气血凝滞而致病者，以此活血利气甚捷也。

贝母《本经》中品

去中心，拌糯米炒。待米黄，去米用。[批 取川产者佳，治疮毒用土贝母。]

味辛，气平。**能散心中郁结之气**，乃太阴肺经之药。治虚劳咳嗽吐血，消痰润肺。

山慈菇《嘉祐》

用根。出处州者为胜。

味甘微辛，有小毒。解诸毒痈肿。

白茅《本经》中品

取根，捣汁用。[批 陶贞白言茅根服食可以辟谷，人因其微而忽之耳。]

味甘，气寒。除伏热，利小便。治黄疸水肿。止诸血，哕逆，喘急，消渴。茅针能溃痈每食一针即有一孔，二针二孔。

龙胆《本经》中品

用根。

味苦，气寒。气味俱厚，沉而降，阴也，足厥阴、少阳经气分药也。除下焦湿热肿痛，脚气，泻膀胱火。下行之功与防己同，酒浸则能上行，外行以柴胡为主、龙胆为使。眼疾必用之药。相火寄在肝胆，有泻无补，故龙胆之益肝胆，正以其能**泻肝胆之邪热也**。但大苦大寒，过服恐伤胃中生发之气耳。东垣曰：龙胆草**能清肝胆二经之热**，在方科用之中的，奏效最捷，施治婴儿**热症尤宜**。康熙丁巳八月，四儿甫四岁，每夜辄多言，起坐不寐，苦索茶汤，而又不饮，频云是药不是茶。及放盏，则又云要茶矣，如是者半月余。延诸名家治之，投清热定惊安神之剂，皆无效。最后延一老医，孙君字效亭者，用龙胆、胡黄连、柴胡、青皮等药二剂，夜即安寝。余因思之，**婴儿乃少阳也**。小儿无忧愁思虑，**七情之中惟怒而已**。怒是肝病，肝主谋虑，疑而不决亦肝病也。相火寄于肝，肝藏魂。又卧血归于肝，肝开窍于目。肝热则魂不宁，肝邪干心，故多言，张目而不瞑。**病不在心经也**，所以用清心之药不效，而用治肝之药即愈也。后遇相火司天之年，婴儿多患时行咳嗽发热，都服平常治嗽清热药不应，予因忆及前方，并疏其说，众皆从之，诸疾顿愈。

细辛《本经》上品

根细而味极辛，多用泄人元气。若单用之，不可过一钱，多则气闷塞不通者死。

味辛，气温。香味俱细而辛热，温少阴之经，散水气以去内寒。水停心下不行，则肾气燥，宜辛以润之。细辛之辛，**以行气而润燥，又治邪气自里之表**，故仲景治少阴症用麻黄附子细辛汤。气之厚者能发热，阳中之阳也。辛温能散，故诸风寒、风湿头痛，痰饮，胸中滞气，惊痫者宜用之。口疮、喉痹、齿䘌诸痛用之者，取其能散浮热，亦火郁则发之也。辛能泄肺，故风寒咳嗽上气者宜用之。辛能补肝，故胆气不足，惊痫，眼目诸病宜用之。辛能润燥，故通少阴及耳窍，便涩者宜用之。

白薇《本经》中品

根细而白，酒洗用。

味苦咸，气平。仲景治妇人产中，虚烦呕逆，安中益气竹皮丸，方中用白薇，同桂枝、竹皮、石膏、甘草、枣肉为大丸。每以饮化一丸服，云有热者倍白薇，**则白薇性寒，乃阳明经药也**。《活人书》治风湿，发汗后，身犹灼热，自汗身重，多眠鼻鼾，语言难出，葳蕤汤中亦用之。胜金丹用白薇治胎前产后诸症。《本事方》治妇人郁冒，亦用白薇。郁冒者，平居无疾苦，忽如死人，目闭口噤，移时方寤，亦名血厥。盖由出汗过多，血少，阳气独上，气塞不行，故身如死。气过血还，阴阳复通，移时方瘥，妇人尤多。**白微能利阴气，故用之也。**

白前 《别录》中品

用根。

味辛甘，气微温，手太阴药也。长于降气，肺气壅实而有痰者宜之。若虚而长哽气者，不可用也。仲景治咳嗽而脉浮，泽漆汤中亦用之，其方见《金匮》药多不录。

芳草类

当归 《本经》中品

用根。

味苦，气温。**调血要药，尤为女人所必用。**治妊妇产后，恶血上冲，气血昏乱者，服之即定，**使血各有所归也。**诸血皆属心。脉者血之府，**凡通脉者，必先补心益血。**故张仲景治手足厥寒，脉细欲绝者，用当归之苦温以助心血。其用有三：一心经本药，二和血，三治诸病夜甚。凡血受病，必须用之。血壅而不流则痛，当归能和血，助心散寒，使气血各有所归，**血归气亦归矣。**盖其气辛散，**为血中气药。**能治咳逆上气者，**阴虚阳无所附，**故用血药补阴，**则血和而气降矣。**［批 推深又进一层之论］推此则知，六味、八味地黄等汤，能治阴虚而阳气浮越之咳，其功更胜于当归多矣。盖久咳气多外泄，而呼出心肺之气有伤，则吸入肾肝之阴气亦伤矣。地黄汤补益肝肾，纳气归源也。故久咳吐血，**忌辛散而宜敛补者**，又勿宜用当归。脾气滑泄者，虽血虚亦勿用。凡用，头止血而上行，身养血而中守，尾破血而下流，全活血而不走。治血病宜酒制，有痰以姜制。血虚以人参、石脂为佐，血热以生地黄、条芩为佐，血积配以大黄。**要知血药不离当归，**故四物汤以之为君，芍药为臣，地黄为佐，芎䓖为使也。

芎䓖 《本经》上品

一名川芎《纲目》。出蜀中者为川芎，出关中者为西芎，出江南者为抚芎，因地而名也，以川蜀者为胜。其根状如雀脑。

味辛，气温。上行头目，下入血海，故清神及四物汤皆用之。**能散肝经之风**，治头痛必用之。如不愈，加各引经药：太阳羌活，阳明白芷，少阳柴胡，太阴苍术，厥阴吴茱萸，少阴细辛是也。郁在中焦者，须抚芎开提其气以升之，**气升则郁自降**，故抚芎总解诸郁，直达三焦，为通阴阳气血之使。《左传》言：麦曲、鞠䓖御湿，治河鱼腹疾。[批 河鱼腹疾，泄泻也。] 时珍治湿泻，每加二味，其应如响。若血痢已通而痛不止者，**乃阴亏气郁**。药中加芎䓖为佐，气行血调，其病立止。但气味辛散，令人走泄真气，不可多服耳。

蛇床 《本经》上品

大益阳事，益子。

味苦，气平。治男子阴痿湿痒，妇人阴中肿痛。缩小便，治带下，阴痹。疗恶疮，煎汤治大风身痒。

藁本《本经》中品

用根。

味辛，气温，为太阳经风药。其气香而窜，**故能上行升散**，治寒气郁于本经，为头痛、颠顶痛必用之药。与木香同用，治雾露之邪中于上焦；与**白芷同作**面脂，既治风，又治湿。夏英公病泄，太医以虚治，不效。霍翁曰：**风客于胃也**。饮以藁本汤而止。盖藁本能去风湿故耳。

白芷《本经》上品

采根，刮洗寸截，以石灰拌匀晒收。为其易蛀，并欲色白也。

色白味辛，行手阳明。性温气厚，行足阳明。芳香上达，入手太阴。故**所主之病不离三经**。如头目、眉齿诸痛，三经之风热也；如带漏、痈疽诸病，三经之湿热也。风热者辛以散之，湿热者温以除之。为阳明主药，故又能治血病、胎病，而排脓，生肌，止痛。

芍药《本经》中品

用根。［批 白补赤泻。］

味苦，气平。有赤、白二种，白芍药益脾，**能于土中泻木**。其用有六：安脾经一也，治腹痛二也，收胃气三也，止泻痢四也，和血脉五也，固腠理六也。同白术补脾，同川芎泻肝，同人参补气，同当归补血。以酒炒补阴，同甘草止腹痛，同黄连止泻痢，同防风发痘疹，同姜、枣温经散湿。产后不用者，以其酸寒，伐生发之气也。必不得已，亦酒炒用之。赤芍药散邪，能行血中之滞，治疮毒多用之。

牡丹《本经》中品

用根、皮。牡丹治无汗之骨蒸，地骨皮治有汗之骨蒸。

味辛，气寒。治手足少阴、厥阴**四经血分伏火，即相火也**。《本经》治中风瘛疭惊痫。瘛疭者，手足抽掣也。阴虚内热，血不能荣养其经脉，因热生风，故手足善动。惊痫病在于心，心主百脉，故手足亦牵引也。四物汤加之，治妇人骨蒸，**能凉血生血，通经脉**。古方惟以此治相火，故肾气丸用之。又治神志不足。神不足者，手少阴虚也；志不足者，足少阴虚也。**肠胃积热，心火炽甚而又心气不足者**，以牡丹皮为君。凡肠胃积血及吐血、衄血，为必需之药，故犀角地黄汤用之。后人专以黄柏治相火，**不知丹皮之功更胜也**。

木香《本经》上品

用根。昔人谓之青木香，后人呼马兜铃根为青木香，乃呼此为南木香、广木香。今人呼一种蔷薇为木香，愈乱真矣。形如枯骨，味苦黏牙者良。入理气药生用，不见火。实大肠，面煨热用。

味辛，气温，**乃三焦气分药，能升降诸气**。诸气膹郁，皆属于肺。故上焦气滞，如肺胀胸满用之者，金郁则泄之也。中焦不运，皆属于脾。如心疼呕吐宜之者，脾喜芳香也。大肠气滞则后重，膀胱气不化则癃淋，肝气郁则为痛，故下焦气滞者宜之，乃塞者通之也。若中、下二焦气滞不转运者，须用槟榔为使。若阴火冲上者，当用黄柏、知母，而少以木香佐之。若阴虚血燥而内热，如咳嗽吐血者，虽气滞不可用也。

甘松《开宝》

取根上萌芽，其香甜之气尤胜。去土入药。若末末，宜晒不宜烘。入合诸香及浸油用。

味甘，气温，芳香开郁。加入脾胃药中，**大醒脾气**。

山柰《纲目》

一名三赖。用根。

味辛，气温。暖中，辟瘴疬。治心腹冷气痛，寒湿霍乱，风虫牙痛，去雀斑。入合诸香用。

高良姜《别录》中品

叶如山姜，出高良郡。炒过，入药用根。子名红豆蔻。

味辛，气大温。温胃散寒。凡男女心口一点痛，乃胃脘有滞或有虫也，多因怒及受寒而起，遂致终身之疾，俗言心气痛者，非也。用高良姜酒洗七次，焙研，香附子醋洗七次，焙研，各记收之。病因寒得，用良姜末二钱，香附末一钱。**因怒得**，用香附末二钱，良姜末一钱。寒怒兼有，各一钱半。以米饮，加入生姜汁一匙，盐一捻，服之立止。

草豆蔻 《别录》上品

一名草果。

去皮取仁，炒研用。

味辛，气温。破胸中滞气，去客寒犯胃作痛，寒湿瘴疠疟疾。若郁热者不可用。

白豆蔻 《开宝》

子圆大如白牵牛子，其壳白厚，仁如缩砂仁。入药去皮，炒用。

味辛，气大温。散胸中滞气，宽膈进食，止吐，解酒毒。治赤眼暴发，去大肠经目内大眦红筋及白睛翳膜，用少许。

肉豆蔻 《开宝》

一名肉果。实，面煨熟捣细，纸裹压去油用。

味辛，气温。暖脾胃，固大肠。止久泻痢。

缩砂密 《开宝》

一名砂仁。实在根下，仁藏壳内。去壳用仁。

味辛涩，气温。醒脾调胃，和中行气，通滞散寒，消食定痛，止痢，安胎，引诸药归宿丹田。香而不窜，能调五脏冲和之气，如天地以土为冲和之气。缩砂密属土，补肾药，用同地黄九蒸，取其达下也。韩懋《医通》云：肾恶燥，以辛润之。缩砂仁之辛以润肾燥，又能起酒香味，化铜铁骨哽。

益智子《开宝》

用仁。脾主智，能益脾，故名。

味辛，气温。治遗精，小便余沥，摄涎，止多唾。洪迈《夷坚志》云：秀川进士陆迎，忽吐血不止，气厥惊狂，直视。至深夜欲投户而出，如是两夕。遍用方药弗瘳。夜梦观音授一方，命但服一料，永除病根。梦觉，如方治药，服之果愈。其方用益智子一两，生朱砂二钱，青橘皮五钱，麝香一钱，碾为细末，每服一钱，空心灯心汤下。［批 吐血多因于热，气逆火升，以迫血妄行，或起劳伤恼怒，或阴虚火动，或食热物，大概忌用辛温香燥之药。益智、青皮皆辛温而燥，麝香透窍行气。方虽神授，非可概施于吐血之症也。］

荜茇《开宝》

一名荜拨。色青黑，类桑椹而长。

味辛，气大温。为头痛、鼻渊、牙疼要药，取其辛热能入阳明经散浮热也。唐太宗气痢，久未痊，服药不愈，因诏求方。有卫士进黄牛乳煎荜茇方，御用有效。然热能动脾肺之火，今亦罕见人用。

补骨脂 《开宝》

以功名也，讹为破故纸。酒浸一宿，用子。

味辛，气大温，性燥。补肾固精助阳，暖腰膝。治阴
囊湿冷，止肾泄，保胎。补骨脂以胡桃合服，此法出于唐
郑相国。其自叙略云：年七十有五，众疾俱作，阳气衰
绝，百药不应。服此药，七八日而应验，常服神效。其方
用补骨脂十两，净去皮洗过，曝，捣节令细。胡桃瓤二十
两，汤浸去皮，研细如泥，好蜜和如饴糖，瓷器盛之。旦
日暖酒二合，调服一匙，便以饭压。如不饮酒，以热水调
之。久服延年益气，补添筋骨。禁芸薹、羊血，余无所
忌。此方亦可作丸，温酒服之。白飞霞[1]云：补骨脂属火，
收敛神明，能使心包之火与命门之火相通。坚固元阳，充
实骨髓，涩以治脱也。胡桃属木，润燥养血，血属阴恶
燥，故油以润之，用佐骨脂，有木火相生之妙。孙真人言
补肾不若补脾，时珍曰补脾不若补肾[2]。**肾虚则阳气衰，
不能熏蒸脾胃**，脾胃气寒，令人胸膈痞塞，不进饮食，迟
于运化，或腹胁虚胀，或呕吐痰涎，或肠鸣泄泻。**譬如鼎
釜之中无火力，虽终日不腐熟**。济生二神丸治脾肾虚寒泄
泻，用补骨脂补肾，肉豆蔻补脾。二药虽兼补，但无干
旋，往往常加木香以顺气，使之干旋，空虚仓廪则受物

---

[1] 白飞霞：原作"白飞"，据《纲目·草部·芳草类》卷十四补。

[2] 补脾不若补肾：出自许叔微《普济本事方》。

矣。屡用见效，不可不知。[批 肾为先天，人秉受父母之精气而成形，故资始于肾间动气也。脾为后天，藉饮食以为活，故资生于胃中谷气也。脾胃尤为身本，两者并重。补肾不若脾者，脾弱则不能受重味补肾之药，宜以冲和淡薄之味以养之，此病在脾而不在肾也。补脾不若补肾者，由肾虚以致脾弱，或用金匮肾气丸以补火生土，如釜底添薪也。故纸胡桃丸双补脾肾，胡桃虽油，合故纸之燥，偏能止脾肾两虚之泻，但故纸气味重浊，吞时须以干食压之。]

郁金《唐本草》

用根。另有郁金香一种，入诸香药用。

味辛苦，气寒，入心及包络。治吐血衄血，血淋尿血。《经验方》疗失心癫狂，用真郁金七两，明矾三两，为末，薄糊丸，梧桐子大。每服五十丸，白汤下。有妇人癫狂十年，初服此觉胸间有物脱去，神气洒然，再服而苏。此惊忧痰血，络聚心窍所致。**郁金入心去恶血，明矾化顽痰故也。**庞安常《伤寒论》云：斑豆始有白泡，忽搐入腹，渐紫黑色，无脓，日夜叫乱者。郁金一枚，甘草二钱半，水半碗。煮干，去甘草，切片，焙研为末，入真脑子炒半钱。每用一钱，以生猪血五七滴，新汲水调下，不过二服。甚者毒从手足心出，如痱状，乃瘥。此五死一生之候也。又岭南有挑生①之害，于饮食中行厌胜法，鱼肉

---

① 挑生：原作"桃生"。传说岭南地区有借食品掺入蛊毒以害人，称之为挑生。出《证治准绳·杂病》："广南挑生杀人，以鱼肉延客，对之行厌胜法，鱼肉能反生于人腹中，而人以死，相传谓人死阴役于其家。"

能反生于人腹中，而人即死，以阴役其家。初得觉胸腹痛，次日刺入，十日则生在腹中也。凡胸膈痛，即用升麻或胆矾吐之。若膈下痛，急以米汤调郁金末二钱服，即泻出恶物，或合升麻郁金服之，不吐则下。李巽岩待郎为雷州推官，鞠狱①得此方，活人甚多也。

姜黄《唐本草》

用根。扁如干姜形者为片子姜黄，圆如蝉腹者为蝉肚郁金。

味辛苦，气大寒。姜黄、郁金，形状、功用相近，但郁金入心治血，姜黄兼入脾治气。古方五痹汤用姜黄治风寒湿气手臂痛，**其兼理血中之气可知矣**。

蓬莪茂《开宝》

［批 茂，音述。］

一名蒁②药。用根。得酒、醋制良。

味苦辛，气温，入肝经。破气中之血，消食散结，破癖通经。王执中久患心脾疼，服醒脾药反胀。用莪蒁面裹研末，水和酒醋煎服，立愈。此破滞之验也。［批 结者气结，癖者痰癖。王好古治气短不能接续，乃气结，非气虚也。大小七香丸、集香丸皆用之。］

---

① 鞠狱：审理案件。鞠，通"鞫"。《汉书·刑法志》："今遣廷史与郡鞠狱，任轻禄薄。"颜师古注引李奇曰："鞠，穷也。狱事穷竟也。"
② 蒁：原作"蓬"，据《纲目·草部·芳草类》卷十四改。

荆三棱 《开宝》

用根。醋浸一宿，炒。

味苦，气平。能破气散结，并莪茂治积块。志曰：俗传昔人患癥癖死，遗言令开腹取之。得病块，干硬如石，文理有五色，削成刀柄。后因以刀刈三棱，柄消成水，乃知此药可疗癥癖。戴原礼《症治要诀》云：有人病癥癖腹胀，用三棱、莪茂，以酒煨煎服之，下一黑物如鱼而愈。

[批 痞块因食上兜怒气而成，多在肝部胁分。莪茂、三棱皆入肝，破气中之血而消痞。用醋制，取酸收，敛聚其气以攻凝结，且酸与肝木同气相求也。]

莎草　香附子 《别录》中品

用根。

味辛能散，微苦能降，微甘能和。气平而不寒，香而能窜，乃足厥阴肝、手少阳三焦**气分主药，而兼通十二经气分**。生则上行胸膈，外达皮肤；熟则下走肝肾，外彻腰足。炒黑则止血，得童便浸炒则入血分而补虚，盐水浸炒则入血分而润燥，青盐炒则补肾气，酒浸炒则行经络，醋浸炒则消积聚，姜汁炒则化痰饮。得参、术则补气，得归、地则补血，得木香则导滞和中，得檀香则理气醒脾，得沉香则升降诸气，得芎䓖、苍术则总解诸郁，得栀子、黄连则能降火热，得茯神则交济心肾，得茴香、补骨脂则引气归原，得厚朴、半夏则决壅消胀，得紫苏、葱白则解散邪气，得三棱、莪茂则消磨积块，得艾叶则治血气暖子宫。**乃气病之总司，女科之要药**。盖妇人以血用事，气行则无疾。大凡病则气滞而馁，香附臣以参、耆，佐以甘草，又治虚怯甚速也。东圃曰：香附性燥，病须润养之药者不宜用。《纲目》附方载治吐血、咯血用之，亦宜详审。

藿香 《嘉祐》

用茎叶。

味辛，气微温，入手、足太阴。去秽恶之气，止霍乱吐泻。乌药理气散用以理肺，黄耆四君子汤用以理脾。正气散则用其芳香助脾胃，散邪而和中也。

瑞香 《纲目》

即人家所栽者。花成簇，长三四分，如丁香。有黄、白、紫三色，极香。

味甘咸。治急喉风。用白花瑞香根，研水灌之。叶，治乳痈肿痛。

茉莉 《纲目》

花，蒸油作面脂，香肌泽发润燥，亦入茗汤。

味辛，气热，有毒。取根，酒磨一寸服，则昏迷一日乃醒。二寸二日，三寸三日。凡跌损、骨节脱臼、接骨者用此则不知痛也。

泽兰 《本经》中品

生于泽旁，叶似兰草。

兰草、泽兰，其叶气香而温，味辛而散，阴中之阳，足太阴、厥阴经药也。脾喜芳香，肝宜辛散。**脾气舒则三焦通利而正气和，肝郁散则营卫流行而病邪解**。兰草走气分，故能治水肿，涂痈毒，破瘀血，消癥瘕，为妇人要药。虽是一类，而功用稍殊，正如赤白茯苓、芍药，补泻皆不同也。[批 兰草名大泽兰，为雌，俗称孩儿菊，又名奶昂儿是也。茎叶今未见用，其子放眼中去翳，名庆星子。小泽兰即泽兰，为雄，今时只用此治产后，行瘀消水肿。至于《素问》所谓治之以兰，除陈气者，乃幽兰建兰之叶，非此兰草泽兰也。]雷敩言雌者调气生血，雄者破血通积，正合二兰主治。荀子云泽芷以养鼻，谓泽兰、白芷之气芳香通乎肺也。张文仲《备急方》治产后水肿，谓血虚浮肿。用泽兰、防己等分为末，每服二钱，醋汤调下。东圃曰：**肿在气分，今血虚气无所附，故浮于外也**。若水入于经，其血乃成矣。盖水之成，**因营气之不能取汁变化而然也**。[批 水肿因气虚浮肿，人皆知之。血虚浮肿，人未知也。盖气与血配，血即水化，气行则水流布，气滞则水停蓄。气主煦之，血主濡之。气留而不行者，为气先病；血壅而不濡者，为血后病。]

香薷《别录》中品

用茎叶。

味辛，气微温。世医治暑病以香薷饮，为首用之药。然暑有乘凉饮冷，致阳气为阴邪所遏，遂病头痛，发热恶寒，烦躁口渴。或吐泻霍乱者，宜用此药以发越阳气，散水和脾。若饮食不节，劳役斲丧之人，伤暑大热大渴，汗泄如雨，烦躁喘促。或泻或吐，脉虚无力，或空大者，乃劳倦内伤而兼暑之症，必用东垣清暑益气汤、人参白虎汤之类，以益元清暑，此所谓暑伤元气者也。若但用香薷，是愈虚其表矣。盖香薷**乃夏月解表之药，气虚者不宜服**。今人不拘有病无病，暑月概用香薷代茶，谓能解暑，岂不悖哉！且其性温，不可热饮，反致吐逆，故宜冷服，则无拒格之患。**其治水之功，果有奇效**。一士人自腰以下胕肿，面目亦肿，喘急欲死，不能伏枕。大便溏泻，小便短少，服药无效。时珍诊其脉沉而大，沉主水，大主虚，乃病后冒风所致，是名风水也。用千金神秘汤加麻黄，一服喘定十之五。再以胃苓汤吞深师薷术丸，二日小便长，肿消十之七，调理数日全安。古方皆有至理，神而明之，存乎其人也。

假苏 《本经》中品

一名荆芥。辛香如苏，取用茎穗。

味辛，气温，入足厥阴经气分。其功长于祛风邪，散瘀血，破结气，消疮毒。盖厥阴乃风木也，主血而相火寄之，故风病、血病、疮病为要药，其治风也。贾丞相①称为再生丹，戴院使②称为产后要药，炒黑则止血定运③。凡

---

① 贾丞相：即贾似道，字师宪，号悦生、秋壑，宋理宗时右丞相，浙江天台屯桥松溪人。

② 戴院使：即戴思恭，字原礼，号肃斋，明代医学家，著作有《证治要诀》《证治要诀类方》《推求师意》等。

③ 运：通"晕"，眩晕。《灵枢经》："五阴气俱绝，则目系转，转则目运。"《金匮要略》："肺中风者，口燥而喘，身运而重。"高学山注："运与晕同。"

食一切无鳞鱼、河豚蟹，忌荆芥。《夷坚志》云：吴人魏几道，啖黄颡①羹，后采荆芥和茶饮。少顷足痒，上彻心肺，狂走，足皮欲裂。急服药，两日乃解。又诸书皆载，服荆芥药忌食鱼，往往犯之者立死。按：荆芥乃日用之药，其相反如此，养生者警之。

薄荷 《唐本草》

用茎叶。

味辛，气温，入手太阴、足厥阴二经。辛能发散，凉能清利，气味俱薄，浮而升阳也。专于消风散热，故治头痛头风，眼目，咽喉口齿诸病，小儿惊热，及瘰疬疮疥为要药。治猫咬，取其汁涂之有效。猫食之则醉。犬，虎之酒也；桑椹，鸠之酒也；茵草，鱼之酒也；薄荷，猫之酒也。

苏 《别录》中品

一名苏叶。茎、叶、子俱用，不可同鲤鱼食，生毒疮。[批苏，音酥，舒畅也。苏叶捣汁，同梅子、茭白切丝，拌以白糖，名细酸，可充果食。又和糖，将叶包成毬，名紫苏包。取叶，拖面油煎可作蔬。皆爽人口，盖芳香能舒畅胃气也。]

味辛，气温。其味辛入气分，色紫入血分，能行气和血。同橘皮、砂仁则行气安胎，同藿香、乌药则温中止痛，同香附、麻黄则发汗解肌，同芎䓖、当归则和血散

---

① 黄颡：一种鱼类，俗称黄腊丁、央丝。

血，同木瓜、厚朴则散湿解暑，治霍乱脚气。同桔梗、枳壳则利膈宽肠，同杏仁、萝卜子则消痰定喘。大抵宣通经络滞气风毒，则单用梗，去节尤良。发汗解毒则用叶，定喘消痰降气则用子。与麻仁同用，能滋大肠润燥结也。

隰草类

菊 *《本经》上品*

《月令》：九月，菊有黄华。至此时而华事将尽也。处处有之，种类颇多。单叶味甘者入药。野菊泄人，名**苦薏**，治疔毒为宜。

味兼甘苦，气禀和平。茎叶春生夏茂，秋花冬实，备受四气，饱经霜露。叶枯不落，花槁不零，盖得金水之精英，故能益金水二脏，以清风火而平肝木。木平则风息，火降则热除，故能治头目，风热眩运，去翳膜。黄者入金水阴分，白者入金水阳分，红者行妇人血分。苗叶可作蔬食。疔毒，捣叶外敷，取汁酒服，并能定痛消肿。仙经用之服食延龄。

菴䕡 *《本经》上品*

此草蒿类，近地处处有之，用子。

味苦，气微寒，入足厥阴经血分。今人治跌仆多用，或煎或散，其效甚速。东圃曰：予治足痿痹痛，用菴䕡子蒸酒饮，并同杞、膝、萸、地、麦冬、葳蕤等补阴养血药，服之月余而痊。《本经》言治身痹诸痛，《纲目》附方治产后血痛，于此可验。

艾《别录》中品

处处皆有，蕲州者天下重之，用充方物。他处艾灸酒坛不能透，惟蕲艾一灸直透为异。凡用取叶，须陈久者，揉令细软，谓之熟艾。醋煮，入妇人丸散，苦酒、香附为使。

味苦辛，气温。纯阳之药也，可以取太阳真火，可以回垂绝元阳。服之则走、手足三阴经而逐一切寒湿，灸之则透诸经而治百病。妇人湿郁带漏之疴，以艾和归、附诸药治之。[批 附乃香附。]艾附丸治心腹、少腹诸痛，调女人诸病。胶艾汤治虚痢及妊娠产后下血。虚人丹田气弱、脐痛畏冷者，以熟艾入袋兜肚，妙不可言。寒湿脚气，亦宜以此夹入罐内，散寒去湿。大抵气旺夹热之人不宜服。脉微数，阴虚有火之人不宜灸。

茵陈蒿《本经》中品

此虽蒿类，经冬不死，因旧苗而生，故名茵陈。五、七月间，采茎叶阴干，有铃儿、羊毛二种。

味苦，气微寒，入足太阴。伏硇砂，张仲景治伤寒发汗不彻，热甚，身目俱黄者，用之极效。茵陈栀子大黄汤，治湿热也。栀子柏皮汤，**治燥热也**。如苗涝则湿黄，苗旱则燥黄，湿则泻之、燥则润之可也，此二药治阳黄也。茵陈附子汤治阴黄也。阳黄似橘黄而明，阴黄似豆黄而晦。**大抵宜茵陈为君，而佐以大黄、附子，各随其寒热也**。虚补实泻，表汗里下，诸法甚活，总在配合得宜，因病处方耳。

青蒿《本经》下品

采叶，用七岁儿溺七个，浸七日夜，晒干。

味苦，气寒。蒿草之高者也。常蒿色淡青，此蒿深秋犹青，如松桧之色。其气芬芳，得春木少阳之气最早，故治少阳、厥阴血分之病。《本经》主疥瘙痂痒恶疮，杀虱明目，治留热在骨节间。苏颂云**治骨蒸劳热为最**，时珍云治疟疾寒热。

茺蔚《本经》上品

一名益母。叶及子皆充盛密蔚，宜于妇人。

味甘，气微温，入手、足厥阴经。**活血行气，行中有补**。治妇女经脉不调，胎产，一切血气诸病。凡胎前产后，所恃者血气也。**胎前无滞，产后无虚**。益母同四物、香附诸药，调和平补，治人甚效。盖胞络生血，肝藏血，此物活血补阴故也。子能明目益精，若血滞病目宜之。惟瞳仁散大者禁用，谓其辛温主散也。

夏枯草《本经》下品

用茎叶。

味苦辛，气寒。治瘰疬，散结气，**有补养厥阴血脉之功**。退寒热，治目疼。用沙糖水浸一夜用，取其能解内热，缓肝火也。治目珠疼，至夜则甚者，神效。或用苦寒药点之反甚者，亦神效。盖目珠连目本，即目系也，属厥阴之经。夜甚及点苦寒药反甚者，夜与寒亦阴故也。夏枯草纯阳之气，补厥阴血脉，故治此如神，以阳治阴也。一男子至夜目珠疼连眉棱骨，及头半边肿痛，用黄连膏点反甚，诸药不效。灸厥阴、少阴，疼随止，半日又作，月余。以夏枯草二两，香附二两，甘草四钱，为末。每服一钱半，清茶调服。下咽则疼减半，至四五服痊愈。

刘寄奴 《唐本草》

用茎叶。

味苦，气温。破血消胀，不可多服，令人下痢。今疮科多用煎汤洗疗，服者殊少。

旋覆花 《本经》下品

一名金沸草。水泽边生，花如金钱菊。

味咸，气温，有小毒。张仲景治伤寒汗下后，心下痞坚，噫气不除，有七物旋覆代赭汤。杂治妇人，有三物旋覆汤。胡洽治痰饮在两胁胀满，有旋覆花丸。时珍云肺与大肠药也。**其功在行水下气**，故治痰饮在胸，结唾如胶，并主呕逆不下食，水肿大腹。

青葙子 《本经》下品

一名雁来红。茎、叶、穗子，并与鸡冠同。九月叶鲜红，望之如花，吴人呼为老少年。六月红者，名十样锦。

味苦，气寒。治肝热冲眼，赤肿翳障。与草决明子、苋实同功。

鸡冠《嘉祐》

花以状名，有诸色不同。

味甘，气寒。止吐血、便血，下痢白带，沙淋崩漏。

红蓝花《开宝》

一名红花。取花用。

味辛，气温，入心经。与当归为佐，能行男子血脉，通女人经水。多则行血，少则养血。润燥止痛，散肿。按《养疴慢笔》云：新昌徐氏妇，病产晕已死，但胸膈微热。有名医陆氏曰血闷也，得红花数十斤可活。遂亟购得，以大锅煮汤，盛三桶于窗格之下，舁①妇寝其上熏之，汤冷再加。有顷指动，半日乃苏。按：此亦得唐许胤宗以黄耆汤熏柳太后风病之法也。

大蓟小蓟《别录》中品

味甘，气温。二月生苗二三寸时，并根作菜，茹食甚美。大小蓟皆能破血，但大蓟兼疗痈肿，叶治肠痈。小蓟**专主小便热淋尿血，而不能消肿。**

续断《本经》上品

根形似节节断者，川产为胜。

---

① 舁（yú余）：抬，举起。《说文》："舁，共举也。"

味苦，气微温，入肝、肾二经。不寒不热，**能宣能摄**。气味和平而大有补益，观其命名与主治之功，盖可推其源矣。夫断则分离，续则节凑。人身肌肉筋骨，全赖气血为之联络。续断能助卫气之固摄，不使外泄，以补折伤，而内则宣通隧道之血脉，令其和调。是以缩小便，止泄精尿血，止痢，胎漏，**皆固摄之力也**。疗折伤，续筋骨，定痛生肌，止腰痛，皆**宣通之力也**。盖行而不泄，补而不滞，是以外科、女科多用之。又治血痢，用平胃散一两，入用续断二钱半，每用二钱，水煎服即愈。时行痢疾，服之往往有验。小儿痢疾，服之皆效。[批 □□用之未应，□□因不真之□□。]

苎麻《别录》下品

用根。

味甘，气寒。**大能补阴而行滞血**。将苎麻与产妇枕之，止血晕。产后腹痛，安腹上即止。五月五日，取叶和石灰捣作团，晒干收贮。遇有金疮折损者，研末敷之，即时血止，且易痂也。凡诸伤瘀血不散者，五六月收野苎麻，苏叶捣烂，敷金疮上。如瘀血在腹内，顺流水绞汁服即通，**血皆化水**。以生猪血试之可验也。秋冬用干叶亦可。

胡芦巴《嘉祐》

是番萝卜子。淘净，酒浸炒用。

味苦，气大温，右肾命门药也。元阳不足，冷气潜伏，不能归原及寒湿脚气。《局方》有胡芦巴丸，治大人小儿小肠奔豚偏坠，及小腹有形如卵，上下走痛不可忍者。用胡芦巴八钱，茴香六钱，巴戟去心，川乌头炮去皮，各二钱，楝实去核四钱，吴茱萸五钱，并炒为末，酒糊丸，梧桐子大。每服十五丸，小儿五丸，盐汤下。

恶实 《别录》中品

一名鼠黏，一名牛蒡，一名大力子。子、茎、叶皆用。

味辛苦，气寒。有通内达外之功。外而疏壅滞，去皮肤中之风湿。细者斑疹，大者痈毒，服之能消内，而上利咽喉清风热，下而利腰膝凝滞之气。消水肿腹大，自小便而通。村野人凡发热，身有痛处，服此即消。但有寒者勿用。

菜耳 《本经》中品

一名苍耳。忌猪肉及风，犯之遍身发赤丹。

味甘，气温。善通顶门连脑。治皮肤风，主头风寒痛，鼻渊流涕，风瘙瘾疹，身痒不止。用茎、叶、子等分为末，每服二钱，酒下。

天明精 《本经》上品

根名土牛膝，根叶同用。

味甘，气寒。擂汁服能止痰疟，漱之止牙疼，按之傅蛇咬，亦治猪瘟。凡男妇乳蛾，喉咙肿痛及小儿急慢惊风，牙关紧急，不省人事者，以土牛膝取根，洗净捣烂，入好酒绞汁灌之，良久即苏。仍以渣敷项下，或醋调搽亦妙。

鹤虱 《唐本草》

正误：《纲目》云鹤虱即天明精子，色黑而光者。此时珍之说，非也。东圃曰：鹤虱草之子也。其草高尺余，疏茎对节，色青而有毛。叶面青黑而背淡，尖而成扇，分丫有锯齿。初夏开细白花，如胡萝卜花，叶亦相似。四月枝头结子成簇，有毛，宛似虫虱之状。五月子、茎皆枯，则可收矣。采草药者能识，生药肆中不市卖也。其茎叶则未枯时亦可用。

味苦辛，气寒，有小毒。**为杀虫要药**，古方化虫丸用之。又，单用疗蛔咬心痛。取十两，捣末蜜丸，梧子大。以蜜汤空腹吞四五十丸，忌酒肉。韦云患心痛，十年不瘥，服之便愈。小儿蛔虫啮心腹痛，亦单用研末，以肥猪肉汁下之。五岁，一服二分，虫出即止。治怪疾奇方，大肠出虫不断，断之复生，行坐不得。鹤虱末，水调服至半两自愈。[批 食物不消及酷嗜糟醉半生物，如蛏蛤、虾蟹、鱼鲙、肉鲜之类，湿热郁滞则生虫。虫亦藉人气而活，时时蚀人血液。鹤虱既能化虫，多服或亦有亏真气。观其用肥猪肉汁送药，恐损胃气，令人嘈杂耶？或是肥甘饵虫之意耶？]

豨莶 《唐本草》

五月五日，六月六日，九月九日，采叶洗净曝干，入甑中，层层洒酒与蜜，九蒸九晒用。

味苦，气寒。生捣汁服则令人吐，故云有小毒。九蒸九晒，则补人去痹，故云无毒。生则性寒，熟则性温。治肝肾风气，四肢麻痹，骨痛膝弱，风湿诸疮。东圃曰：豨莶**疏经络中之风湿**。邪实者，可以作丸单服。有人云服之心嘈，若气血虚而兼有风者，宜合四物、人参、何首乌同用。观其生捣汁服能吐，即涌泄发越之意。若无风而类中者，不可用也。

麻黄《本经》中品

用茎，折去节根，水煮十余沸，竹片掠去沫，沫令人烦。根节止汗。有麻黄之地，冬不积雪。

味苦辛，气热。其质轻扬，轻可去实，麻黄、葛根之属是也。六淫有余之邪。［批 实邪。］客于阳分皮毛之间，腠理闭拒，营卫气血不行，此实邪也。二物轻清成象，故可去之。麻黄微苦，其形中空，阴中之阳，入足太阳寒水之经。其经循背下行，本寒而又受外寒，故宜发汗，去皮毛气分寒邪，以泄表实。［批 宜汗。］若过发，则汗多亡阳，或饮食劳倦及杂病自汗表虚之症用之，则脱人元气，不可不禁。［批 自汗禁用。］时珍曰：**麻黄乃肺经专药**，故治肺病多用之。张仲景治伤寒无汗用麻黄，有汗用桂枝。盖津液为汗，汗即血也，**在营则为血，在卫则为汗**。夫寒伤营，营血内涩，不能外通于卫，卫气壅闭，津液不行，故无汗，发热而憎寒。夫风伤卫，卫气分泄，不能内护于营，营气虚弱，津液不固，故有汗发热而恶风。然风寒之邪皆由皮毛而入，皮毛者，肺之合。肺主卫气，包罗一身，天之象也。是症虽属乎太阳，而肺实受邪气。其症时兼面赤怫郁，咳嗽有痰，喘而胸满。盖皮毛外闭，则寒邪内攻，而肺气膹郁，故用麻黄、甘草同桂枝，引出营分之邪，达于肌表。佐以杏仁，泄肺而利气。汗后无大热而喘者，加以石膏。朱肱《活人书》夏至后加以石膏、知母，皆是泄肺火之药，是则麻黄汤虽太阳发汗重剂，**实为发散肺经火郁之药也**。［批 婴儿瘄①子用麻黄、石膏，乃散肺经火郁，但有蜜炒及炒黑用之法。］腠理不密，则津液外泄而肺气自虚。虚则补其母，故用桂枝同甘草，外散风邪以救表，内伐肝木以防脾。佐以芍药，泄木而固脾。使以姜、枣，行脾之津液而和荣卫也。下后微喘者，加厚朴、杏仁，以利肺气也。汗后脉沉迟者，加人参，以益肺气也。朱肱加黄芩为阳旦汤，以泻肺热也。皆是脾肺之药。是则桂枝虽太阳解肌轻剂，实则理脾救肺之药也。又，少阴病，发热脉沉，有麻黄附子细辛汤、麻黄附子甘草汤。少阴与太阳为表里，乃赵嗣真所谓熟附配麻黄，补中有发也。一锦衣夏月饮酒达旦，病水泻，数日不止，水谷直出，服分利消导升麻诸药则反剧。时珍诊之，脉浮而缓，大肠下努，复发痔血。此因肉食，生冷茶水过杂，**抑遏阳气在下**，木盛土衰，《素

---

① 瘄（cù促）：疹子。

问》所谓久风成飧泄也。**法当升之扬之**，遂投小续命汤，一服而愈。昔仲景治伤寒六七日，大下后，脉沉迟，手足厥逆，咽喉不利，吐脓血，泻不止者，用麻黄汤。平其肝肺，兼升发之，即斯理也。神而明之，此类是矣。

木贼《嘉祐》

此草有节，面糙涩。治木骨，用之磋擦则光。

味微甘苦，气温。茎中空而轻，阳中之阳，升也，浮也。与麻黄同形同性，故亦能发汗解肌，升散火郁风热。治眼目诸血疾，退翳膜，消积块，不可多用。东圃曰：贼者害也，木者肝者，木贼乃伐肝之品。人壮邪实，病目生翳者可暂用，若多用则耗削真气矣。予男敬元四岁，好读书。六岁病目，犹终日不彻，以至两目生翳。且此子诞甫十月而生母殁，虽在孩提，时有忧色，绝无笑容，此天性有异于人，其抑郁已非一日矣。及病目，而又为人误投木贼，频服过剂，遂至肌热如烙，肤如甲错，竟不能治。予后究心医理，乃知前此之误，因书以告来者勿妄用也。

灯心草《开宝》

此草难研。以粳米粉浆过，晒干研末，入水澄之，浮者是灯心，晒干用。

味甘，气寒。清心降火，利小便。

地黄《本经》上品

江浙壤地种者，受[1]南方阳气，质虽光润而力微。怀庆山产者，禀北方纯阴，皮有疙瘩而力大。忌葱、蒜、萝卜、诸血，令人营卫涩，须发白。制地黄法：取沉水肥大者，以好酒入缩砂仁末在内拌匀，柳木甑于瓦锅内，蒸气透晒干。再以砂仁酒拌晒，如此九次。盖地黄性泥，得砂仁之香窜而和以酒之运行。**九蒸则不滞，九晒则不寒也**。

味甘，微苦。生则大寒而凉血，熟则微温而补肾。假火力蒸九数，故能补肾中元气。六味丸以之为诸药之首，**天一所生之源也**。四物汤治藏血之脏，以之为君者，**癸乙同归一治也**。阴虚者宜用熟，血热者宜用生。又云生地黄能生精，用天门冬引入所生之处；熟地黄能补血，用麦门冬引入所补之处。生地黄，胃弱者服之恐妨食；熟地黄，痰饮多者服之恐泥膈。故生地黄**酒炒**则不妨胃，熟地黄**姜汁炒**则不泥膈。崔元亮《海上方》治一切心痛，无问新久，以生地一味，随人所食多少，捣绞取汁，搜面作馎饦[2]或冷淘[3]食。良久，利出虫长尺许，头似壁宫，后不复患。崔抗女患心痛垂绝，遂作地黄冷淘食，便吐一物，可方寸匕，状如虾蟆，无足目，似有口，遂愈。冷淘勿著盐。［批 生地黄能下虫，人所未知，今亦罕见用者。］东圃曰：生

① 受：原无，据《纲目·草部·隰草类》卷十六改。
② 馎饦（bótuō 薄托）：古代用米或面制成的食品，亦称羹饦、汤饼。
③ 冷淘：过水面及凉面一类的食品。

地治血燥无津者，**配表药用可以养汗**。肠枯而便闭者，兼消食药用，**可以润肠胃，通大便**。痘疹血燥热者用之，可以**活血清热解毒**。熟地滋阴益肾，补精血，明目，止盗汗，退虚热，惟胀满者不宜用。

牛膝《本经》上品

用根。酒浸入药，忌牛肉。

味苦酸，气平。**能引诸药下行**，筋骨痛风在下者宜用之。**大抵得酒则补肝肾，生用则去恶血**，二者而已。其治腰膝骨痛足痿，阴消失溺，久疟伤中少气诸病，非取其补肝肾之功欤？其治癥瘕心腹诸痛，痈肿恶疮，金疮折伤，喉痹齿痛，淋痛尿血，经候胎产诸病，非取其去恶血之功欤？吴平连治虚弱人患伤寒，大便闭，腹胀满者，用牛膝配消食润燥之药服之，不伤脾而食自下，此引诸药下行之验也。

紫菀《本经》中品

根色紫而柔宛。

味苦，气温。紫乃红黑相间之色，有水火既济之义。菀乃古"郁"字。其质柔宛润软，**能顺肺气，解郁结**。治咳嗽吐血，为肺病要药。

麦门冬《本经》上品

根似麦而有须，叶如韭，凌冬不凋。麦须曰虋，音门，故谓麦门冬。取肥大者，滚水润湿。少顷，抽去心，不尔令人心烦。

味甘，气平。柔软而多汁液，**故能滋燥，润肺生津，清心除烦**。治咳喘吐血，痿痹，消渴，心肺虚热及劳损。与地黄、阿胶、麻仁同为润经益血、复脉通心之剂，与五味子、枸杞子同为生脉之剂。若胃寒而多湿痰、脾滑而易泻者，勿用。

萱草 《嘉祐》

用根。茎叶初生及花皆可茹食。

味甘，气凉。善走阴分，下水肿。主砂淋，小便不通，大热衄血，酒疸，黄色遍身。

淡竹叶 《纲目》

根名碎骨子，言其下胎也。

味甘，气寒。去烦热，清心，利小便。

葵 《本经》上品

一名冬葵子。

味甘，气寒。性滑利窍，通二便，下乳，消肿，滑胎。乳妇气脉壅塞，乳汁不行及经络凝滞，乳房胀痛，留蓄作痈毒者，用葵菜炒香，缩砂仁等分为末，热酒服二钱。此药滋气脉，通营卫，行津液，极验。

黄蜀葵 《嘉祐》

一名秋葵。花、叶心下有紫檀色，摘下剔散，日干之，不尔即渑烂也。无花用子，无子用根。

味甘，气寒，性滑，治小便砂石淋痛。用一两，炒为末，每米饮服一钱，名独圣散。催生。治恶疮，脓水久不瘥者，作末敷之即愈。消痈肿，为疮家要药。浸油涂汤火伤，即时定痛。花与根功用相同。

败酱《本经》中品

一名苦菜。茎叶可茹食，九月采收。

味苦，气平。主肠痈腹痛，排脓散结热。仲景治肠痈薏苡附子败酱汤，古方妇人科多用之。[批 肠痈已成，则腹痛而大便下脓。苦菜煎汤多服，未成脓时可以内消，肠痈不见于外，人故难识。]

款冬花《本经》中品

冬月生冰上。

味辛，气温，为温肺治嗽要药。《济生方》治痰嗽带血，用款冬花、百合蒸焙，等分为末，蜜丸，龙眼大。每卧时嚼一丸，姜汤下。今称百花丸是也。[批 款冬花治肺寒之嗽。今肺热而嗽者，时人亦概用之，殊大谬矣。]

决明子《本经》上品

圃中种之，蛇不敢入。

味咸，气平，**入厥阴肝经**。**清风热**，治青盲白膜，目淫肤赤，泪出风眼。作枕可治头风。

地肤子《本经》上品

味苦，气寒。治膀胱热，利小便，通淋闭，大能益阴气。作汤浴，去皮肤中热，并可洗疮疥。《医学正传》云：虞抟兄年七十，秋间患淋二十余日，百方不效，取地肤草捣自然汁，服之立通。《圣惠方》治小便不通，用地麦草①一大把，水煎服。**此物能益阴气，通小肠。**无阴则阳无以化，亦东垣治小便不通，用黄柏、知母滋肾之义。

瞿麦《本经》中品

一名洛阳花。

味苦，气寒。**为利小便之君主**，八正散用之，今人为通淋要药。若心经有热而小肠虚者不可服，以其能破血利窍也。

王不留行《别录》上品

用苗、子。

味苦，气寒。走血分，乃阳明经冲任之药。俗语云"穿山甲、王不留，妇人吃了乳长流"，可见其性行而不住也。《资生经》云：一妇人患淋，卧久，诸药不效。用剪金花十余叶，煎汤令服之，明早病减七八，再服痊愈，即王不留行是也。仲景治金疮有王不留行散，《广利方》治诸风痉有王不留行汤，皆最效。

葶苈子《本经》下品

凡用，同糯米微炒，待熟，去米捣用。

---

① 地麦草：地肤子的别名。

气大寒。有甜、苦二种，其形则一。下肺气，定喘行水，**消肿胀**，自小便出。甜者下泄之性缓，虽泄肺而不伤胃。苦者下泄之性急，既泄肺而易伤胃，故以大枣补之。**然肺中水气膹满喘急者，非此不能除。**仲景有葶苈大枣泻肺汤，但性急行水，走泄为用，病人涩虚者宜远之。《十剂》中泻可去闭，葶苈、大黄之属是也。此二味皆大苦大寒，**一泄血闭，一泄气闭。**盖亭苈之苦寒，气味俱厚，不减大黄，又性过于诸药，以泄阳分肺中之闭，亦能泄大便，不可不慎用。

车前子 《本经》下品

味甘，气寒。导小肠热，利小便，明目，［批 明目者，引火下行，功在利小便也。］止暑湿泻痢。欧阳公得暴下病，医不能治，买市人药一贴，服之而愈。叩其方，车前子一味为末，米饮服二钱。此药利水道而不动气，水道利则清浊分而谷脏自止矣。

鲤肠 《唐本草》

一名旱莲草。

味甘酸，气平。益肾滋阴，乌须黑发。治血痢。针灸疮发，洪血不可止者，敷之立已。汁涂眉发，生速而繁。系臂截疟，捣烂，男左女右置寸口上，以古文钱压定，帛系住，良久起小泡，谓之天灸，疟即止，甚效。

连翘 《本经》下品

味苦，气寒。气味俱薄，轻清而浮，升也阳也。茎赤色而结房在顶，状似人心，两片合成，其中有仁芳馥，易落易解。**能消上焦心火而散十二经客热**。治瘰疬痈肿疮疡，与柴胡、鼠黏子同功。

蓝《本经》上品

生平泽。茎叶可染青，最易长，一岁三刈①。

味苦甘，气寒，性属水。能使败血分归经络，解毒除热，实与叶、汁功用相同。若用淀与青布，则是刈蓝浸水入石灰澄成者，性味为少异也。有人病呕吐，服玉壶诸丸不效，用蓝汁入口即定，**取其杀虫除火耳**。治虫豸伤，取大蓝汁一碗，入雄黄、麝香少许，点咬处，仍细服其汁，神异之极。张延赏判官，忽被斑蜘蛛咬头上。一宿，咬处有二道赤色，细如箸，绕项上，从胸前下至心经；两宿，头面肿疼，大如碗，肚渐肿，几至不救。出钱五百千，并家财数百千，募能疗者。忽一人应召，公不信，欲验其方。其人云不谙方，但疗人性命尔。遂取大蓝汁一碗，以蜘蛛投之，至汁而死。又取蓝汁，加麝香、雄黄，更以一蛛投之，随化为水。张公甚异之，遂令点于咬处。两日患平，作小疮而愈。

蓝淀《纲目》

俗作靛。南方人掘地作坑，以蓝浸水一宿，入石灰搅至千下，澄去水则青黑色。亦可干收，用染青碧。其搅起

---

① 刈（yì 义）：割草或谷类。

浮沫，掠出阴干，谓之靛花，即青黛。

味苦，气寒。淀之气味与蓝稍有不同，**而止血拔毒、杀虫降火之功似胜于蓝**。唐永徽中，绛州一僧病噎，不下食数年，临终命其徒曰：吾死后，可开吾胸喉，视何物苦我如此。及死，其徒依命，开视胸中，得一物，形似鱼而有两头，遍体悉似肉鳞。安钵中，跳跃不已，戏投诸味，虽不见食，皆化为水。又投诸毒物，亦皆消化。僧偶作蓝淀，因戏以少淀投之，即怖惧奔走，**须臾化成水**。书传淀水能治噎，盖本于此。

青黛《开宝》

味咸，气寒。解诸药毒，**泻肝，散五脏郁火**，解热消食积。治小儿惊痫，天行头痛寒热，亦敷热疮，恶肿瘰疬。有一妇患脐下并小腹，连二阴，遍生湿疮，状如马爪疮，他处并无。痒而且痛，出黄汁。大小便涩，食减，身面微肿。医作恶疮治，用鳗鲡鱼、松脂、黄丹之药涂之，热痛甚。问其人素嗜酒，喜食鱼蟹、发风等物。急令洗去膏药，以马齿苋四两杵烂，入青黛一两，再研匀涂之。即时热减，痛痒皆止。乃以八正散，日三服，分散客热。药干即上，如此二日减三分之一，五日减三分之二，十日痊愈。**此盖中、下二焦蕴蓄风热毒气**，若不得出，当作肠痈内痔，仍须禁酒色发风物。此妇不能禁，后果患内痔。

蓼《本经》中品

味辛，气温。古人种蓼为蔬，《礼记》烹鸡豚鱼鳖，皆实蓼于腹中，而和羹脍亦须切蓼。后世饮食不用，人不复栽。惟造酒曲与造神曲者，皆用其汁拌。大概辛辣则散，气温能行，故制曲蘗，**取其酝酿水谷也**。

荭草《别录》中品

一名水荭花。

味咸，气微寒。治瘰疬痞癖，用子。散血消积止痛，心气疼痛者，[批疼，音朽，急痛绞痛也。]用花为末，热酒服二钱。又法：男用酒水各半煎服，女用醋水各半煎服，立效。

三白草《唐本草》

生田泽畔。初生无白，入夏，叶端半白如粉。农人候之莳田，俗云"一叶白食小麦，二叶白食梅杏，三叶白食黍子"。苗高二三尺，茎如蓼，叶如章陆。五月开花成穗，如蓼花状而色白微香，结细实。根长白虚软，有节须。[批草药不列市肆，详载形状，以便人自认采取也。]

味甘辛，气寒，有小毒。治水肿脚气，利小便，消痰破癖。治鼓胀，取根捣汁酒服，甚验。

萹蓄《本经》下品

味苦，气平。利小便。治黄疸，热淋涩痛，女子阴蚀。

蒺藜《本经》上品

用子。炒，捣去刺入药。

味苦，气温。疏肝运脾，去风明目。与丹参同用，为醒脾消腹胀之平剂，然不宜多服。其刺伤人甚疾而利，《易》云困于蒺藜，言其凶祸也。古方既云治风，而又称补肾，时珍亦仍其说，恐未必然也。

沙苑蒺藜

出同州牧马处。结荚长寸许，子大如芝麻，状似羊肾，带绿色。隔纸炒过用。

味甘，气平。补肝肾，明目。

谷精草《开宝》

收谷后荒土中生之。茎头有小白花，点点如乱星。九月采，阴干。

味辛，气温。体轻浮，能上行阳明之分。其功明目退翳，似在菊花之上。治脑痛眉痛，头风鼻衄俱宜。

海金沙《嘉祐》

色黄如细沙，谓之海者，神异之也。叶名竹园荽，生山林下。根坚强，茎细如线，引于竹木上，高尺许。叶细如园荽叶而甚薄，背面皆青，上多皱纹。皱处有沙子，状如蒲黄粉，赤①色，不开花。

味甘，气寒。其沙及草，治湿热肿满茎痛，小便热淋。

---

① 赤：《纲目·草部·隰草类下》卷十六作"黄赤"。

紫花地丁《纲目》

处处有之。叶似柳，微细。夏开紫花结角，平地生者起茎，沟壑边生者起蔓。

味苦辛，气凉。治一切痈疽发背，疔肿瘰疬，无名肿痛恶疮，**为外科必用之药**。大抵毒初起及肿痛脓未尽时以此解毒，若将平复宜补时则不用也。

见肿消《图经》

谚云"识得见肿消，十个瘤九个消"。［批 此草方梗柳叶。］

味酸涩，气寒，微毒。消一切肿毒。东圃曰：此草消瘤有验。予见罗漆匠，头上生瘤如道冠，已多年，后忽消尽无痕，因询其故。云用见肿消一味为末，拣开口花椒一两，白糖二两，河水、井水各一碗，煮至花椒闭口，取起晒干。每早空心白汤吞四十九粒。服至半月，瘤上出臭水，逐渐干去。瘤痒切不可搔，搔破便难收口，只以生姜擦之。乃罗亲视试，口传此方。罗奉长斋，年近七十用之有效，其不伤元气可知矣。夫瘤之为赘，若无损于身命，似可置之不问。然于形貌有碍，则又殊堪憎人，而无如欲去之难也。予见一妇人，年四十余岁，手掌心生一瘤，如鸡子半大。妇云：吾必欲去此，死且瞑目。因延专治瘤者用药枯之，已将落矣，一夜忽然掌心出血盈盆，昏晕几绝，复苏。后变鼓胀，遂终不救。予见治瘤方虽多，惟此为最，因录出与世共之，令患瘤者消除陋相，仍复体态端庄，**顿然改观，亦人生乐事耳**。[批 瘤赘生头面，令人好相忽变丑陋，至于壅肿碍事，甚不便利，得此方者如获至宝。凡爱修饰仪羽者，当必尸祝①东圃先生矣。][批 瘤初起即宜早治，大则难消。]

毒草类

大黄《本经》下品

一名将军。产川蜀，锦纹者佳。其根苦，**峻下走**。用之于下，必生用。若邪气在上，必用酒浸，引上至高之分，驱热而下。如物在高颠，必射以取之也。若用生者，迅速下行，则遗至高之邪热，是以愈后或目赤，或喉痹，或头肿，或膈上热痰生也。凡病在气分及胃寒、血症、妊娠、产后勿轻用。其性苦寒，能伤元气、耗阴血故也。[批病在气分尚空虚，在血分则有形而着实矣。]

味苦，气寒，足太阴、手足阳明、厥阴五经血分之药。凡病在五经血分者宜用之，若在气分用之，是诛伐无过矣。泻心汤治心气不足，吐血、衄血者乃真心气不足，而手厥阴心包络、足厥阴肝、足太阴脾、足阳明胃之邪火有余也。虽曰泻心，实泻四经血分之伏火耳。仲景治心下痞满，按之软者，用大黄黄连泻心汤，亦泻脾胃之湿热，非泻心也。病发于阴而反下之，则作痞满，乃寒伤营血，邪气乘虚结于上焦。浊气在上，则生膜胀。胃之上脘在于心，故曰泻心，实泻脾也。病发于阳而反下之，则成结

---

① 尸祝：原意指古代祭祀时对神主掌祝的人，后引申为崇拜。

胸，乃热邪陷入血分，亦在上脘分野。大陷胸汤丸皆用大黄，亦泻脾胃血分之邪而降其浊气也。若结胸在气分，只用小陷胸汤。痞满在气分，则用半夏泻心汤矣。［批 大黄同黄芩、黄连用，泄实火从大便出，治阳症实热发狂，乃釜底抽薪法。同芒消、枳实用，下燥结宿粪。同归尾、桃仁、红花用，下瘀血，逐死胎。同礞石、沉香用，下顽痰。同莪术、三棱用，消癥瘕积聚。盖降火逐瘀，下食，行痰消积，有戡乱扶危之功，但须用之得当耳。］

大黄推陈致新，其效如神，［批 推陈者，下宿粪也，陈莝去则能进食而纳新谷矣。］古方下积滞多用之。［批 积滞有食、痰、血三者之分。］仲景治伤寒，用处尤多。然毒药攻病，必随人之虚实寒热而处剂，不可轻用也。梁武帝高年发热，不从姚僧坦之谏而轻服，几至萎顿。梁元帝常有心腹疾，诸医咸用平药。僧坦曰：脉洪而实，此有宿食妨碍，非用大黄无瘥理。帝从之，遂愈。今医用一毒药而攻众病，偶中遂谓神方。至于差误，不言用药之失，夭人天年，罪恶非小，可不戒哉？［批 不当用而用，非矣；当用而不用，亦非矣。偶中而竟为尝试，又为乌可哉！医贵有胆有识，而又小心审慎，自然用药中病，万无一失也。］王宇泰《医论》云：目赤肿痛，人知降火而不知活血，所以不得力，只用四物汤。内地黄用生，芍药用赤，加酒蒸大黄数分。既不泄泻，而定痛甚妙，此戴复庵法。东圃曰：用药不必拘定四物，或兼清风火，去翳障，但赤肿而痛者加大黄。大黄性寒而下行，生者不可轻用，能泻人，恐伤元气。若用酒煮极熟至色黑，用之得法，取效甚捷，［批 熟大黄不泻人，生大黄但言不可生用，非竟不可用也。若邪气正气俱实，燥结如铁石者，又非生大黄不能速于成功也。]一妇人患心腹痛，医有用香附、延胡、山栀者，又有用炮姜、吴茱者，有作蛔治用乌梅、花椒者，有作疝治用小茴、川楝者，俱不效。余用酒制大黄，加入养血调气药中。一服经行点滴，其痛遂止，此盖经欲行而作痛也。又一妇腹痛，人作寒治、食治、气治，俱不效。余询其当经期否，曰：尚迟，数日当至矣。余因悟其经前腹痛，月事将行而气滞于血中也。用酒制大黄钱许，配四物、延胡、香附等，一服痛定，再一剂而痊愈。

商陆《本经》下品

《易经》谓之苋陆，讹为章柳。所在有之，根如萝卜而长，其形类人。取用铜刀刮去皮，薄切。东流水浸两宿，漉出。黑豆叶拌匀，入甑蒸，从午至亥。取出，去豆叶，干剉用。有赤、白二种，白者入药，赤者服之伤人，痢血不已，令人见鬼神，不可不辨。

味辛，气平，有毒。其性下行，专治水肿，与大戟、甘遂异性而同功，且下疮癣，若胃气虚弱者不可服。方家治肿满，小便不利者，以赤根捣烂，入麝香三分，贴于脐心，用帛束之，得小便利即肿消。

狼毒《本经》下品

用根。

味辛，气平，大毒。下积，杀虫鼠，一切鸟兽。用狼毒杵末，每服一钱。用饴一皂子大，沙糖少许，以水化开，卧时空腹服之，次早即下虫也。

狼牙《本经》下品

用根。

味苦，气寒，有毒。煎汁洗恶疮，阴吹，阴痒，阴蚀。

茴茹《本经》下品

用根。

味辛，气寒，小毒。蚀恶肉死肌，杀虫，排脓，下恶血，除大风热气。《素问》治妇人血枯痛，用乌贼骨、茴①茹二物丸服，方见乌鲗鱼下。王冰言茴茹取其败恶血。《齐书》云：郡王子隆年二十，身体过充，合茴茹丸服之自消。孟诜《必效方》治甲疽生于甲趾边肿烂，用茴茹三两，黄耆二两，苦酒浸一宿，以猪脂五合同煎膏，取三合，日三涂之即消。《圣惠方》治头风旋眩，鸱头丸中亦用之。

大戟《本经》下品

其根辛苦，戟人咽喉，故名。春生红芽，四月开红紫花，团圆似杏花。杭州色紫者为上，江南者次之。北方绵大戟色白，根皮柔韧如绵，峻利伤人。弱者服之，或至吐血。及附根生者，皆不可用。误服令人泄气不禁，煎荠苨

---

① 茴：原作"芦"，据本条药名改。

汤解之。凡使，以浆水煮软，去骨晒干，得枣即不损脾。反甘草，以菖蒲解之。

味苦，气寒，小毒，与甘遂同为泄水之药。时珍曰：痰涎随气升降，无处不到。入于心，则迷窍而成癫痫，妄言妄见；入于肺，则塞窍而成咳唾稠黏，喘急背冷；入于肝，则留伏蓄聚而成胁痛干呕，寒热往来；入于经络，则麻痹疼痛；入于筋骨，则颈项、胸背、腰胁、手足牵引隐痛。陈无择《三因方》并以控涎丹主之，殊有奇效，此乃治痰之本。痰之本，水也，湿也。得气与火，则凝滞而为痰为饮，为涎为涕，为癖。大戟能泄脏腑之水湿，甘遂能行经络之水湿，白芥子能散皮里膜外之痰气，**惟善用者收奇功也**。钱仲阳谓肾为真水，有补无泻。复云痘疮变黑归肾一症，用百祥膏下之，以泻肾。非泻肾也，泻其腑则脏自不实。至重者再服便瘥。禁毒食一年，永不复作。

泽漆《本经》下品

用茎叶。

味苦，气微寒。时珍曰：《别录》陶氏言泽漆是大戟苗，《日华子》言是大戟花，皆非也。今考《土宿本草》及《宝藏论》诸书，并云泽漆是猫儿眼睛草，一名绿叶绿花草，一名五凤草。江湖、原泽、平陆多有之，春生苗。一科分枝成丛，柔茎如马齿苋，绿叶如苜蓿叶，叶圆而黄绿，颇似猫睛。起头凡五叶中分，中抽小茎五枝，每枝开细花青绿色，复有小叶承之，齐整如一，故又名五凤草。

掐茎有白汁黏人，根白色，有硬骨。五月采汁煮雄黄，伏钟乳结草砂。今方家用**治水鼓脚气有效**，尤与《神农本经》相合。愚按：百祥膏惟用大戟一味，大戟能行水，故曰泻其腑则脏自安。腑者，膀胱也。窃谓百祥非独泻腑，乃实则泻其子，肾邪实而泻其肝也。大戟味苦涩，浸水色青绿，肝胆之药也，故百祥膏又治嗽而吐青绿水。夫青绿者，少阳风木之色。仲景亦云心下痞满引胁下痛，干呕短气者，十枣汤主之，其中亦有大戟。夫干呕胁痛，肝胆之病也。肝乃东方，宜泻不宜补，况泻青泻黄，[批 泻青丸，泻黄汤。] 皆泻其子，同一泻也。洁古治痘变黑归肾症，用宣风散代①百祥膏，亦是泻子之意。盖毒胜火炽则水益涸，风挟火势则土受亏，故精血内竭，不能化脓而成青黑干陷之症。泻其风火之毒，所以救肾扶脾也。或云脾虚肾旺，故泻肾扶脾者，非也。肾之真水不可泻，泻其伏陷之邪毒耳。**泽漆利水**，功类大戟，故人见其茎有白汁，遂误以为大戟。然大戟根苗皆有毒泄人，而泽漆根硬不可用，苗亦无毒，可作菜食而利丈夫阴气，甚不相侔也。

甘遂《本经》下品

取根。以面裹煨熟，去其毒用。

味苦，气寒，有毒。苦性泄，寒胜热，**直达水气所结之处，功专行水**。盖肾主水，凝则为痰饮，溢则为肿胀。

---

① 代：原作"伏"，据《纲目·草部·毒草类》卷十七改。

甘遂能泄肾经湿气，治痰之本也。但中病则止，不可过服。张仲景大陷胸汤用之。又治心下留饮，与甘草同用，取其相反而立功也。河间云：凡水肿，服药未全消者，以甘遂末涂腹，绕脐令满。内服甘草水，其肿便去。王玙云：脚气上攻，结成肿核及一切肿毒，用甘遂末，水调敷肿处。即浓煎甘草汁服，其肿即散。二物相反，而感应如此。

续随子《开宝》

一名千金子。凡用去壳，取色白者，研细，以纸包压去油，取霜。

味辛，气温，有毒。与大戟、泽漆、甘遂茎叶相似，主疗亦相似。其功皆长于利水，而续随**下水尤速**，不可过用。惟在用之得法，亦皆要药也。今治水肿蛊胀，单以此一味泻利取效。泻多，吃冷粥少许即止。

蓖麻《唐本草》

服蓖麻子，一生禁吃炒豆，犯之必胀死。

味甘辛，气热，有毒。气味颇近巴豆，亦能利人，故下水气。**其性善走，能开通诸窍经络**，故能治偏风失音口噤，口眼㖞斜，头风七窍诸病。追脓取毒，下治产胞衣，剩骨胶血。盖鹈鹕油**能引诸药气入内**，蓖麻油**能拔病气出外**，故诸膏多用之。一人病偏风，手足不举，时珍用此油同羊油、麝香、鲮鲤甲等药煎作摩膏，日摩数次，一月余渐复。兼服搜风化痰养血之剂，三月而愈。一人病手臂一块肿痛，亦用蓖麻捣膏贴之，一夜而愈。一人病气郁偏头痛，用此同乳香、食盐捣，熁[①]太阳穴，一夜痛止。一妇人产后子肠不收，捣仁贴丹田，一夜而上。此药**外用屡奏奇功**，但内服不可轻率尔。或言捣膏，以箸点于鹅马六畜舌下，即不能食，或点肛内，即下血死，其毒可知矣。

常山《本经》下品

出宜都建平。其根细实者，呼为鸡骨常山，用之最胜。苗名蜀漆，功用相同。

味苦，气寒，有毒。**有劫痰截疟之功**，须在发散表邪及提出阳分之后用之得宜，神效立见。用失其法，真气必伤。夫疟有六经疟、五脏疟，痰湿、食积、瘴疫、鬼邪诸疟，须分**阴阳虚实**，不可一概论也。常山、蜀漆，生用则上行必吐，酒蒸炒熟用则气消缓，少用亦不致吐也。得甘草则吐，得大黄则利，得乌梅、甲片则入肝，得小麦、竹叶则入心，得秫米、麻黄则入肺，得龙骨、附子则入肾，得草果、槟榔则入脾。盖无痰不作疟，二物之功亦在驱痰逐水而已。杨士瀛《直指方》云：常山治疟，人皆薄之。疟家多蓄痰涎黄水，或停潴心下，或结癖胁间，乃生寒热，法当吐痰逐水，常山岂容不用？水在上焦则常山能吐之，水在胁下则常山能破其癖而下其水，但须行血药品佐

① 熁（xié 协）：熏烤。

助之，必收十全之功。其有纯热发疟，或蕴热内实之症，投以常山，大便点滴而下，似泄不泄者，须用北大黄为佐。泄利数行，然后获愈也。岭南瘴气寒热所感，邪气多在营卫皮肉之间。欲去皮肤毛孔中瘴气根本，非常山不可。但性吐人，惟以七宝散冷服之即不吐，且验也。

藜芦《本经》下品

用根。畏葱白，服之吐不止，饮葱汤即止。

味辛，气寒，有毒。**主吐上膈风痰**。时珍曰：哕逆用吐药，亦反胃用吐法去痰积之义。吐药不一：常山吐疟痰，瓜蒂吐热痰，乌附尖吐湿痰，莱菔子吐气痰，藜芦则吐风痰也。张子和治一妇人病风痫，自六七岁得惊风，后每一两年一作，至五七年五七作。三十岁至四十岁，则日作，或甚至一日十余作，遂昏痴健忘，求死而已。值岁大饥，采百草食，于野中见若葱状，采归蒸熟饱食。至五更，忽觉心中不安，吐涎如胶，连日不止，约一二斗，汗出如洗，甚昏困。三日后遂轻健，病去食进，百脉皆和。以所食葱访人，乃憨葱苗，即藜芦也。明朝王妃刘氏，年七十，病中风不省人事，牙关紧闭。群医束手，先考太医院吏目月池翁诊视，药不能入，自午至子。不获已，折去一齿，浓煎藜芦汤灌之。少顷，噫气一声，遂吐痰涎而苏，调理渐安。药勿瞑眩，厥疾弗瘳，诚然！

附子《本经》下品

天雄、乌头、附子，一物也，四川产者为佳。今市卖俱陕西出者，人亦多用之。别有草乌头、白附子，故俗呼此为黑附子、川乌头。其种为乌头，附乌头傍生者为附子，又左右附而偶生者为鬲子，附而长者为天雄，附而尖者为天锥，附而上出者为侧子，附而散生者为漏蓝子。皆脉络连贯，如子附母，而以附子为贵，故专名也。凡种一而子六七以上则皆小，种一而子二三则稍大，种一而子特生则特大。附子之形，以蹲坐正节角少者为上，有节多鼠乳者次之，形不正而伤缺风皱者为下。时珍曰：乌、附、天雄，**皆是补下焦命门阳虚之药，补下所以益上也**。[批 附子功用，李时珍发明甚悉，今引证诸方为注脚，尤有的确凭据。至于喘咳虚劳，言用药所以然之故，其开示后学之功不浅。] 附子生用则发散，熟用则峻补。用童尿煮熟，或用黑豆、甘草水煮熟，去皮、脐，忌铁器。

味辛，气温，有大毒。禀雄壮之气，有斩关夺将之功，能引补气药行十二经，以追复散失之元阳，**如理中汤是也**。引助血药入血分，以滋养不足之真阴，**如八味丸是也**。引发散药开腠理，以驱逐在表之风寒，**如麻黄附子细辛汤是也**。引温暖药达下焦，以去除在里之冷湿，**如黑锡丹之类是也**。诸病无论外感内伤，**凡属虚寒者，宜用附子以行参者之功**。肥人多湿，**亦宜少加乌、附行经**。若痘疹不起浆，痈疽毒内陷，**俱用附子以发之**。仲景八味丸用附子为少阴向导，取其健悍走下之性，以行熟地之滞，益火之原以消阴翳也。凡虚喘促急，冷痰作咳，**非重用附子不能纳气归原**。[批 王东圃治虚喘用桂附八味汤，兼服黑锡丹，屡屡获效。《东医宝鉴·内景篇》引方氏曰：气病用气药而不效者，气之所藏无以收也。肺主气，肾藏气。《难经》云呼出心肺，吸入肾肝。彼用木香、故纸，使气升降而归于肾脏。若用八味，则于阴中生阳，益精以培其气，使气有归附□胜于用木香、故纸。] 若咳嗽吐血之后，阴阳两虚，日晡时恶寒发热，而无咽痛燥热之症者，亦可于地黄汤中**加参、耆、桂、附，以生发胃中元气，甘温除大热也**。附子乃**治阴症要药**，凡伤寒传变及中寒夹阴，虽身大热而脉沉者，此孤阳外浮也，若不急用参、附，少顷即见厥冷。或厥冷腹痛，脉沉细者，甚则唇青囊缩，急须用之。若病阴寒在下，虚阳上浮者，治之以寒则阴气益甚而病增，治之以热则拒格而不纳。用桂、附辈热药，须冷饮下咽之后，冷体既消，热性便发，而病气随愈。不违其情而致大益，此反治之妙也。然有人才服乌、附钱匕，即发躁不堪，而昔人补剂用为常药，何也？大概**脏气虚寒之人宜用**，若素有热及病热症者不宜用。王好古云：用附子以扶阳，恐其涸肾也。总之，用药全在神而明之。[批《纲目》云：滑台风土甚寒，民啖附子如啖芋栗①。余见人便于吃参，有似嚼萝卜者。若不惯服，虽分数不可用，附子亦然。]

---

① 滑台……芋栗：此14字出自《琐碎录》，宋代温革著。

乌头《本经》下品

即草乌头，又名两头尖。苗名鸳鸯菊，汁煎名射罔，敷箭杀禽兽，射人即死。人中射罔毒，以甘草、蓝汁、小豆叶、浮萍、冷水、荠苨，皆可一味御之。

味辛，气温，有大毒。草乌头、射罔乃至毒之药，自非风顽急疾不可轻投。此类只能搜风胜湿，开顽痰，治顽疮，**以毒攻毒而已**，岂若川乌、附子有补右肾命门之功哉。

白附子《别录》下品

与附子相似，实非附子类也。

味辛，气大温，有毒，阳明经药，能引药势上行。治疥癣风疮，面上瘢疵，入敷药用。按：《楚国先贤传》云：孔休伤颊有瘢，王莽赐玉屑白附子香与之消瘢。

虎掌《本经》下品

一名天南星《开宝》。叶如虎掌，根圆白如老人星。治风痰有生用者，须温汤洗净，仍以白矾汤，或入皂角汁浸三日夜，日日换水，晒干。若急用，即以湿纸包，于煻灰火中炮制用之。造胆星法：以南星生研末，腊月取黄牯①牛胆汁和剂，纳入胆中，系悬风檐下干之，年久弥佳。

味辛而麻，气温，有大毒。得防风则不麻，得牛胆则

---

① 牯：原误作"牯"，据《纲目·草部·毒草类》卷十七改。

不燥，得火炮制则不毒，手、足太阴脾肺之药。惟其味辛而麻，故能治风散血；气温而燥，故能胜湿除涎；惟烈而毒，故能攻积拔肿而治口㖞舌糜。杨士瀛云：诸风口噤宜用南星，更以人参、石菖蒲佐之。

半夏《本经》下品

《礼记·月令》：五月半夏生。当夏之半也，故名。凡用半夏，以生姜汁、白矾入水浸七日去滑涎，晒干用。不尔有毒，戟人咽喉。白飞霞云：痰分之病，半夏为主，造为曲尤佳。治湿痰以生姜汁、白矾汤和之，治风痰以姜汁及皂荚煮汁和之，治火痰以姜汁、竹沥或荆沥和之，治寒痰以姜汁、矾汤入白芥子末和之，此皆造曲妙法也。

味辛，气平，有毒。射干、柴胡为之使，恶皂荚，畏雄黄、生姜、干姜、秦皮、龟甲，反乌头，忌羊血、海藻、饴糖。治热痰佐以黄芩，风痰佐以南星，寒痰佐以干姜，痰癖佐以陈皮、白术。多用则泻脾胃，诸血症及口渴者禁用，为其燥津液也。孕妇忌之，用生姜则无害。东垣曰：半夏外涎滑而内辛燥，用则以姜、矾制毒，而去其涎滑，所以能燥中宫流饮之湿气而去其痰涎，此对待治法也。治咳逆，行水气，消痰止呕，**皆赖其运用枢机，从中旋转之力**。小柴胡汤中用之止呕，而亦助柴、芩除往来寒热，是又为足少阳、阳明药也。宗奭曰：今人惟言半夏去痰，不知益脾，其功在能分水故也。益脾恶湿，湿则濡滞不能行水，经云湿胜则濡泄。一男子夜数如厕，或教以生姜一两，半夏、大枣各三十枚，水一升，瓶中慢火烧为熟水，时呷之，便已。丹溪言二陈汤治一身之痰，夫半夏性燥烈，于风痰、寒痰、湿痰为宜。若劳嗽失血之痰，与燥火咳嗽失音者，切不可用，当用贝母为宜。时珍曰：脾无留湿不生痰，故脾为生痰之源，肺为贮痰之器。半夏能主痰饮及腹胀者，为其辛温能散胃中之湿痰，则正气之逆者顺、结者解而津液自行矣。洁古云半夏、南星治痰而咳嗽自愈，丹溪云二陈汤能使大便润而小便长。犹如治白浊、梦遗、带下，目不得瞑，**皆从去湿消痰中得来**。若竟以为滑润而能治虚秘、润肾燥，则谬矣。

蚤休 《本经》下品

一名紫河车《图经》，一名金线重楼，一名七叶一枝花。

味苦，气微寒，有毒，足厥阴经药也。凡本经惊痫、疟疾、瘰疬、痈疽、蛇毒，取根，醋磨敷之，甚效。丹家采制三黄砂汞，有服食法。

鬼臼 《本经》下品

一名独脚莲，一名八角盘，一名术葎草。

《丹房镜源》云：术葎草有二种，根皆似南星，赤茎直上，茎端生叶。一种叶凡七瓣，一种叶作数层，似蓖麻叶，面青背紫而有细毛。叶下附茎开花，状如铃倒垂，青白色，黄蕊中空，结黄子，风吹不动，无风自摇。可制砂汞，此即鬼臼之二种也，用根。

味辛，气温，有毒。古方治五尸鬼疰，痈疽蛇毒，黑黄急病。若子死腹中，胞破不下，用鬼臼黄色者，不拘多少，去毛为细末，不用筛罗，只研如粉为度。每服一钱，无灰酒一盏，同煎八分，通口服，立生。此方救人万数，名如神散。

射干《本经》下品

用根。

味苦，气寒，有毒。为**治喉痹要药**。能行太阴、厥阴之积痰，使结核自消。仲景治咳而上气，喉中作水鸡声，有射干麻黄汤。治疟母，鳖甲煎丸，用之烧灰。皆取其降少阳相火，火降则血散，肿消而痰结自解，并通二便，下水消蛊。一妇恶阻，多吐痰涎，饮食不下，诸药无效。东圃加射干入煎剂中，数服平。[批 恶阻，即俗称害喜也。]

玉簪《纲目》

一名白鹤仙。花亦有紫色者，用根。

味甘辛，气寒，有毒。捣汁服，解一切毒，下骨鲠。涂痈消肿，并断产。服时以竹筒灌入咽中，不可着牙，不尔损牙。叶用醋蒸，频点可消瘰疬。

凤仙《纲目》

一名急性子《救荒》。

味苦，气温，有小毒。子，治产难，积块噎膈，下骨鲠，透骨通窍。花，擂酒服，解蛇伤毒，活血消积，治腰胁痛，煎汤浴，去风湿气。根、叶治误吞铜钱，杖仆肿痛。

曼陀罗花《纲目》

一名风茄儿。

味辛，气温，有毒。八月采此花，七月采火麻花，阴干等分为末，热酒调服三钱，少顷昏昏如醉。割疮灸火，宜先服此，则顽麻不觉痛苦也。

羊踯躅《本经》下品

一名闹羊花。羊食其叶，踯躅而死。小树高二尺，叶似桃花，黄色，三四月采花，日晒。曾有人以根入酒饮，遂至于毙。

味辛，气温，有大毒。治风痛瘫痪，诸酒方用其花，伏虎丹中亦用之，不多服耳。

芫花《本经》下品

味苦辛，气温，有毒。其功专于逐水饮痰癖。张仲景治伤寒太阳症，表不解，心下有水气，干呕发热而咳，或喘或利者，小青龙汤加芫花主之；若表已解，有时头痛，出汗恶寒，心下有水气，干呕，痛引两胁，或喘或咳者，十枣汤主之。此二汤内皆有芫花。盖小青龙汤主治未经发散表邪者，使水气自毛窍而出，乃《内经》所谓开鬼门法也。十枣汤驱逐里邪，使水气自大小便而泄，乃《内经》

所谓洁净府、去陈莝法也。夫饮有五，皆由内啜水浆、外受湿气，郁蓄而为留饮。流于肺则为支饮，令人喘咳，寒热往来，吐沫背寒。流于肝则为悬饮，令人咳唾，痛引缺盆两胁。流于心则为伏饮，令人胸满呕吐，寒热眩运。流于肠胃则为痰饮，令人腹鸣吐水，胸胁支满，或作泄泻，忽肥忽瘦。流于经络则为溢饮，令人沉重注痛，或作水气胕肿。芫花、大戟、甘遂之性，逐水泄湿，**能直达水饮窠囊隐僻之处**。但可徐徐用之，取效甚捷，不可过剂，泄人真元。**若行水后便宜养胃**。陈言《三因方》以十枣汤药为末，用枣肉和丸，以治水气喘急浮肿之症，盖善变通者也。[批 五饮之中，于五脏则肺、肝、心，于六腑则肠、胃，于形则经络而不言胆肾者。盖饮病本于脾肾，脾受水浆，肾为水脏，脾土旺则能提防而不致泛滥，命门元阳旺则能熏蒸布散水气，入经成血而不致为痰为饮。故曰流者，自此而注彼，其病之根，皆由脾肾也。]

东圃曰："变通"二字不可轻忽看过。惟善变化方能通达，天下无事不然，而医之为道，尤贵变通也。夫阴阳消长，天道无时不变化，而日用饮食，人亦无时不变化，此变动之常，非反常之变也。若病则不用药，使寒者返乎热，热者还于凉，闭者令之通，通者令之闭。此则调剂之方，治其偏胜，必转变其机而后归于和平。故物穷则变，变则通矣。推测人病，神而明之，处汤制剂，化而裁之，不离规矩之中，而有智巧之妙。医只方技云乎哉？医可小道视之哉？

蔓草类

菟丝子《本经》上品

味辛甘，气平。附木而生，延蔓上行，得春升之气。酒煮则涎出，如吐丝之状，故能益精，助筋脉，强腰膝，止消渴。治溺有余沥，补肝虚而明目，充卫气而肥健。古方有大小菟丝子丸，是皆益肝肾之剂也。

五味子《本经》上品

五味俱备，而酸尤胜。气温，能收耗散之气。治喘咳，生津止渴，止泻痢，固精，疗梦遗滑泄。凡诸病有外邪者，不可骤用，恐其收敛邪气也。

蓬藟《本经》上品

一名覆盆子。五月采子，烈日晒干用。

味甘，气平。**益肾脏，缩小便**，服之当覆其溺器，因此得名也。用药接绞取汁，滴赤眼烂弦，[批 赤眼烂弦有虫之说，眼科所未知也。] 出虫如丝线。止泪收湿，**为治目妙品**。文学沈蛋英云：覆盆子一味为末，炼蜜和丸，梧桐子大。每服三钱，白汤送下，终日不断。服至数年，瞽①目复明。此昔人未言者，余目击数人得效，非传闻也。

使君子《开宝》

味甘，气温，凡大人、小儿有虫病，但每月上旬侵晨

---

① 瞽（gǔ 古）：目盲。

空腹食使君子仁数枚，或以壳煎汤咽下，次日虫皆死，而从大便出矣。或七生七煨，食之亦良。忌饮热茶，犯之即泻。此品甘温，**既能杀虫，又益脾胃，所以能敛虚热而止泻痢，为小儿诸病要药**。凡杀虫药多是苦辛，惟使君子与榧子，甘而杀虫为异耳。

[批 上半月虫头向上，服药易效。下半月虫头向下，药力便减。]

木鳖《开宝》

一名番木鳖，一名马钱子。

入药，去油净用。[批 能毒狗至死。]

味甘气温，时珍《纲目》载十九方，俱可食，而《发明》云有毒不可食，宁慎重为是。治病之药尽多，何必以此尝试耶。但熬膏药，用之外贴，治折伤，消肿毒，散痞积。要知其性走泄，能利大肠，人食之云冷兢死。尤忌犯猪肉。

马兜铃《开宝》

土青木香其根吐利人，微有香气。实似铃状。

味苦辛，气寒，体轻而虚，熟则悬而四开，有肺之象。**能清肺热降肺气**，止嗽定喘急。钱乙补肺阿胶散用之，非取其补肺，取其清热降气，邪去则肺安矣。汤剂中用多亦作吐，崔氏方用以吐蛊，取其根也。

牵牛子《别录》下品

一名黑丑，一名白丑。碾取头末用，或炒用。[批 牵牛

生用，迅速直下，驱邪疾走不停，有病则病当之，所谓有故而陨若无陨也。熟用则性缓流连，恐反伤正气矣。〕

味苦，气寒，有毒。下气逐痰，行水消肿，利大、小二便，能泻脾胃之气。色黑者属水，白者属金。若非病形与症俱实而不胀满、不便秘者，切勿轻用。盖用少则动大便，用多则泄下如水矣。故病在血分及脾胃虚弱而痞满者，不可以此取快一时也。时珍云：一宗室夫人，年近六十。素苦肠结，旬日一行，甚于生产。服养血润燥药则泥膈不快，服消、黄通利药则若罔知，如此三十余年矣。时珍诊其人，奉养膏粱，体肥而多忧郁，日吐酸痰碗许乃胸宽，又常多火病。此盖三焦之气壅滞，有升无降，津液皆化痰饮，不能下润大肠，非血燥比也。故用润剂反滞膈，用消、黄徒入血分，不能通气，俱为痰阻而无效也。乃用牵牛末皂荚膏丸，服即便通，自后肠结，一服就润，并不妨食，精神清爽。**盖牵牛能走气分，达三焦**，气顺则痰去，饮消上下通快矣。外甥柳乔素多酒色，病下极处胀痛，二便闭，不能坐卧，立哭呻吟七昼夜。医用通利药，并不效。予思此乃湿热之邪在于精道，壅胀隧路，故病二阴之间，前阻小便，后阻大便，病不在大肠、膀胱也。因用楝实、茴香、穿山甲等药，入牵牛加倍，水煎。一服顿减，三服遂平。牵牛能**达右肾命门，走精隧**。人所未晓，惟东垣李明之解此，故明之治下焦阳虚，天真丹用牵牛，以盐水炒黑，入佐沉香、杜仲、补骨脂、官桂诸药，**深得**

补泻兼施之妙。[批 病不单来，揉杂而至。邪之所凑，其气必虚。病有牵搭者，药亦补泻兼施才得对症。] 方见《医学发明》。东垣治脾湿太过，通身浮肿，喘不得卧，腹如鼓，海金沙散亦以牵牛为君。则东垣未尝弃牵牛不用，**但贵用之得当耳**。东圃曰：毒药疗病，顷刻奏功，**去邪即是养正**。若畏首掣尾，反坐失机宜。戴人谓养生与攻疴本自不同，今人以补剂疗病，宜乎不效。此语当深维之。

秘传锭子药 专治小儿肺风痰喘，惊搐，发瘄滚痰。[批 初起实症，发热、痰喘、抽搐者，用之立应，下痰自愈。若虚症及久病与泻者，虽痰喘不可用。]

黑丑头末四两　礞石消煅二两五钱　玄明粉提净，味淡者二两　大黄不见火一两五钱　四味各取细末，用炼蜜和成锭。二三岁儿服五分，七八岁儿服八分，白汤调下。

紫葳《本经》中品

一名凌霄花。

花及根甘酸，茎叶带苦，气俱寒，手、足厥阴经药。行血分，能去血中伏火。故主产乳崩漏诸疾，及血热生风之症。

瓜蒌《本经》中品

一名瓜蒌实。根名天花粉。

味甘，气寒。润肺降火，下气清痰。除喘嗽，止消渴，散乳痈，利大肠秘结。仲景治胸痹，痛引心背，咳唾喘息及结胸满痹。然仁多油润，若便溏者用之易于滑泄。

如胃弱者，宜去油取霜用。

天花粉

味甘，气寒，入手太阴、足阳明。**能引津液上行**而止渴，清膈上之热，除燥火之嗽，通乳汁，消痈肿初起，热狂时疾尤宜用之。澄粉食，大益虚热之人。[批 清浦天花粉，制成玉露霜甚美。]

葛根《本经》中品

花，解酒。

味甘，气平而质轻，入阳明经。引胃气上行，生津止渴，清肌热，散表邪，解酒伤。发痘疹之难出，若斑痘已见红点，不可用葛根升麻汤。恐表虚，反增斑烂。

天门冬《本经》上品

根，去心用。

味苦，气平。润燥滋阴，清金降火。**益水之上源，故能下通肾气**。治劳伤咳嗽吐血，清痰止渴。若手太阴、足少阴经营卫枯涸，宜以湿剂润之。天门冬与麦门冬、生地黄、熟地黄同煎，**为固本膏**。又与人参、五味子、枸杞子同为生脉之剂。但脾胃虚寒人不宜用，以其性寒而润，恐滞膈，又易滑肠也。

百部《别录》中品

取根，去心用。一窠八十三条者，号地仙苗。若修事饵之，可千岁也。

味苦微甘，气平。与天门冬为类，多汁性润。故治肺病，杀三虫。虚热咳嗽吐血宜之，但多服恐滑肠。《纲目》言气温，治寒嗽，与天门冬各异，其说似误。

何首乌《开宝》

[批 若获九数者能仙。]

赤、白二种，赤者雄，白者雌。采根，乘湿以布拭净，竹刀刮去粗皮，米泔浸一宿，切片。赤、白各一斤，用黑豆三斗，每次取三升三合三勺，水泡过。砂锅内铺豆一层，首乌一层，重重铺盖蒸之。豆熟拣去豆，将首乌晒干，再以豆蒸。如此九次，[批 凡蒸晒九次者，取纯阳之数。] 木杵臼捣之。忌铁器。凡服，忌诸血、无鳞鱼、萝卜、蒜、葱。

味苦涩，气微温。白入气分，赤入血分，俱补肝、肾二经，**为滋益要药**。能收敛精气，养荣血，健筋骨，强腰膝，乌须发。**不寒不燥，功在地黄、天门冬之上**，盖取其**充和气血**，则虚风痛肿痔疟**诸疾皆自愈矣**。

萆薢《别录》中品

一名竹木。用根。川产为胜。

味苦，气平。治真元不足，下焦虚弱①，腰脚痹软，

---

① 弱：《纲目·草部·蔓草类》卷十八引杨倓《杨氏家藏方》作"寒"。

频欲小便，白浊如膏，有萆薢分清饮。凡人小便频数无度，溺时茎内痛不可忍者，此疾必先大肠①秘热不通，水液只就小肠，大肠愈加干竭，甚则浑身热，心躁思凉水，如是即重症也。[批 萆薢益下焦肝肾，清阴分之热。《纲目》言补下焦虚寒，与后文治症不合。今改"寒"字为"弱"字，便文之义一贯。"大腑"改"大肠"，更明白。] 盖因贪于酒色，积有热毒、腐物、瘀血之类，随虚水入于小肠，故溺时作痛。不饮酒者，必常嗜辛热荤腻之物，又因色伤，以致小便频数而痛，与淋症涩而痛者不同。宜用萆薢一两，水浸少时，以盐半两同炒，去盐为末。每服二钱，水一盏煎八分，和滓服之。使水道转入大肠及以葱汤频洗谷道，令气通则小便数与痛皆减也。

土茯苓 《纲目》

一名仙遗粮，一名冷饭团。用根，忌苦茗。

味甘淡，气平。**专治杨梅疮毒**。时珍曰：古方不载此疮，亦无病者。近时起于岭表，传及四方。盖岭表风土卑炎，岚障熏蒸，饮啖辛热，男女淫欲，湿热之邪积蓄既深，发为毒疮。遂致互相传染，自南而北，遍及海宇，**然皆淫邪者病之**。类有数种，治之则一。其症多属厥阴、阳明二经，而兼乎他经。邪之所在，则先发出。如兼太阴、少阴，即发于咽喉；兼太阳、少阳，则发于头耳之类。**盖**

---

① 大肠：《纲目·草部·蔓草类》卷十八引杨子建《万全护命方》作"大腑"。

相火寄于厥阴，肌肉属于阳明故也。医用轻粉、银朱劫剂，五七日即愈。盖水银性走而不守，加以盐矾，升为轻粉。银朱其性燥烈，善逐痰涎。涎乃脾液，此物入胃，气归阳明。故涎被劫，随火上升，从喉颊齿缝间出，疮即干痿而愈。若服之过剂及不得法，**则毒气窜入经络筋骨之间，莫之能出**。痰涎既出，血液耗涸，筋失所养，营卫不从，变为筋骨挛痛，发为痈毒疳漏，久则生虫为癣，手足皲裂，遂成废痼。惟土茯苓气平，味甘而淡，为阳明本药，能健脾胃，去风湿。**脾胃健则营卫从，风湿去则筋骨利**，故诸症多愈。此古人未言之妙理。今医家有搜风解毒汤治杨梅疮，不犯轻粉。病轻者月余，浅者半月即愈。服轻粉药，筋骨挛痛，瘫痪不能动履者，服之亦效。其方用土茯苓一两，薏苡仁、金银花、防风、木瓜、木通、白鲜皮各五分，皂荚子四分，气虚加人参七分，血虚加当归七分。水二大碗煎饮，一日三服。惟忌茶及牛羊、鸡鹅、鱼肉、烧酒、浊面、房劳，**盖秘方也**。

白敛 《本经》下品

用根。

味苦，气平。生取根捣，敷痈痛有效。治风及金疮面药方多用之，往往与白及相须而用。

山豆根 《开宝》

味苦，气寒。用少许含之咽汁，解咽喉肿毒。[批 或入煎，或为散，吹之亦可。]

威灵仙《开宝》

用根。

味辛咸，气温。辛泄气，咸泄水。救风湿痰饮之病，气壮者服之有捷效。其性好走，**去诸风，通十二经络，为治痛风要药**。凡采得，闻流水声者，知其性好走也。须不闻水声者乃佳。

茜草《本经》上品

一名茹藘，一名血见愁，一名过山龙茎。用根。

味酸而带咸，色赤而气温。色赤入营，气温行滞，味酸入肝，而咸走血。手、足厥阴血分之药，**专于行血活血**。其茎名过山龙，**能通经脉**，治痛风甚效。

防己《本经》中品

味辛，气平，是**疗风水要药**。治下焦湿热作肿，泄脚气，利大小便，去膀胱热。《十剂》云通可去滞，通草、防己之属是也。

通草《本经》中品

一名木通。

味甘淡，气平，入手厥阴心包络，手、足太阳小肠、膀胱之药。上能通心清肺，治头痛，利九窍，通乳。下能泄湿热，利小便，通大肠。治遍身拘痛，盖能泄丙丁之火，则肺不受邪，能通水道。水源既清则津液自化，而诸经之湿热皆由小便泄去，故古方导赤散用之。凡气味与之同者，茯苓、泽泻、灯草、猪苓、琥珀、瞿麦、车前子之类，皆可渗湿利小便，泄其滞气也。又曰木通下行，泄小肠火，利小便治淋。**与琥珀同功，无他药可比。**［批 木通贱而琥珀贵，既有同功，岂不便易。但琥珀能化血为水，木通则不及也。］

通脱木《法象》

一名通草《纲目》。可作花卉，宛像生成。

味淡，气寒，色白体轻。入太阴肺经，**引热下降而利小便**；入阳明胃经，**通气上达而下乳汁**。其气寒降也，其味淡升也，与木通同功。　［批 升降之机迭相为用，其义当善悟之。］

钩藤《别录》下品

藤上有钩，用钩尤妙。

味甘，气微寒。平肝风，除心热，治小儿惊痫寒热，大人眩晕。时珍曰：钩藤，手、足厥阴药也。足厥阴主风，手厥阴主火。惊痫眩晕，皆肝木相火之病。钩藤通心包于肝木，风静火息则诸症自除。［批《易》曰风自火出，故风火同德。］

木莲《拾遗》

一名薜荔，一名鬼馒头。

叶，味酸，气平。治发背，干末服之，下利即愈。或研烂绞汁，和蜜饮数升，以滓敷之。宜兴县一老举人，年七十余，患发背，村中无医药，用此遂愈。

忍冬《别录》上品

[批 临冬不凋。]

一名左旋藤，一名通灵草。

花开先白后黄，故名金银花。味甘，气温。茎叶及花功用皆同。煮汁酿酒饮，补虚疗风，久服长年益寿。昔人称其治风除胀，解痢逐尸为要药，[批 硫黄属阳，水银属阴。忍冬能伏硫制汞，故有通灵草之称，其治尸注亦可推矣。]五种尸注，是身中尸鬼，引接外邪也。有游走皮肤，洞穿脏腑，每发刺痛，变动不常者，为飞尸；附骨入肉，攻击血脉，每发不可见尸，闻哀哭便作者，为遁尸；淫跃四末，不知痛所，每发恍惚，得风雪便作者，为风尸；缠结脏腑，中引心胁，每发绞切，过寒冷便作者，为沉尸；举身沉重，精神错杂，尝觉昏废，每逢节气大作者，为尸注。而后世不复知用。后世称其消肿散毒，治疟为要药，而昔人并未言及。乃知古今之用不同，而其理必归于一也。[批《纲目》言乃如古今之理，万变不同，未可一辄论也。文义似有碍，今改甚妙。]按：陈自明《外科精要》云：忍冬酒治痈疽发背，初发便服，其效甚奇，胜于红内消也。[批 金银花熬膏，治痘后余毒。]东圃曰：合古今而观之，当知善用之法矣。夫诸疮肿毒，皆因气血不能宣通，壅滞于肉腠之间，酿成脓血，肿胀而痛。忍冬延蔓上行，**得天道左旋之令，能助气血充周而通行于经脉之间**。故可治风除胀，消肿解毒，而疟痢咸宜。[批 人身之气与天地之气，皆主左升右降。]盖疟乃邪缠经络，营卫不和而致病。痢乃邪缠肠胃，气血结滞而作楚。疮毒乃营气不从卫气而行，逆于肉理，以生痈肿，[批 气滞于肠中则胀，气滞于肉内则肿。] 金银花亦系藤缠，但得左旋之机，**能使逆者顺、滞者行**。花白转黄，亦似**气血变化之义，故令营卫谐和则表里通畅**。[批 以调和营卫二字贯串所治诸症，恰当不易。解毒字义精确，□卫气而行四字便□。] 若风寒暑湿外触之邪，喜怒忧思内情之感，与夫饮食跌闪，不内外因，种种乖和，久而不解，**流连经络，无一非毒，何在不可用忍冬耶**？[批 详晰治毒法，甚该广。] 凡人之情，贵远贱近，以此为易得之草而忽之。谁知至贱之中，乃有殊常之效乎。

清风藤 《图经》

生台州天台山中。其苗蔓延木上，四时常青。土人采茎用。[批 今谓海风藤，蒸酒治风疾，以出南海者为胜。]

气味缺。治风湿流注历节，鹤膝麻痹。酒浸蒸饮之。

藤黄 《海药》

番人以刀砍树脂滴下，次年收之。今画家所用，皆经煎炼成者，舐①之麻人。

味酸涩，有毒。治蚛牙②蛀齿，点之便落。《本草纲目》未经载方，惟黎洞丹以此和丸。

---

① 舐：原作"甜"，据《纲·草部·蔓草类》卷十八及文意改。
② 蚛（zhòng 仲）牙：病证名。虫牙的别称。蚛，虫咬。

秘传黎洞丹 ［批 此方从蛮洞得来。］治跌打肿痛，疮毒初起，内服外涂。

西牛黄三分　麝香二分　阿魏一钱　广内七二钱　孩儿茶二钱　乳香二钱　血竭二钱　朱砂五分　冰片二分　甘草三钱　天竺黄二钱　大黄二钱

藤黄一块，滚水化开捣和，每丸重三分，阴干。好酒磨服。外涂，或醋或酒磨皆可。

水草类

泽泻 《本经》上品

用根。

味淡，气平。气味俱薄。淡能渗泄，所以利水而泄下。脾胃有湿热，则头重目昏耳鸣。泽泻去湿，则热亦随去，脾土得令，清阳上行，而天气明爽矣。故泽泻有养五脏、益气力、治头旋、聪明耳目之功。若久服，则降令太过，清气不升，真阴潜耗，安得不目昏耶？仲景地黄丸用之，欲其泻膀胱之邪耳。古人用补药必兼去邪，**邪去则补药得力**。一开一阖，乃玄妙之机。后世不知此理，专一于补，所以久服必致偏胜之害也。

羊蹄 《本经》下品

用根。

味苦，气寒。**治癣**，采新者，醋磨涂之，速效。喉痹不语，醋磨服，吐痰涎自愈。

菖蒲《本经》上品

石上生者，根条嫩黄紧硬，节稠，一寸九节者真。忌犯铁器，令人吐。

味辛，气温。开心通窍，出音声，和血脉，治风痹。《纲目》甚载其久服得效之功。《臞仙神隐书》云：石菖蒲置一盆于几上，夜间观书，则收烟，无害目之患。或置星露之下，至旦，取叶下露水洗目，大能明视，久则白昼见星。端午日，用之服酒尤妙。杨士瀛曰：下痢噤口虽是脾虚，亦热气闭隔心胸所致。俗用木香失之温，用山药失之闭，惟参苓白术散加石菖蒲、粳米饮调下。或用参、苓、石莲肉少加菖蒲，服之胸次一开，自然思食。

香蒲《本经》上品

花上黄粉名蒲黄。

味甘，气平。破血消肿。生用补血，炒用止血。手足厥阴血分药也，故能治血治痛。生则能行，熟则能止。与五灵脂同用，能治一切心腹痛，详见禽部寒号虫下。按：许叔微《本事方》云：有士人妻，舌忽胀满口，不能出声。一叟以蒲黄频掺，比晓乃愈。又《芝隐方》云：宋度宗一夜忽舌肿满口，御医用蒲黄、干姜末等分，干掺而愈，**则蒲黄之凉血活血可证矣**。盖舌乃心之外候，而手厥阴相火乃心之臣使，得干姜是阴阳相济也。

水萍《本经》中品

紫背浮萍，七月采，拣净，以竹筛摊晒，下置水一盆映之即易干。

味辛，气寒。其性轻浮，入肺经，达皮肤，发扬邪汗，胜于麻黄。[批 苏颂曰：时行热病亦堪发汗，可见浮萍性寒，发热病之汗，麻黄性热，发伤寒之汗。《纲目》发明下载浮萍与麻黄、桂、附，四物同用发汗，每服一钱。余观此方虽用浮萍为君，而内有麻黄、桂、附，恐未必宜于热病之发汗。如云治恶疾疠疮遍身者，浓煎汁浴半日多效，于洗则庶几可用耳。] 宋时东京开河掘得石碑，梵书大篆一诗，无能晓者，林灵素逐字辨译，乃是治中风方，名去风丹也。诗云："天生灵草无根干，不在山间不在岸。始因飞絮逐东风，汎①梗青青飘水面。神仙一味去沉疴，采得须在七月半。选甚瘫风与大风，些小微风都不算。豆淋酒化服三丸，铁镤头上也出汗。"其法以紫色浮萍晒干为细末，炼蜜和丸弹子大。每服一粒，豆淋酒化下治左瘫右痪，三十六种风，偏正头风，口眼㖞斜，大风癫风，一切无名风及脚气，并打仆折伤及胎孕有伤。服过百丸，即为全人。此方后人易名紫萍一粒丹。

海藻《本经》中品

近海诸地采取，洗净咸味，焙干用。

味苦咸，气寒。咸能润下，寒能泄热引水，故消瘿瘤、结核、阴㿉之坚聚，而除浮肿、脚气、留饮、痰气之湿热，使邪气自小便出也。

---

① 汎：亦作"泛"，浮行水上。

昆布《别录》中品

海岛之人食之无病，北人食之皆生病，水土不宜耳。凡是海中菜皆损人，不宜多食。

味咸，气寒滑。咸能软坚，故瘿坚如石者非此不除，与海藻同功。

石草类

石斛《本经》上品

一名金钗。生山谷水旁石上。酒浸，暴干蒸。

味甘淡，气平。体轻而性降，能平胃气。治胃中虚热作呕，**为脾肾二经平补之剂**。又治囊湿精少，小便余沥，盖能摄涩液也。大概与山药、茯苓、薏苡、莲子、芡实、扁豆为类，**是为脾之肾药**。欲多服，熬膏尤宜。

骨碎补《开宝》

一名猴姜。附生木石上背阴处，引根成条，上有黄赤毛，似猢狲形。采得铜刀刮去毛，用根。

味苦，气温，足少阴经药。补折伤入骨，止牙痛及久泻痢。时珍**疗久泻诸药不效者**，以此为末入猪肾中，煨熟与食，顿住。盖肾主大小便，**久泻属肾虚**，不可专从脾胃治。《雷公炮炙论》用此方治耳鸣，耳亦肾窍。按：戴原礼云：痢后下虚，不善调养，或远行，或房劳，或外感，致两足痿软，或痛或痹，遂成痢风。宜用独活寄生汤吞虎骨四斤丸，仍以骨碎补三分之一同研取汁，酒解服之。外用杜仲、牛膝、杉木节、草薢、白芷、南星煎汤，频频熏洗，此亦从肾虚骨痿而治也。

石韦 《本经》中品

丛生石旁阴处，不闻水声及人声者良。二月采叶，阴干，去黄毛用。否则射人肺，咳不可疗。

味苦，气平。治五淋癃闭不通，利小便水道。

金星草 《嘉祐》

一名七星草。类石韦而有金星。［批 时珍曰"即石韦而有金星"，"即"字便误，今用"类"字才是。］

味苦，气寒。治丹石毒发于背及一切痈肿。以根、叶二钱半，酒一大盏煎服，取下黑汁。不惟下所服石药，兼毒去疮愈也。如不饮酒，则为末，用新汲水服，以知为度。若忧郁气血凝滞而发毒者，非所宜也。

石胡荽 《四声本草》

一名鹅不食草，俗名嗻①星草。生石缝及阴湿处。高二三寸，冬月生苗，细茎小叶，形状宛如嫩胡荽。其气辛熏不堪食，鹅亦不食之。夏开细花，黄色，结细子。极易繁衍，僻地则铺满也。

味辛而散，气温而升。能通于天，鼻与肺皆天也。故能上达头脑而治顶痛目痛，通鼻气而落息肉；内达肺经而

---

① 嗻：同"嗄"。

治齁齝①痰疟，散疮肿。**其除翳之功尤显神**妙，治目翳齁鼻。碧云散用鹅不食草解毒为君，青黛去热为佐，川芎之辛除邪为使，**升透之药也**。大抵如开锅盖法，常欲邪毒不闭，令有出路。然力小而锐，宜常嗅以聚其力。凡目中诸病皆可用之，生挼②更神。诗云"赤眼之余翳忽生，草中鹅不食为灵，塞于鼻内频频换，三日之间复旧明"。

马勃《别录》下品

生园中久腐处及湿地腐木上。夏秋采之，有大如斗者，小亦如升勺，俗呼马屁勃是也。紫色虚软，状如马肝，弹之粉出。凡用，以生布张开，将马勃于上擦之，下以盘承，取末用。

味辛，气平。其质轻虚，上焦肺经药也。能清肺热，治嗽咳、喉痹、衄血、失音诸病。李东垣治大头病咽喉不利，普济消毒饮亦用之。冬月冻肿作烂，敷之甚良。

---

① 齁齝（hōuhē 响喝）：病证名，属哮证范畴。齁与齝均因气喘时鼻息声高气粗而命名。

② 挼（ruó）：揉搓。

卷　三

谷　部

胡麻 《别录》上品

一名巨胜，一名脂麻。

子有黑、白、赤三种，炒用。味甘，气平。取油白者为胜，服食黑者为良，以其黑色通肾而能润燥也。九蒸九晒，熬捣饵之，润养五脏，充饥断谷，长生。蒸不熟食之，令人发落。钱乙治小儿痘疹变黑归肾，百祥丸用赤脂麻煎汤送下，取其解毒。而世人作糕饼糖食，为用甚广。方书用香油，乃麻油也，熬膏药必须之，烹饪亦用。若多食，则滑肠作泻。人食麻油者，汗背黏衣，皆作麻油气，于此可见其性之透利也。[批 燥则涩滞，滑则通利。麻油滑透肌窍，故膏药必用。使药气自外入内，令邪气从内拔出。麻乃心谷，肾主五液，入心为汗。百祥丸用赤脂麻汤送下，治痘疹变黑归肾，盖令其自肾仍出心经。若只言解毒，尚欠透彻。]

亚麻 《图经》

一名壁虱胡麻。

子，炒研用。

味甘，气微温。入肝益血，故治大风疮癣不可缺。

大麻《本经》上品

一名火麻，一名黄麻。

用仁，炒研。先藏地中者，食之杀人。

味甘，气平，手阳明、足太阴药也。阳明病汗多，胃热，便难，三者皆燥也，故用麻仁以通润。[批 汗多出之后则肠胃燥矣。] 黄麻皮治跌仆折伤疼痛。接骨方用之烧灰，头发灰各一两，乳香五钱为末。每服三钱，温酒下，立效。子不去壳，名麻蕡，有毒，久服之见鬼。花名麻勃，生疔肿人忌见。见之即死者，用胡麻、针砂，烛烬为末，醋和敷之。

小麦《别录》中品

时珍曰：新麦性热，陈麦平和。

味甘，气平。属火，心之谷也。夏宜食之，又能养肝气。[批 麦最宜雪，谚云"冬无雪，麦不结"。]

浮麦 即水淘浮起者，焙用。止自汗、盗汗。

麦麸 [批 麸乃麦皮也。] 醋拌炒热袋盛，熨跌仆损伤，散瘀定痛，可罨①胸腹停食胀满 [批 罨法]。凡手足风湿痹痛，寒湿脚气，互易熨之至汗出 [批 熨法]。并良人或身体疼痛，及疮疡肿烂沾溃，或小儿暑月出痘疮，溃烂不能着席睡卧者，并用夹褥盛麸，缝合藉卧 [批 簟法]。性凉而软，诚妙法也。

---

① 罨（ǎn 俺）：覆盖，敷。

面 麦磨细，罗去麸而为之。

江北多霜雪，麦花昼发，面性温，食之不渴，故宜人。江南雪少，麦花夜放，面性热，食之烦渴，故发病。西边面性凉，皆地气使然也。食面吞汉椒，食萝卜能解其毒。医方用飞罗面，取其无石末，性平易也。陈麦面水煮食之，无毒。作**蒸饼**和药，取其易消也。[批 新麦为面，食之发胀；碱水和面，食之发渴。食久损人肠胃，不可不知。碱有消减之义，故涤衣去垢，枯瘤用之。]

麦粉 味甘，气凉，是麸面洗筋，澄出浆粉，俗呼小粉。浆衣用之。万表《积善堂方》乌龙膏，治一切痈肿发背无名肿毒，初发焮热未破者，用隔年小粉，愈久者愈佳。以锅炒之，初炒如饧，久炒则干成黄黑色。冷定研末，陈米醋调成糊，熬如黑漆，瓷罐收藏。用时摊纸上，剪孔贴之，即如冰冷，疼痛立止。少顷觉痒，干亦不能动。久则肿痛自消，药力亦尽而脱落。此方屡用有效，药易而功大也。[批 近见有吸毒石，云出西洋。放毒上即吸紧不能动，拔出毒气，力尽则自脱。此石亦少，乌龙膏治状相同，多修广济，岂不便捷。]

荞麦《嘉祐》

久食动风，令人头眩，不可同黄鱼食。

味甘，气寒。为面炒熟，热水冲服。治绞肠痧痛，能炼五脏滓秽。俗言一年沉积在肠胃者，食之裹出。腹痛积泻痢疾，俱可食。

稷《别录》上品

《诗》云：黍、稷、稻、粱、禾、麻、菽、麦，此八谷也。黏者为黍可酿酒，不黏者为稷可作饭。一类二种，犹稻之有粳与糯也。苗似粟而低小有毛，结子枝而殊散，粒如粟而光滑。三月下种，五六月收，亦有七八月收者。色有赤、白、黄、黑数种，黑者禾稍高，今俗通呼为黍子，不复呼稷。北边地寒，种之有补。先诸米熟，为五谷之长，故取以供祭祀。然多食发痼疾，不可与瓜子同食，发冷病，但饮黍穰汁即瘥。又不可与附子同服。

味甘，气寒。益气补不足，解苦瓜毒。

黍《别录》中品

待暑而生，暑后乃成，肺之谷也。菰叶裹成粽食，谓之角黍。

味甘，气温。黏滞与糯米同性，功能补肺，多食作烦热，缓筋骨。

粟《别录》中品

北人谓之小米，穗大毛长粒粗者为粱，穗小毛短粒细者为粟。苗俱似茅类，有青、赤、黄、白、黑诸色。同杏仁食，令人吐泻。雁食粟，足重难飞。

味咸，气微寒。肾之谷也，肾病宜食。虚热、白浊、泄痢，皆肾病也。渗利小便，所以泄肾邪也。能清胃火，故脾胃病宜食之。

粟　奴

即粟苗成穗时生黑煤者。《圣惠方》用治小肠结涩不通，心烦闷乱，有粟奴汤。用粟奴、苦竹须、小豆叶、炙甘草各一两，灯心十寸，葱白五寸，铜钱七文，水煎服取效。

秫《别录》中品

即粱米、粟米之黏者。有赤、白、黄三色，皆可酿酒，熬糖作餈糕食。黏者为糯，不黏者为粳。

味甘，气微寒。肺之谷也，肺病宜食。能去寒热，利大肠。大肠者肺之合，肺病多作皮寒热。《千金》治肺疟方用之。《灵枢经》岐伯治阳盛阴虚，夜不得瞑，半夏汤用之。取其益阴气而利大肠也，大肠利则阳不盛矣。方见半夏条。《异苑》云：一人食鸭成癥瘕。以秫米研粉调水服，须臾烦躁，吐出一鸭雏而瘥。［批 大肠利则阳不盛，即釜底抽薪法。此句当通看。如大黄、石膏、牵牛、芒硝皆利于肠而清热降火，勿只泥着在秫上看。］

粳《别录》中品

［批 粳，音庚。］

谷稻之总名，有早、中、晚三收。粳者硬也，入解热药以晚粳为良。

味甘，气平。天生五谷，所以养人，得之则生，不得则死。惟此谷得天地中和之气，同造化生育之功，故非他物可比。入药之功在所略耳。张仲景白虎汤用之入肺，以味甘为阳明之经，色白为西方之象，而气寒入手太阴也。少阴证，桃花汤用之，以补正气。竹叶石膏汤用之，以益不足。

淅二泔[1] ［批 淅，音锡。］

洗米汁第二次者，清而可用。

味甘，气寒。戴原礼曰：风热赤眼，以淅二泔，睡时冷调洗肝散、菊花散之类服之。

籼《纲目》

［批 籼，音仙。］

似粳而粒小，始自闽人，得种于占城国。朱真宗遣使就闽，取三万斛分给诸道为种，故今各处皆有之。高仰处俱可种，其熟最早，六七月可收。品类亦多，有赤、白二色，与粳大同小异。

饭《拾遗》

诸谷皆可为之。

孙思邈云：常食干粳饭，令人不噎。张洁古枳术丸用荷叶裹烧饭为丸，盖荷之为物，色青中空，象乎震卦。风木在人为足少阳胆，同手少阳三焦为生化万物之根蒂。用此物以成其化，胃气何由不上升乎？更以烧饭和药，与白术协力滋养谷气，令胃厚不致再伤也。韩懋云：东南人不

---

① 淅二泔：原作“淅泔”，据《纲目·谷部》卷二十二改。

识北方炊饭无甑，类乎为烧，如烧菜之意，遂讹以荷叶包饭，入灰火中烧煨，虽丹溪亦未尝辨。盖用新荷叶煮汤，入粳米造饭，气味亦全也。凡粳米造饭，用荷叶汤者宽中，芥叶汤者豁痰，紫苏汤者行气解肌，薄荷汤者去热，淡竹叶汤者辟暑，皆可类推也。

粥 《拾遗》

一名糜。糜者，烂也。

张仲景治伤寒法，服桂枝汤已，须臾饮热稀粥一升余，以助药力。温覆令一时许，遍身漐漐微似有汗者佳，不可令如水流漓。可见病伤寒者未尝禁食，而俗语云饿不杀伤寒，竟绝其谷气，殊大谬矣！东圃按：仲景云谷入于胃，脉道乃行；水入于经，其血乃成。汗者，本乎水谷之精气也。人以水谷入胃，熏蒸津液以资生，挤泌糟粕渣滓而出于二便。日用之际，有谷不可无水，有水不可无谷，是以谓之饮食。然各随己之量，而因时以节度。故不可失时而饥渴，亦不可纵口而过伤，过与不及皆致成病。

若在病中，饮食尤宜善调。一须病人自己量腹而节所受，一须调理病者之人善为体贴而予之得当。若不当饮食而强进则非惟无益而有损。当进而不进，则胃无取资而中气益虚。予见近时人禀益薄，即微有感冒，多因劳伤里虚而致。每见人俱谓停食外感，不拘四时，辄号伤寒，无分老少，皆为禁食。遂令轻病日重，重病就危，乃求益于参、术，而仍不讲饮食调理之法，以致夭其天年，岂不可叹。要知外受风寒、内停饮食而病者，谓之两感。其人必身热无汗，不大便，或胸满腹胀。伤食必恶食，若不恶食而思食者，虽有外邪，即不大便，亦未可竟为绝粒。但以糜粥养之，所谓大气一转，邪气乃散也。［批《纲目》载吴子野劝食白粥，能推陈致新，利膈益胃。］罗天益《宝鉴》云：粳粟米粥气薄味淡，阳中之阴也，所以淡渗下行，能利小便。韩懋《医通》云：一人病淋，素不服药。予令专啖粟米粥，绝去他味。旬余减，月余痊。此五谷治病之理也。张来《粥记》云：每晨起食粥一大碗，空腹胃虚，谷气便作所补，不细又极柔腻，与肠胃相得，最为饮食之妙诀。大抵养生求安乐，亦无深远难知之理，不过寝食之间耳。古方用药物、粳、粟、粱米作粥，治病甚多，今取其可常食者集于下以备参考云。［批 苏东坡云：饮食有三化。一火化，二齿化，三气化。糜粥得火化之功，不费齿嚼，尤不费气化之力矣。］

赤小豆粥	利小便，消水肿，脚气，辟邪疠
绿豆粥	解热毒，止烦渴
薏苡仁粥	除温热，利肠胃
莲子粉粥	健脾胃，止泻痢
芡实粉粥	固精气，明耳目
薯蓣粥	补肾精，固肠胃
百合粉粥	润肺调中
萝卜粥	消食利膈
油菜粥	调中下气

芹菜粥	去伏热，利大小肠
芥菜粥	豁痰辟恶
葱豉粥	发汗解肌
茯苓粉粥	清上实下
松子仁粥	调心肺，调大肠
韭菜粥	温中暖下
薤白粥	治老人冷痢
生姜粥	温中辟恶
花椒粥	辟瘴御寒
茴香粥	和胃治疝
竹叶汤粥	止渴清心
苏子麻仁粥	滋大肠，润秘结
鲤鱼汤粥	消水肿
牛乳粥	补虚羸

东圃曰：谷入于胃，五脏六腑皆受其气以养之。饭耐饥而缓于运化，粥易消而速于流行。故以药入粥相引，同行于熟由之径，如置邮传命①也。且惮烦服药者，用此无苦口之难，而得暗助之力，虽烦不厌，诚良法耳。［批 用苏子、麻仁各数钱，炒研袋盛，煮粥。治老人、虚人、产妇血燥肠枯，大便秘结者。］

① 置邮传命：原意指用车马传递文书等信息。此处指以粥引药，使药快速显效。出《孟子·公孙丑上》："德之流行，速于置邮而传命。"

陈仓米

新时之气味俱尽，煮汁不浑，故冲淡可以养胃。煮汁煎药，取其调肠胃、利小便、去湿热之功也。《千金方》治洞注下利，炒此米研末饮服，亦此义也。

薏苡仁 《本经》上品

味甘，气微寒，阳明经药。健脾益胃，虚则补其母，故肺痿肺痈用之。筋骨病以治阳明为本，故拘挛筋急风痹用之。上能胜水除泄，故泄痢水肿用之。痘后回浆，毒后收脓长肉，俱为要药。[批 茎叶即葡芦也。用根捣汁，生白酒或滚水冲，空心服。治小儿尿白如米泔有效。]

罂子粟 《开宝》

用壳。

味酸涩，气微寒。泄泻下痢既久，气散不固，而肠滑肛脱、咳嗽、诸痛既久，气散不收，而肺胀痛剧，俱宜此饮涩之。或同四君子药配用，不致闭胃妨食而获奇效。《易简方》云：粟壳治痢如神，但性紧涩，多令呕逆。若醋制，加乌梅同用则得法矣。初病不可用。

阿芙蓉 《纲目》

一名鸦片。

罂粟结青苞时，午后以大针刺外面绿皮，勿损里面硬皮，或三五处。次早津出，竹刀刮收，入瓷器阴干用。

味酸涩，气温，微毒。治泻痢脱肛不止，能涩丈夫精气。《医鉴》载一粒金丹，用真阿芙蓉一分，粳米饭捣作三丸，不可多服。忌醋，令人肠断。能治风瘫、疟痢、咳喘、疝、噎、血崩诸症。[批《易简方》云粟壳宜用醋制，《医鉴》云忌醋，甚至肠断之语。两不相符，未审何故。]

黑大豆 《本经》中品

服蓖麻子忌炒豆，犯之胀满至死。服厚朴亦忌之，动气也。

味甘，气平。久服令人身重。豆乃肾谷，形类肾而色黑，故能治水，消肿下气，制风热而活血解毒。陶华以黑豆入盐煮，常食能引入肾经而补肾。黑豆加甘草，解百药毒。豆淋酒，治产后百病，或血热，觉有余血水气，或中风困笃，或背强口噤，或烦热瘈疭口渴，或身与头皆肿，或身痒呕逆直视，或手足顽痹，头旋眼眩，此皆虚热中风也。用大黑豆三升，熬熟至微烟出，入瓶中，以酒五升沃入，经一日以上。服酒一升，温覆令少汗出身润，即愈。口噤者加独活半斤，微微搥碎，同沃之。产后宜常服以防风气，又消结血。

大豆黄卷 《本经》中品

黑大豆为蘖，芽生五寸长，干之名为黄卷，服食所须。

味甘，气平。除胃中积热，消水病胀满，古方产妇药中多用之。

黄大豆《食鉴》

大豆有黑、青、黄、白、斑数色，惟黑者入药。黄白豆炒食作腐，造酱榨油，盛为时用。

味甘，气温。利大肠，消水胀肿毒。研末，熟水和涂痘后痈。

赤小豆《本经》中品

紧小赤黯色者入药，稍大而鲜红、淡红色者不治病。

味甘酸，气平。心之谷也。其性下行，通乎小肠，能入阴分，治有形之病，故行津液，利小便，消肿胀。治吐痢肠澼，解酒病，除寒热痈肿，排脓散血。通乳汁，下胞衣，疗产难，皆病之有形者。久服则降令太过，津血渗泄，所以令人肌瘦身重。其吹鼻，瓜蒂散及辟瘟疫用之，取其通气除湿散热也。治一切痈疽疮疥及赤肿，不拘善恶，水调涂之无不愈。但性黏，干则难揭，入苧根末即不黏。

绿豆《开宝》

味甘肉，气平皮、寒。解金石、砒霜、草木诸毒。连皮生研，水服。有人服附子酒多，头肿如斗，唇裂血流，急嚼绿豆、黑豆各数合，并煎汤饮乃解。

蚕豆《食物》

豆荚状如老蚕，蚕时始熟。

味甘微辛，气平。《积善堂方》言一女子误吞针入腹，诸医不能治。一人令将蚕豆同韭菜食之，针自大便同出。其性之利脏腑，于此可见。

豇豆《纲目》

与诸疾无禁，但水肿忌补肾，不宜多食。

味甘咸，气平。豆子微曲，如人肾形。豆为肾谷，而此尤胜。昔卢廉夫教人补肾气，每日空心，煮豇豆，入少盐食之。

扁豆《别录》

炒熟用。

味甘，气平。其子充实腥香，白而微黄。脾之谷也，入太阴气分。通利三焦，能升清降浊，故专治中宫之病，消暑除湿而解酒毒，止口渴，治呕吐泻痢。[批 凡健脾开胃之药，非香燥则辛温，独扁豆冲和而能清热健脾，与石斛相类，而更多消暑之功。]

刀豆《纲目》

酱食、蜜煎皆佳。

味甘，气平。有人病后呃逆不止，声闻邻家。或令取刀豆子，烧存性，白汤调服二钱即止，取其下气归原而逆自止也。

大豆豉《别录》中品

诸大豆皆可为豉，黑豆者入药。有淡豉、咸豉，治病多用淡豉。造淡豉法：用黑大豆二三斗，六月内淘净，水浸一宿，沥干蒸熟，取出摊席上，候微温蒿覆，每三日一看。候黄衣上遍，不可太过。取晒簸净，水拌干湿得所，以汁出指间为准。安瓮中筑实，桑叶盖厚三寸，密封泥。晒七日取出，曝一时，又以木拌入瓮。如此七次，再蒸过摊去火气，瓮收筑封即成矣。

淡豉味苦，气寒。江西人善作豉，凡得时气，服葱豉汤，取汗便瘥。黑豆性平，作豉则温。既经蒸罯，能升能散。得葱发汗，得盐能吐，得酒治风，得薤治痢，得蒜止血，炒熟止汗。

豆腐 《日用》

造法始于汉淮南王刘安。凡黑豆、黄豆、白豆、泥豆、豌豆、绿豆，皆可为之。用水浸，硙①碎去滓，煎成以盐卤汁，或山矾叶，或酸浆醋淀，就釜收之。又有入缸内以石膏末收者。大抵得咸苦酸辛之物，皆可收敛尔。其面上凝结者，揭取晾干，名豆腐皮，入馔甚佳。

味甘咸，气微寒，有小毒。发肾气、疮疥、头风，杏仁可解。按《延寿书》云：有人好食豆腐，中毒，医不能治。作腐家言莱菔入汤中则腐不成，遂以莱菔汤下药而愈。大抵暑月恐人有汗，犹宜慎之。东圃曰：所在皆有，多以黄豆为之。豆属肾脏之谷，黄得脾土之色，造酿成

---

① 硙（wèi 为）：切磨；磨碎。

腐，大抵能和脾胃。而豆本有油，食之能果腹而润脏腑，今为日用所需，而素食尤不可缺。然多食滑肠，煮老泥膈，不可不知。[批 灸疮收疤时勿食腐衣，食之起皮不止，东圃亲试之。]

神皇豆

出交趾云南。色黄有荚，中圆而两头微尖，累累相连，去壳则仁如含豆之状。

味苦，气寒。专主稀痘，小儿未出痘者。遇春秋二分、冬夏二至、逢节，将豆粒半阴阳瓦焙熟，又将生豆粒半同捣烂。白滚水调服之，出痘必稀。[批 水调点赤眼亦效。]

神曲《药性论》

五月五日、六月六日或三伏日，用白面百斤，青蒿自然汁三升，赤小豆末、杏仁泥各三升，苍耳自然汁、野蓼自然汁各三升，以配白虎、青龙、朱雀、玄武、勾陈、螣蛇六种。用汁和面豆，杏仁作饼，麻叶或楮叶包罯如造酱黄法，待生黄衣，晒收之。

味甘辛，气温。助脾胃蕴酿之力，能化宿食积滞，消癥结，健脾暖胃。治泻痢，凡理脾胃药，宜以此和丸。

红曲 丹溪《补遗》

用白粳米一石五斗，水淘浸一宿作饭，分作十五处，入曲母三斤，搓①揉令匀，并作一处，以帛密覆。次日日中，又作三堆。过一时分作五堆，再一时合作一堆，又过一时分作十五堆，如此数次。第三日用大桶新汲水，以竹箩盛曲，作五六分。蘸湿，完又作一堆，如前法作一次。第四日如前又蘸。若曲半沉半浮，再依前法作一次。又蘸，若尽浮则成矣，取出日干收之。其米过心者，谓之生黄，入酒及酢醢中，鲜红可爱。未过者不堪入药，陈久者良。

味甘，气温。凡人水谷入胃，受中焦湿热熏蒸，游溢精气，白化为红，散布脏腑经络，是为营血，此造化自然之妙也。造红曲者，以白米饭受湿热郁蒸变成红色，久亦不渝，乃人窥造化之巧也。故有治脾胃营血之功，得同气相求之理，而消食活血，健脾治痢为要药也。［批 治女人血气痛，打仆伤损。酿酒活血，行药势。］

蘖米《别录》中品

一名谷芽。粳米者良，炒熟用。

味甘，气温。米为饱腹养生之资，谷则包含充实全力，而芽具萌动发生之机。故能醒运脾胃，助益生气，以消虚胀而不损真元。汤剂中加而用之，比之麦芽尤纯，而作饮代茶常服，更能启脾进食。［批 谷芽入药煎过，不可倾泼在地上。恐犯抛弃五谷之戒，仍当与鸡食之。］

---

① 搓：原作"搓"，据文意及《纲目·谷部·造酿类》卷二十五改。

秫麦蘖

一名麦芽。

味咸，气温。麦芽、神曲二药并用，助胃气以腐熟水谷。虚人中膈停滞，用之能消导米面诸果食积。观造饧者用之，可以类推矣。但有积者能消化，无积而久服则消人元气也。若胃虚人有积滞而又欲常服者，同白术、茯苓消补并用则无害矣。产妇无子吮乳，则乳房作胀而发寒热。用麦芽二两，炒碾末，每服五钱，白汤调下。

饴糖 《别录》上品

一名饧糖音句。

东圃曰：饴糖古作汤剂，仲景建中汤用之，今只供食品，而方药罕用。予每以此疗病，有殊功。是物用麦芽同诸米煎成，去渣取汁，块然成形而入口即化。味甘补脾，气温和中。凡病胃弱，食物难消，而又饥虚腹馁者，食此不费运化之力而有填补之功，所谓建中也。《经》云"脾欲缓，急食甘以缓之"。如腹中急痛者，宜倍用甘草。胶饴之号建中，亦此义也。凡虚火咳嗽者，频食少许，润肺养胃，降火消痰。宜同豆腐浆蒸化，频进甚良。齿落之人可以颐老。脱力伤饥，腹中急痛，未便饱食，啖此甚妙。惟小儿多食损齿，新产妇及痘瘄后忌之。〔批 蛔虫腹痛者忌食。〕

醋 《别录》下品

一名苦酒。

味酸苦，气温。调药外敷，消痈肿。治产后血晕，房中当烧炭赤沃醋，频臭其气为佳。酸益血，能收敛肺气，定晕醒胃辟秽也。[批 伤寒时症狂烦者，用铁秤锤烧红，醋沃之，时闻其气。]

酒 《别录》中品

味苦甘辛，气大热，有毒。主行药势，通血脉。大寒凝海，惟酒不冰，性热独冠群物也。少饮则和血行气，壮神御寒，消愁遣兴。[批 杭州白酒乃石灰汤也，饮之不特，肚胀而舌燥口苦，最为害人。]盖酒者熟谷之液，其气上行，剽悍滑利，不入于脉。循皮肤之中，分肉之间，熏于膜肓，散于胸腹。其汁下行，故先小便后谷而入，先谷而液出也。惟饮之得宜，则取其蕴酿水谷，有补助之力。饮之过量，则湿热留滞，生痰动火，损胃亡精而伤神耗血矣。故轻者肠红痔疝，[批 新绍兴酒最发火动，肠红痔疾。]重者酒痨酒疸，致殒身命，其祸岂浅鲜哉。[批 饮冷酒者成积，嗜醇酒厚味者，多生发背恶毒。]凡伤酒者，以葛根解之，枳椇子煎汤频饮，大解酒毒。

烧酒 《纲目》

一名火酒。

盐冷水、绿豆粉能解其毒。

味辛甘，气大热，纯阳毒物也。面有细花者为真，与火同性，得火即燃，同乎焰消。北人四时饮之，南人只暑月饮之。其味辛甘，升阳发散。其气燥热，胜湿去寒，故能开怫郁而消沉积，通噎膈而散痰饮，止泻疟而定冷痛。与姜蒜同食，令人生痔。过饮不节，顷刻杀人。尊生者可勿慎诸。[批 蒸糟取露为烧酒，其气热，味辣而性降，能冲开胸膈郁结之气，散寒下食，但入口甚寡。一方用天麦冬、生熟地、人参、枸杞、黑枣、龙眼，以烧酒浸，日饮甚妙。]

糟 《纲目》

糯、秫、黍、麦，皆可蒸酿酒醋，熬煎饧饴，化成糟粕。酒糟须用腊月及清明、重阳造者，沥干入少盐收之。藏物不败，揉物能软。若榨干者无味矣。醋糟用三伏造者良。

酒 糟

味甘辛，气温。有曲蘖之性，能活血行经止痛，故治伤损有功。按《本事方》云：治腕折伤筋骨，痛不可忍者，用生地黄一斤，藏瓜姜糟一斤，生姜四两都炒热。布裹罨伤处，冷即易之。曾有人伤折，医令捕一生龟待用。夜梦龟传此方，试之而愈。又《类篇》所载：只用藏瓜姜糟一味，入赤小豆末，和匀罨于断伤处，以松片或白桐片夹之，不过三日即痊。

菜 部

荤辛类

韭 《别录》中品

味辛，微酸涩，气温。捣汁澄清，和童便饮之，能消胃脘瘀血。一叟病噎膈，食入即吐，胸中刺痛。取韭汁入盐、梅汁少许，细呷，得入渐加，忽吐稠涎数升而愈。此亦仲景治胸痹用薤白，皆取辛温能散胃脘痰饮恶血之义。反胃用韭汁二杯，入姜汁、牛乳各一杯，细细温服。盖韭汁消血，姜汁下气消痰和胃，牛乳能解热润燥补虚也。[批稠涎壅汙①在胃，阻碍水谷道路，气机不能升降。非但饮食少进，而药亦难容。若待消痰降痰，则费时失事。或用补脾，则愈滋胀闷。用辛香，则亦力浅无当，惟有倒仓之法最为便捷耳。]

韭子 味甘，气温。得龙骨、桑螵蛸，主精补中。盖韭乃肝之菜，入足厥阴经。肾主闭藏，肝主疏泄。《素问》曰足厥阴病则遗尿。思想无穷，入房太甚，发为筋痿及为白淫，男子随溲而下。韭子之治遗精漏泄，小便频数，女人带下者，能入厥阴，补下焦肝脏及命门之不足。命门者，藏精之府，故同治云。

葱《别录》中品

服地黄、常山者忌食葱。

气平，味辛。茎白，乃五荤之一。生辛散，熟甘温。外实中虚，肺之菜也，肺病宜食。肺主气，外应皮毛，其合阳明，故治症多属太阴、阳明，取其通气发散之功。通气，故能解毒及理血病。气者血之帅，气通则血活。金疮磕损，折伤血出，痛不止者，用葱白、沙糖等分研封之，

---

① 汙（wū 污）：污浊、肮脏的东西。

痛立止，更无痕癍。葱叶亦可。葱管吹入玉茎内，治小便不通，及转脬危急者极应。

薤 《别录》中品

韭之类也。韭叶中实而扁有剑脊，薤叶中空似细葱叶而有棱。气亦如葱，根如小蒜。五月叶青则掘之，否则肉不满也。

薤白　味辛苦，气温，质滑。《齐谐志》云：一人得天行病后，遂能大餐，每日食至一斛，五年家贫行乞。一日大饥，至一园食薤一畦，大蒜一畦，便闷极卧地。吐一物如笼，渐渐缩小。有人撮饭于上，即消成水，而病寻愈。此亦薤散结、蒜消癥之功也。薤叶光滑，露亦难伫。《千金》治肺气喘急用之，亦取滑泄之义。

蒜 《别录》下品

脚气风病人及时病后，忌食之。

味辛，气温，有小毒。温胃消谷。《南史》云：一人病已五年。褚澄诊之曰：非冷非热，当是食白瀹①鸡子过多也。取蒜一升煮食，吐出一物涎裹，视之乃鸡雏，翅足俱全。澄曰未尽也，更吐之，凡十二枚而愈。《后汉书》云：华佗见一人病噎，食不下。令取饼家蒜齑，大饮二升，立吐一蛇。病者悬蛇于车上造佗家，见壁北悬蛇数十，乃知其奇。夏子益《奇疾方》云：人头面上有光，他

---

① 瀹（yuè 越）：用汤煮。

人手近之，如火炽者，此中蛊也。用蒜汁半两和酒服之，当吐出如蛇状。观三书所载，则蒜乃吐蛊要药矣。

芸薹《唐本草》

即油菜，其子可榨油。此菜春月食之能发膝痼疾，患脚疾腰疾者不可多食。

茎叶味辛气温，捣敷游风丹肿，其验如神。捣汁服亦可。子、叶同功，能温能散，长于行血滞，破结气。故消肿散结，治产后一切心腹气血痛。诸游风丹毒，热肿疮痔，诸药咸用之。经水行后，加入四物汤服之能断产。又治小儿惊风，贴其顶囟，则引气上出也。《妇人方》治产难，歌云：黄金花结粟米实，细研酒下十五粒，灵丹功效妙如神，难产之时能救急。

白芥子《宋宝》①

辛能入肺，温能发散。利气豁痰，温中开胃，散痛消肿。《医通》云：凡老人苦于痰气喘嗽，胸满懒食，不可投燥利药，反耗真气，宜三子养亲汤治之。白芥子色白主痰，下气宽中；紫苏子色紫主气，定喘止嗽；萝卜子白种者主食，开痞降气。各微炒研，看所主为君，每剂不过三四两，用生绢袋盛入，煮汤饮之。勿煎太过，则味苦辣。若大便素实者，入蜜一匙。冬月加姜一片尤良。朱震亨曰：痰在胁下及皮里膜外，非白芥子莫能达。古方控涎丹

① 宋宝：宋《开宝本草》的省称。

用之，正此义也。东圃曰：白芥子辛辣破气，非实痰勿服。**熬膏外贴有余之症，其效殊速。**

莱菔子《唐本草》

萝卜能制面毒，多食动气渗血，生姜能制其毒。服地黄、何首乌食之则须发白。

根，味辛甘，气温。茎、叶，辛苦，下气宽中，化痰消食。《医说》云：一人病鼻衄甚危，以萝卜自然汁和无灰酒饮之即止。盖血随气运，气滞则血妄行。萝卜下气而酒导之，故愈也。有人好食豆腐中毒，医治不效。忽见卖豆腐者以萝卜汤误入锅中，遂不成腐。其人心悟，乃以萝卜汤饮之而瘳。《延寿书》载：李师逃难入石窟中，贼以烟熏之，垂死。摸得萝卜菜一束，嚼汁咽下即苏。此法备急，不可不知。

子，长于利气，生升熟降。升则吐风痰，散风寒，发疮疹。降则定痰喘咳嗽，治下痢后重，止内痛，皆利气之效。隔年萝卜在土内枯根，名地骷髅，治鼓胀用之。

生姜《别录》中品

多食积热患目。姜煎酒多食，发痔甚速。痈疮人多食则生恶肉，患瘰疬者忌食。糟姜瓶内入蝉蜕，虽老姜无筋。

味辛，气温。其用有四：制半夏、厚朴之毒；发散风寒；与枣同用，不独辛甘发散，而且温中去湿，能行脾之津液而和营卫；与芍药同用，温经散寒。孙真人云姜为呕家圣药，盖辛以散之，呕乃气逆不下，生姜行阳而散寒也。凡早行山行，宜含一块，去邪辟恶，不犯雾露清湿之气及山岚不正之邪。[批 寒呕宜姜，火呕便不可用。]凡中风、中暑、中气、中毒、中恶、干霍乱，一切卒暴之病，用生姜汁与童尿，服之立解。盖姜能开痰下气，童便降火也。又姜茶治痢，以生姜切细，和好茶一两作饮，任意呷之。姜能助阳，茶能助阴，二物皆消散恶气，调和阴阳，且解湿热酒食暑气之毒，赤白痢疾通用之。

姜皮，味辛，气凉，主消肿胀痞满，和脾胃。故用姜入药，要热则去皮，要凉则留皮。

干姜　白姜　味大辛，气大热。其用有四：通心助阳，去脏腑沉寒痼冷，散诸经之寒气，治感寒腹痛。肾中无阳，脉气欲绝，黑附子为引，水煎服之，名姜附汤。亦治中焦寒邪所伤，以辛散之也。又能补下焦，故四逆汤用之。干姜本辛，炮之稍苦，止而不移，所以能治里寒，非若附子行而不止也。理中汤用之者，以其回阳也。东垣曰：干姜炮黑为炭存性，辛辣之气已去，而黑能止血。然必须虚寒者用之耳。李杲曰：干姜生辛炮苦，阳也。生则逐寒邪而发表，炮则除胃冷而守中。多用则耗元气，辛以散之，是壮火食气故也。须以生甘草缓之，辛热以散里寒。同五味子用以温肺，同人参用以温胃。王好古云：服干姜以治中者，必僭上，不可不知。时珍曰：干姜能引血药入血分，气药入气分。又能去恶养新，有阳生阴长之意，故血虚者用之。[批 血去已多则阴损而阳亦亏。炮姜温经止血，大概入补气血药中加而用之，治病后之药也。]

胡荽《嘉祐》

一名蒝荽。用茎叶。

味辛香而上窜，气温能行。内通心肺，外达四肢，辟一切不正之气，痘疮出不快者能发之。诸疮皆属心火，营血内摄于脾。心脾之气得芳香则运行，得臭恶则壅滞，故痘疹不快，宜用胡荽酒喷之。床帐上下左右皆宜挂之，以御汗气、狐臭、天癸淫佚，一应秽恶之气。若儿虚弱及天时阴寒，用此最妙；如儿壮实及春夏晴暖，阳气发越之时，加以酒曲助虚，以火益火。胃中热炽，毒血聚蓄，则变成黑陷，不可不慎。

茴香《唐本草》

八角茴香，俗呼大茴。形如谷者名小茴。

小茴香，味辛，气平。理气开胃，治癞疝阴疼。夏月去蝇辟臭，食料宜之。

大茴香，性热，味甜。多食伤目，发疮。食料不宜过用。古方有金铃丸，用茴香二两，连皮生姜四两，同入坩器内。淹一伏时，慢火炒之。入盐一两为末，糊丸梧子大，每服三五十丸，空心盐酒下。此方本治脾胃虚弱病，然茴香得盐则引入肾经，发出邪气，肾不受邪，病自不生也。亦治小肠疝气有效。

菠薐 《嘉祐》

一名菠菜。

味甘，气冷，性滑。凡久病，大便涩滞不通及患痔漏者，宜常食菠薐、葵菜。滑以养窍，肠中腐秽自行，而无涩滞之苦矣。

苋 《本经》上品

多食动气，令人烦闷，冷中损腹。不可与鳖同食，生鳖瘕。

味甘，气冷，性利。

红苋入血分，善走。与马苋同服，能下胎。煮食易产。

马齿苋散血消肿。多年恶疮不愈，痛焮不已者，捣烂敷三两遍便瘥。

白苣 《嘉祐》

一名生菜。

产后不可食，令人寒中，小肠痛。不可共酪食，生虫蟨。白苣、苦苣、莴苣，俱不可煮烹，皆宜生按去汁，盐醋拌食，通可曰生菜。四五月食之，八月十月可再种。

味苦，气寒。解热毒，利大小肠。

莴苣 《食疗》

正二月下种，最宜肥地。叶似白苣而尖，色稍青，折之有白汁黏手。四月抽薹，高三四尺。剥皮生食，味如胡瓜，糟食亦良。江东人醃晒压实以备方物，谓之莴笋。花、子并与白苣同。

味苦，气冷，有毒。百虫不敢近，蛇虺触之，目瞑不见物。人中其毒，以姜汁解之。紫莴苣有毒，入烧炼用。和土作器，火煅如铜。《丹房鉴源》曰：莴苣用硫黄种结砂子，制朱砂。主通乳汁，利小便，杀虫蛇毒，久食昏人目。

蒲公英《唐本草》

味甘，气平。色黄属土，入阳明、太阴经。解食毒热毒，散滞气，消肿核。同忍冬藤煎汤，少入酒，治乳痈。服罢即睡，睡觉微汗，病即安矣。有擦牙乌发还少丹，用蒲公英一斤，三四月生平泽中，秋后亦有放花。带根叶取一斤洗净，勿见日，晾干，入斗子。解盐一两，香附子五钱，二味为细末，入蒲公英内淹一宿，分为十二团，用皮纸三四层，裹扎定，六一泥即蚯蚓粪如法固济，入灶内焙干。武火煅红为度，冷定取出，去泥为末。早、晚擦牙漱之，吐咽任便，久用方效。能固齿牙，壮筋骨，生肾水。年未八十者，服之须发返黑，齿落更生，至老不衰，此仙方也。

蕨《拾遗》

处处山中有之。二三月生芽，卷曲状如小儿拳。长则展开如凤尾，高三四尺。茎嫩时采取，以灰汤煮去涎滑，晒干作蔬。味甘滑，亦可醋食。根紫色，皮肉有白粉。捣烂，再三洗，澄取粉，荡皮作饺食之，色淡紫而甚滑美，饥年掘取可救荒。

味甘，气寒，性滑。能利水道，泄阳气，降而不升。弱人脚，令人睡。《搜神记》云：一甲士二月出猎，折蕨一枝食之，觉心中澹澹成疾，后吐一小蛇，悬屋前，渐干成蕨，遂明此物不可生食。

芋《别录》中品

一名蹲鸱。

芋属虽多，有水、旱二种。旱芋山地可种，水芋味胜，水田莳之。煮汁洗腻衣，白如玉。

子，味辛，气平。生则有毒，莶①不可食。性滑下石，服饵家所忌。多食难克化，滞气困脾。十月后晒干收之，冬月食不发痼疾，余时则不及也。

薯蓣《本经》上品

一名山药《衍义》。用根。

味甘而淡，气和而清。能健脾益气，化痰涎，长肌肉，补虚羸，脾之肾药也。脾虚胃弱不受厚味药补者，与石斛、薏苡仁、扁豆、莲子同用，为平补之剂。虚泻者与茯苓同用，为淡渗之剂。配参、术则补脾，配茱、地则补肾，配沙参、百合则补肺。痘后用以回浆健脾，毒后用以

---

① 莶（xiān 先）：辛味。

收脓长肉，皆不可缺也。

百合 《本经》中品

味甘，气平。宁心补肺，治虚咳，止涕泪。张仲景作百合知母汤、百合滑石代赭汤、百合鸡子汤、百合地黄汤，凡四方有病名百合者用此治之。盖百合气清味淡质重，其形瓣瓣相合，而花又夜合，故主收主降，而能敛肺气以止虚咳。心统百脉，其形下垂，百合瓣瓣内向中心，形宛似之。而味苦所以能入心安神。东圃曰：余治吐血症，以鲜者多用，煮汁入药煎服往往有效。［批 肿毒初起，用鲜百合捣烂罨之即消。］

蓏①菜类

茄 《开宝》

一名落苏，一名草鳖甲② 《补遗》。

秋月冷露茄子裂开者，阴干，烧存性，研末，水调涂，治妇人乳裂。

味甘，气寒。属土而喜降，大肠易动者忌之。老茄治乳头裂，茄根煮汤渍冻疮，折蒂烧灰治口疮，俱获奇效。王隐君《养生主论》治肿方用干茄，讳名草鳖甲。盖取其能治热也。

---

① 蓏（luǒ 裸）：草本植物的果实。《说文解字》："蓏，在木曰果，在地曰蓏。"

② 草鳖甲：出自宋元时期王珪（后世尊称其为王隐君）所著《养生主论》，非出自《本草衍义补遗》。

壶卢 《日华》

一名匏瓜。

形有长有圆，有短柄腹大者，有细腰者。状虽不同，苗、叶、皮、子性味则一，烹之可食。晒干为器，大者为瓮盎，小者为瓢樽。为要舟可以浮水，为笙可以奏乐。肤瓤可以养豕，犀瓣可以浇烛，[批 瓠中之子齿列而长，谓之瓠犀。]其利溥矣。有一种苦者，不堪啖，惟入药用。

瓤及子，味苦，气寒，有毒。治水病，面目四肢浮肿。

葫 芦

《纲目》未载其名。东圃曰：此即陶氏所称瓠，与冬瓜同类，而功则不及。苏氏谓形似越瓜，长尺余，首尾相似，夏中便熟，秋末便枯者是也。浙人以充蔬食，城乡皆为恒用。而时珍未尝鉴别，是泥于古而失于今也。至于瓠，则村野多啖，城市罕食。大概药中用者是瓠，而非葫芦。

味甘，气平，性滑。多食令人吐利，患脚气虚胀冷气者食之，永不除也。

败瓢 《纲目》

苦瓢破开，年久者佳。鲜时作蔬食，干为盛水器。

味苦，气平。治中满鼓胀，用三五年陈者一个，炭火炙热，酒浸三五次，烧存性，研末。每服三钱，酒下。

冬瓜《本经》上品

处处园圃莳之。其实生苗蔓下，大者如斗而更长，皮厚而有毛。初生正青绿，经霜则白粉，人家多藏蓄，弥年作菜果。入药须霜后取，置之经年。破出子洗燥，乃搌取仁用之。其瓤谓之瓜练，白虚如絮，可以浣练衣服。凡收瓜，忌酒、漆、麝香及糯米，触之必烂。

味甘，气微寒。其性疏利，能通小便治水胀。久病阴虚者忌食。凡患发背，一切痈疽，削一大块置疮上，热则易之，分散热毒气及摩痱子甚良。

南瓜《纲目》

处处有之。二月下种，宜沙沃地。四月生苗，引蔓甚繁。

味甘，气温。作蔬可以果腹，胃气强者食之，则能相胜而消运。盖质重滞能闭气，故多食发脚气黄疸。不可同羊肉食，令人气壅。

越瓜《开宝》

一名菜瓜。

味甘，气寒。酱、豉、糖、醋藏浸皆宜，亦可作菹①。天行病后不可食，不得与牛乳酪及鲊②同食。萧了真云：

---

① 菹（zū 租）：原作"葅"，据《证类·菜部上品》卷二十七及《纲目·菜部·蓏菜类》卷二十八改。菹，腌菜。

② 鲊（zhǎ 眨）：泛指腌制品。

菜瓜能暗人耳目，观驴马食之即眼烂可知矣。

胡瓜 《嘉祐》

隋大业四年避讳，改胡瓜为黄瓜。生熟并可食，兼蔬蓏之用，糟酱不及菜瓜。

味甘，气寒，有小毒。多食动寒热，作疟病，发疮疥，脚气虚肿。天行病后不可食。小儿忌食，滑肠生疳虫。五月取老黄瓜，切小头寸许，挖去瓤，装消满，仍盖好，悬檐下。俟消透瓜外，收磁器中。泡水洗风火眼，消肿止痒。牙疼敷患处，吐去苦涎即愈。[批 泡水洗眼，只用消，厘许。]

丝瓜 《纲目》

一名天罗《事类合璧》。

此瓜老则筋丝罗织，故有丝罗之名。经霜乃枯，可藉靴履，涤釜器。

味甘，气寒。少食润肺清热，多食滑肠。霜后干丝线瓜一个，烧存性，槐花减半，为末，每空心米饮服二钱，治肠风下血甚效。[批 便血为内溢，溢者不循行经络而满出于外也。] 盖取其性凉而筋络贯串，故能治人之阴络伤而血内溢也。[批 苦丝瓜即丝瓜中味极苦者，治肺痈神效。]

水菜类

紫菜 《食疗》

闽越海边，附石而生。大叶极薄，色正青。海滨人挼成饼状，晒干则色紫，亦石衣之属。多食令人腹痛，发气吐白沫，饮热醋少许即消。

味甘，气寒。治热气烦塞咽喉，煮汁饮之。病瘿瘤脚气者宜食。

石蓴 《拾遗》

一名石衣。

南海中附石而生，似紫菜而色青。

味甘，性寒滑。下水，利小便。李珣曰羌人用治疳疾。

石花菜 《食鉴》

生南海沙石间，高二三寸，状如珊瑚。有红、白二色，枝上有细齿。沸汤泡去砂屑，沃以姜醋，食之甚脆。一种稍粗似鸡爪者，谓鸡脚菜，味更佳。

味甘咸，气大寒，性滑。去上焦浮热，发下部虚寒。

鹿角菜 《食性》

生东南海中石崖间，长三四寸，大如铁线，分丫如鹿角状，紫黄色。土人采曝，货为海错①。以水洗醋拌，则胀起如新，味极滑美。若久浸则化如胶状，女人用以梳发，黏而不乱。

味甘，气大寒，性滑。男子不可久食。发痼疾，损腰肾经络血气，令脚冷成痹。

---

① 海错：泛指各种海产品。

芝栭类

木耳 《本经》中品

出湖广山中，他处亦有。生朽木之上，无枝叶，乃湿热余气所成。各木皆生，惟桑、柳、楮、榆、槐之耳为多。恶蛇虫，从下过者有毒。枫木上生者，食之令人笑不止。采归色变者有毒，夜视有光者、欲烂不生虫者俱有毒，并生捣冬瓜蔓汁解之。赤色及仰生者并不可食。

味甘，气平。止血疗痔。[批 痔用木耳乃是象形之治法也，或用白木耳亦可。]

柘耳，释名柘黄。治肺痈咳唾脓血腥臭，不问脓成未成。用之一两研末，同百草霜二钱，糊丸梧子大，米饮下三十丸，效甚捷。

香蕈 《日用》

出台处诸山烂木上，因湿气熏蒸而成。四时皆有，品类甚多。宋人陈仁玉著《菌谱》甚详，《纲目》载其大略。生山僻处者，有毒杀人。

味甘，气平。其性升举，发气透毒。凡疮疡溃烂者忌之，食则肌肉难敛。患胀满者亦不宜用，恐其助气也。惟欲发痘疮及胃弱不思食者，作汤取味鲜美，以引开胃口耳。

天花蕈 《日用》

一名天花菜。

出山西五台山。似松花而大，味甘，气平，色白。其香如蕈，食之甚鲜。五台多蛇，蕈感其气而生，故味虽甘美而无益。

蘑菇蕈《纲目》

出山东淮北诸处。埋桑楮诸木于土中，浇以米泔，待菇生采之。长二三寸，本小末大，白色柔软中空，状如未开玉簪花，俗名鸡腿蘑菇，谓其味如鸡也。一种状如羊肚，有蜂窠眼者名羊肚菜。

味甘，气寒，有毒，动气发病，不可多食。东圃曰：《生生编》云主益肠胃，化痰理气，恐未必然也。

果　部

五果类

李《别录》下品

一名嘉庆子。

《两京记》云：东都嘉庆坊有美李，因此称之。李类甚多，处处有之，服术人忌食。不沉水者有毒，不可食。

实，味甘酸，气微温。为肝之果，肝病宜食。张仲景治奔豚气，奔豚汤中用甘李根白皮，取其和肝也。〔批 李干生津，妇人害喜思酸者宜食。〕

杏《别录》下品

多食动宿疾。

实，味酸，气热，有小毒。为心之果，心病宜食。[批桃树接杏则大。]

核仁 味甘苦，气微温，有小毒汤泡去皮用，两仁者杀人。散结润燥，除肺中风热咳嗽。张仲景麻黄汤治伤寒上气喘逆用杏仁者，为其泻肺利气解肌也。凡索面豆粉，近杏仁则烂，故取以消食积。伤损药中用以治疮杀虫。夫杏仁下喘，治气也；桃仁疗狂，治血也。杏仁、桃仁俱治大便秘结，当分气血用之。昼则便难行，阳气也；夜则便难行，阴血也。故虚人便闭，不可通泄。脉浮者属气，用杏仁、陈皮；脉沉者属血，用桃仁、陈皮。手太阳与手太阴为表里。贲门主往来，魄门主收闭，为气之通道，故并用陈皮佐之。

巴旦杏《纲目》

一名八担杏《正要》。

出回回国旧地，今关西诸土亦有。树如杏而叶差小，实亦尖小而肉薄。其核如梅核，壳薄而仁甘美。点茶食之，味如榛子，西人以充方物。

味甘，气温。止咳下气，消心腹逆闷。

梅《本经》中品

实，味酸，气平。花开于冬，实熟于夏。味最酸，得木气之全，为肝之果，肝病宜食。肝为乙木，胆为甲木。舌下有四窍，两窍通胆液。食梅则津生者，类相应也。《素问》云：味过于酸，肝气以津。又云：酸走筋，筋病无多食酸。不然，物之味酸者多矣，何独梅能生津耶。[批桑树上接梅，梅子则不酸。楝树上接梅，梅则成墨梅。]

乌梅　造法：取青梅，篮盛。于突上熏黑，若以稻灰淋汁润湿蒸过，则肥泽不蠹。

白梅　**盐梅**　**霜梅**　取大青梅，盐汁浸之。日晒夜渍，十日成矣，久乃上霜。食梅忌猪肉。

味酸涩，气温平。乌梅、白梅所主诸病，皆取酸收之义。张仲景治蛔厥乌梅丸及虫𧏾方中用者，虫得酸即痛止也。治痢血久不止，用盐水梅肉一枚，研烂，合腊茶入醋服之。或用乌梅、胡黄连、灶下土等分为末，茶调服亦效。盖血得酸则敛，得寒则止，得苦则涩也。《鬼遗方》用乌梅肉烧存性，研，敷恶肉上，一夜立尽。《圣惠方》用乌梅和蜜作饼贴者，其力缓。《简便方》云：杨起臂生一疽，脓溃百日方愈。中有恶肉凸起，如蚕豆大，月余医治不效。因阅本草，须此方试之。一日夜去其大半，再上一日而平，乃知世有奇方如此，遂留心搜刻诸方，自此始也。

白梅花　腊月取初开半含蕊，晒干密收，待用。

味微酸涩，气清凉而芳香。能助胃中生发之气，清肝经郁结之热。东圃按：罗周彦《医宗粹言》至宝丹用梅花，主小儿诸症皆宜。先慎安徽君，治男妇诸疾，宽胸散郁，行气消食，应手获效。大能开通关窍，比之苏合丸，功用相符而不燥不热，久为家秘。予不忍私，愿与世共之。[批 近来世俗凡小儿诸症，不论寒热风痰惊食，一概用抱龙丸，殊不见效。盖雄黄性热，南星性燥，天竺黄难辨真伪，莫若至宝丹芳香甜净之妙。]

至宝丹 白滑石研飞，丹皮水煮，六两　甘草一两，熬成膏　香附米一两，童便浸煮　梅花一两　砂仁五钱　甘松五钱　莪术五钱，醋煮　益智三钱　山药三钱　茯神二钱五分　远志二钱五分，甘草汤泡去骨　茯苓二钱　黄耆二钱　人参一钱　木香五分　麝香三分

俱为末。甘草膏同炼蜜和丸，龙眼大。朱砂为衣，滚汤化下。东圃按：时珍《纲目》云白梅花古方未见用者。近时有梅花汤，用半开梅花投蜜罐中，溶蜡封罐口。过时以一两朵同蜜一匙，点沸汤服。又蜜渍梅花法：用白梅肉少许，浸雪水润花，露一宿，蜜浸煎酒。又梅花粥法：用落英入熟米粥，再煮食之。皆取其助雅致，清神思而已。李氏未载治病方法，余故补之。

桃《本经》下品

肺之果，肺病宜食。[批 梅树接桃则脆。]

实，味酸甘，气热。多食令人有热。作脯食，益颜色。[批 古人言服桃花悦泽颜色，时珍非之。][批 桃子干悬树上，经冬不落者名桃枭，又名桃奴，治邪疟，止盗汗。]

花，味苦，气平。三月三日采，阴干收用。性走泄下降，利大肠甚快。治气实人病水饮肿满积滞、大小便闭者有功。若久服，则耗阴血、损元气也。一妇滑泻数年，百治不效，或言其伤饮有积。桃花落时，以棘针取数十蕚，勿犯人手。面和作饼，煨熟食之，米饮送下。

不一二时，大泻如倾，六七日至数十百行。昏困，惟饮凉水而平。观此则桃花之峻利可征矣。又一女丧夫发狂，闭之室中，夜断窗棂，登桃树上，食桃花几尽。及旦，家人接下，自是遂愈。时珍按此亦惊恐伤肝而夹败血，遂致发狂。偶得桃花利痰饮、散滞血之功，与张仲景治积血发狂用承气汤，蓄血发狂用桃仁承气汤之意相同。

叶，味苦，气平。采嫩者，名桃心，入药尤胜。桃脑，截疟方中用之以辟邪也。桃叶，蒸汗法治天行病。用水二石煮桃叶，取七斗安床箦下，厚被盖卧床上。乘熟熏之，少时汗遍，去汤，速以粉敷之，并灸大椎穴则愈。又桃叶蒸法，云连发汗，汗不出者死，可蒸之。如治中风法，烧地令热，去火，以少水洒之，铺干桃叶于上，厚二三寸，安席叶上卧之，温覆得大汗，被中敷粉极燥，便瘥。凡柏叶、麦麸、蚕砂皆可如此法用。张苗言曾有人疲极汗出，卧箪受冷，但苦寒倦，四日发汗不出，用此得汗而瘥。许叔微《本事方》云：治伤寒病，医者须顾表里、循次第。昔范云为梁武帝属官，得时疫热疾，召徐文伯诊之。是时，武帝有九锡①之命，期在旦夕，云求速起。文伯曰：此甚易，但恐二年后不能起耳。云曰：朝闻道，夕死可矣！况二年乎？文伯乃以火煅地，布桃柏叶于上，令云

卷三

一九三

---

① 九锡：古代帝王赐给功高势显的诸侯大臣的九种物品。此处指萧衍受九锡，即将称帝（梁武帝）。

卧之，少顷一汗出，粉之，翼日遂愈。后二年，云果卒。取汗先期尚能促寿，况不顾表里时日，便欲速愈者乎。

栗《别录》下品

小儿不可多食。生则难化，熟则滞气，隔食生虫。

实，味咸，气温。属水，为肾之果，肾病宜食。水潦之年则栗不熟，类相应也。内寒暴泄如注，食煨栗二三十枚，顷愈。肾主大便，栗能通肾。肾虚腰脚无力，以袋盛生栗悬干，每旦吃十余颗，次吃猪肾粥助之，久必强健。风干之栗胜于日曝，火煨油炒胜于煮蒸。仍须细嚼，连液吞咽则有益。若顿食至饱，反伤脾矣。

枣《本经》上品

黑枣、红枣并用，煮取肉，和脾胃药甚佳。味甘，气平。为脾之果，脾病宜食。[批 此言黑大枣也。] 和药治病，入脾经血分。大枣、生姜和药，治邪在营卫者，辛甘以散之也，且能助脾胃生发之气。张仲景治奔豚用大枣，滋脾土以平肾气也；治水饮胁痛有十枣汤，益土而胜木也。许叔微治一妇病脏躁，悲泣不止，祈祷备至，因意[批 天下事理，人有意想不到者。治病不效，当用心患想，意字须着眼看。] 古方治此症，用大枣汤与服，尽剂而愈。陈自明治一妇孕五月，遇昼则惨戚悲伤，泪下数次，如有所凭。医巫兼治无益，用大枣汤一服而愈。若无故频食，则生虫损齿。中满者勿食甘，甘令人满。张仲景建中汤，心下痞者减饧枣与甘草同例，此得用枣之方矣。[批 大枣汤方：大枣十枚，小麦一升，甘草二两。每服一两，水煎服之。]

山果类

梨《别录》下品

一名快果。

核每颗有十余子，种之惟一二子生梨，余皆生杜，此一异也。杜即棠梨。梨品甚多，必须棠梨、桑树接过则结子早而佳。[批 桑树上接梨，结梨则脆而甘美。]梨实有青、黄、红、紫四色。乳梨即雪梨，鹅梨即绵梨，消梨即香水梨，俱为上品，可治病。[批 病人口中或苦或酸，或淡或涩，或热或渴，当有厌吃药者，但须审其大便不泻，中气不寒，症属里热者，当以梨汁或蔗浆饮之，止渴解烦，清心除热，此即是药，不必更投他剂。]

实，味甘微酸，气寒。治风热，润肺凉心，皆取其消痰降火，故能解热毒病酒烦渴，食之甚佳。[批 痰火咳嗽吐血，梨汁熬膏频含口中甚妙。]《琐言》载：一朝士，风痰已深，医令多吃消梨。咀龁①不及，绞汁饮之，旬日顿爽。《类编》载：一士人状若有疾，厌厌无聊。杨吉老诊之曰：君症已极，气血消铄，此去三年，当以疽死。士人不乐而去，闻茅山道士医术通神，往诊之。曰：汝但日吃好梨一颗。如生梨尽，则取干者泡汤，食滓饮汁，疾当平。士如其戒。经一岁，吉老遇之，见其颜貌腴泽，脉息和平，惊曰：君必遇异人，不然岂有痊理？士告其故，吉老自咎学

---

① 龁（hé 合）：用牙齿咬。

浅。观此二条，则梨之功岂小补哉！[批 梨膏预制收藏待用，时病舌燥，含之甚妙。]

制水梨法 用牛奶梨圆样者。一层薄荷，一层白糖，一层梨，入洁净新坛内。河水浸过一指许，薄荷白糖盖顶，泥封坛口放地板上阴凉不动处。夏月时行热病烦渴者，食之顿爽。

木瓜《别录》下品

不可多食，损齿及骨。《大明会典》宣州岁贡乌烂虫蛀木瓜，入御药局。

实，味酸，气温，性涩而收。主霍乱吐泻，转筋脚气。盖酸以收脾肺耗散之气，而又藉其舒筋和肝也。木瓜酸能入肝，故益筋与血病。腰肾脚膝无力，皆不可缺。

山楂《唐本草》

[批 楂，音渣。]

一名棠梂。

实，味酸，气冷。化饮食，消肉积。治小肠疝气，发痘疹，去瘀血。凡脾胃停积，食物不能消化，胸腹酸刺胀闷者，每食后嚼二三枚绝佳。但不可多用，恐反克伐真气也。《物类相感志》言：煮老鸡硬肉，入山楂数颗即易烂。则其消肉积之功益可推矣。[批 人家取山楂果，糖拌蒸熟去核，或捣为糕，常食亦不见消耗，此用糖制之故耳。]

柿《别录》中品

[批 柿，音士。]

实，生则青绿而涩，熟则红软而甘。

味甘涩，气寒，脾肺血分之果也。干之，则味甘而气平，性涩而能收，有健脾涩肠、治嗽止血之功。盖大肠者肺之合，而胃之子也。柿霜乃其精液，入治肺药，清上焦之病尤佳。干柿烧灰，每次服二钱，止肠澼下血甚验，为散为丸皆可。《经验方》云：有人三世死于反胃。病至孙，得一方，用干柿饼同干饭，日日食之，绝不用水饮，如法食之，其病遂愈。[批 柿子接及三次，则全无核。]［批 甘梨浆生用则泻五火，熟用则补五脏。]

柿霜 大柿去皮捻扁，日晒夜露至干。内瓮中，待生白霜取出。今人谓之柿饼，亦曰柿花，其粉名柿霜。

柿蒂 味涩，气平。专治呃逆，方书称欬逆，朱肱《南阳活人书》称哕是也。气自脐下直冲而上，喉中作声。其因不一，有伤寒吐下后及久病产后，老人、虚人阴气大亏，阳气暴逆，自下焦逆至上焦而不能出者；有伤寒失下及平人痰气抑遏而然者。当视其阴阳虚实，[批 今时俗医一见病人呃逆，不辨阴阳虚实，概用丁香、柿蒂、参、耆、附、桂尽力猛投，惟恐落他人之后，如此误事者比比。] 或温或补、或泄热、或降气、或吐或下可也。古方单用柿蒂煮汁饮之，取其苦温能降逆气也。《济生》柿蒂散加以丁香、生姜之辛热，以开痰散郁，昔人用之常效。易水张氏又益以人参，治病后虚人欬逆多功。此言柿蒂之治呃逆者也，若单论呃逆，有不用柿蒂者。寒呃则附子理中，热呃则橘皮竹茹，气虚则参术汤，阴虚则大补阴丸。实则下以承气汤，表则解以小柴胡汤，气逆则投以木香调气散，不可一概论也。［批 曾见一人食上呃气，吐后连呃不住，服陈香丸而止呃。］

安石榴《别录》下品

《博物志》云：汉张骞出使西域，得涂林安石国榴种以归，故名。

花，千叶大红者治心热吐血。阴干研末，吹鼻止衄立效。亦敷金疮出血。

实，味甘酸涩，气温，性滞。多食损齿令黑，生痰损肺。

皮，味酸涩，气温。止久泻痢，能收敛滑泄之气，入带下崩中之药。青者染发须药用，变白返黑。

橘《本经》上品

云"五色为庆，三①色为矞"②。外黄内赤，非烟非雾。橘实黄赤，剖之香雾纷郁，似矞云之象。皮下气消痰，实生痰聚饮，表里之异如此。以蜜煎橘，充果甚佳，亦可酱菹。

实，味甘酸，气温。甘者润肺，酸者聚痰。

黄橘皮 释名陈皮，色红陈久为佳，产广中者力胜，去白曰橘红。留白则守胃和中，去白则消痰利气。

---

① 三：原作"二"。
② 五色为庆，三色为矞（yù 玉）：出《西京杂记》："太平之世，云则五色而为庆，三色而成矞。"庆，庆云，祥瑞的云气。矞，彩云、祥云。

味苦辛，气温。苦能泄能燥，辛能散，温能和。其治百病，在理气燥湿之功。同补药行其补，同泻药助其泻，同升药佐其升，同降药通其降。脾乃元气之母，肺乃摄气之籥①。橘皮乃二经气分药，随所配而补泻升降。张洁古云：陈皮、枳壳利其气而痰自下，同杏仁治大肠气闭，同桃仁治大肠血闭，皆取其通滞也。一人得疾，凡食已辄胸满不下，百方不效。偶家人合橘红汤，取尝之，似相宜。连日饮之，忽觉胸中有物坠下，大惊目瞪，自汗如雨。须臾腹痛，下数块如铁弹子，臭不可闻。自此胸中廓然，其疾顿愈，盖脾之冷积也。其方用橘皮去穰一斤，甘草、盐花各四两，水五碗。慢火煮干，焙研为末，白汤点服，名二贤散，治一切痰气甚验。世医徒知半夏、南星之属，何足语此哉。按：二贤散，丹溪变为润下丸，治痰气有效，惟气实人服之相宜，气不足者不宜用。

青橘皮 今只称青皮，乃橘之青色而未黄者。其气芳烈，或以小柑柚橙杂之。入药醋炒过用。

味苦辛，气温。肝、胆二经气分引经药，能引食入太阴之仓。人多怒，气滞胁下有郁积，或小腹疝疼，用以疏通二经之气，小儿消积多用。最能发汗，若有汗者不可用。久疟热甚，必结癖块，宜多服青皮汤，内有青皮，疏利肝邪则癖自不结。青皮古无用者，至宋医始用之。其色

---

① 籥（yuè 月）：原意指古代鼓风用的袋囊，此处指肺。

青气烈，味苦而辛，治之以醋，所谓肝欲散，急食辛以散之，以酸泄之，以苦降之也。陈皮浮而升，治高，入脾肺气分；青皮沉而降，治低，入肝、胆气分。一体二用，与枳壳治胸膈，枳实治心下同义。《周礼》言：橘逾淮而变白为枳。橘松而薄，枳厚而坚。松者性纯而厚者性烈，虽同分上下之治，而功用自不侔矣。

橘核 味苦，气平。入足厥阴经，与青皮同功。治疝气阴核肿痛。

柑《开宝》

色黄皮厚，橘之类也。

味甘，气大寒。解酒，下气调中。

橙《开宝》

似橘而香，皮厚。宿酒未解者，食之速醒。

实，味酸，气寒。糖煮可作脯。

皮，味苦辛，气温。下气消食，利痰宽中，解酒。糖作橙丁，功用亦同，尤为甘美。

柚《日华》

[批 柚，音又。]

色黄者今俗称香缘，《纲目》以为枸橼，释名为作香橼，非也。陈年香缘下气消胀尤速。有黄而小者，其大者谓之朱栾，亦取药之象。最大者谓之香栾，有围及尺余者，亦橙之类。

实，味酸，气寒。消食下气，疗妊妇口淡不思食。解酒毒，治饮酒人口中气。

枸橼 《图经》

[批 枸橼，音矩员。]

一名佛手柑。

状如人手有指，产闽广江西。置衣笥中则数日香不歇。寄至北方，人甚贵重。

味辛酸，气温。煮酒饮治痰气咳嗽，煎汤治心气痛。

金橘 《纲目》

生山径间，木高不及尺许。

实，味皮甘肉酸，气温。下气快膈，止渴解酲①。

枇杷 《别录》中品

叶刷去毛，蜜炙用，不尔射人喉，咳不止。

实，味甘酸，气平。止渴，下气利肺。

叶，味苦，气平。治肺热咳嗽，胃热呕哕。盖清润而能下降，故主膈上气分虚浮之热。气下则火降痰顺而不呕不咳不渴矣。[批 痰火咳嗽不喜服药者，用大枇杷去顶盖，挖空核，入雨前茶叶、白蜜各少许。碗盛饭上蒸，去茶蜜，只吃枇杷，止嗽消痰甚妙。]

杨梅 《开宝》

实，味酸甘，气温。消食，熏干糖拌蒸，藏食，下酒

---

① 酲（chéng 乘）：病酒，指酒醉不醒及醒后不适。

止呕，生津解渴。烧酒浸杨梅，解暑辟秽止泻。制法：拣大杨梅，用滚汤淋过晾干，入薄荷叶、白糖、烧酒，浸入坛内泥封，经年不坏。或用薄荷叶、白糖、冷河水浸，泥封亦可经年。［批《别录》赞其益脾气，好颜色，美志。张子和则云舞水二子连食半月，发肺痿肺痈而死。何其相反如此？大概少食无损，多啖则自然有害也。］

樱桃《别录》上品

莺所含食，又名含桃。先百果熟，若经雨则虫自内生，人莫之见。水浸良久则虫出，乃可食。

实，味甘涩，气热。旧有热病及喘嗽者，食之立发病。小儿尤不可多食。

核，汤泡发瘖，寒闭者宜之。若火闭者，宜用西河柳泡汤饮之。

银杏《日用》

一名白果。宋初始入贡，著其名。多食壅气动风。小儿多食，昏霍发惊引疳，同鳗食患软风。

核仁，味甘苦，气平，有小毒。色白属金，性涩而收。能益肺气，定喘嗽，缩小便，止白浊。生捣以浣油腻，其去痰浊之功可类推矣。［批 白果花夜开，人不得见，故云有毒。《延寿书》言白果食满千个者死。昔有饥者以白果代饭，次日皆死。］

胡桃《开宝》

一名羌桃，一名核桃。

内核仁，外有青皮肉包之，形如桃，出羌胡。汉时张骞使西域，始移还植之。痰火积热者不宜多食，油润亦能滑肠。

味甘，气温。其仁状类三焦，外皮汁皆青黑，能通命门，利三焦，益气养血。同补骨脂用，为补下焦肾命之药。夫命门气与肾通，藏精血而忌燥，油以润之。若命门不燥，精气内充，则饮食自健，肌肤光泽，脏腑润而血脉通。此胡桃佐补药有令人肥健能食，润肌、黑发、固精、治燥、调血之功也。命门既通，则三焦利。三焦者，元气之别使；命门者，三焦之本原也。命门指所居之府，而名为藏精系胞之物；三焦指分治之部，而名为出纳腐熟之司。一以体名，一以用名。其体非脂非肉，白膜裹之。在七节之旁，两肾之间，二系著脊，下通二肾，上通心肺，贯属于脑。为生命之源，相火之主，精气之府，人物皆有之，生人生物皆由此出。《灵枢·本脏论》著其厚薄缓结之状，而扁鹊《难经》以右肾为命门，谓三焦有名无状，高阳生伪撰《脉诀》承其谬说。至朱肱《南阳活人书》、陈言《三因方论》、戴起宗《脉诀》刊误，并著说辟之。惟胡桃象形以益其气，能通命门，故利三焦，乃上通于肺，而虚寒喘嗽者宜之，下通于肾，而腰脚虚痛者宜之。内而心腹诸痛可止，外而疮肿之毒可散。油胡桃有毒，伤人咽肺。疮科取之，用其毒也。胡桃制铜，此又物理之不可晓者。《夷坚志》洪迈有痰疾，以胡桃肉三颗，生姜三片，卧时嚼服，即饮汤两三呷。又再嚼桃、姜如前数，即静卧。及旦而痰消嗽止。此上论方也。又洪辑幼子痰哮，凡五昼夜不乳食，医以危告。其妻夜梦观音授方，令服人参胡桃汤。用大人参寸许，胡桃肉一枚，煎汤一蚬壳许，灌之喘即定。明日以汤泡胡桃，剥去皮用之。喘复作，仍连皮用，信宿而瘳。盖人参定喘，胡桃连皮能敛肺也。胡桃、青皮味苦涩，入乌发药用。

荔枝《开宝》

出闽广。

实，味甘，气热。炎方之果，气味纯阳，发小儿痘疮。鲜者多食，即龈肿口痛，或衄血吐血齿䘌，火病人尤忌。

核，入厥阴，行气散滞。治癞疝卵肿火煨存性，研末酒服。

[批 肾囊属阴，常冷。睾丸系连腹内，溺从茎出，水气时过于阴器。醉饮就寝或汗出不干，湿气下溜窠臼中，则卵大为疝。荔性热治寒，实生枝头，以升举治下陷之疝，而核象形也。]

龙眼《别录》中品

闽广蜀道出荔枝处皆有之。

实，味甘，气平。治思虑劳伤心脾，归脾汤用之，取味甘归脾，能助脾益智。食品荔枝为贵，资益龙眼为良。荔枝性热，龙眼性平。

橄榄《开宝》

一名青果。

生食、泡汤饮并解酒毒。

实，味苦涩甘，气温。生津止渴，治喉痛。嚼咽汁化解骨鲠，解一切鱼鳖毒。核研末，急流水服，亦下骨鲠。煮河豚鱼，人误食其肝及子，必迷闷至死，惟橄榄及木煮汁能解之。[批 蜜渍盐淹为榄脯，可久藏。]

榧《别录》下品

猪脂炒，黑皮自脱。火炒食，香酥甘美。

实，味甘涩，气平。肺之果也。小儿黄瘦有虫积宜食。如吃茶叶面黄者，宜日食七枚，得效便止。

海松子《开宝》

仁，味甘，气温。治燥结，咳嗽，润肺。同柏子仁治虚秘。

槟榔《别录》中品

用子。

味辛苦涩，气温，味厚气轻。苦以破滞，辛以散邪。泄胸中至高之气，使之下行。性沉重如铁石，能坠诸药至于下极，而治诸气后重，故患痢疾后重者多用之。[批 槟榔治里实后重，因登圊而后重减者是也。若气虚下陷而后重者，登圊过而后重愈甚是也，宜补中益气升提，非槟榔所宜。]能消食积，破结气，去痰杀虫。闽广人同蒌叶嚼以代茶，能去瘴气。山岚之瘴气，非烟非雾，人吸受其气，自口鼻而入，则腹胀胸膨。人行山径，自远望见，俯首伏地，以蒙其口鼻，则瘴气从上行过。俟去远然后立起，便不受其气。

大腹子《开宝》

功同槟榔。大腹皮，子外皮也。尖长者为鸡心槟榔，腹大形扁味涩者为猪槟榔，即大腹子。

味辛，气微温。降逆气，消肌肤中水气浮肿。脚气壅逆，瘴疟痞满，胎气恶阻胀闷多用皮，未见用子。

马槟榔《会编》

一名马金囊《云南志》。

出滇南，金齿沅江诸夷地。蔓生结实，大如葡萄，色紫味甘。内核似大枫子，壳稍薄，圆长斜扁不等。核内仁亦甜。

实，味甘，气寒。核仁，味苦甘。凡嚼者，以冷水一口送下，其甜如蜜，亦不伤人。治难产，临时细嚼数枚，井华水送下，须臾立产。再以四枚去壳，两手各握二枚，恶水自下。欲断产，当嚼二枚，水下，久则子宫冷不孕。伤寒热病，食数枚，冷水下。恶疮肿毒，食一枚，冷水下。外嚼涂之，即无所伤。

无花果《食物》

吴楚闽越皆有。分科易生，折枝亦插成柯。三月发叶，五月不花而实，出枝间，状如木馒头。其肉虚软，采以盐渍，压实令扁，日干充果食。熟则色紫软烂，味甘如柿而无核。

实，味甘，气平。开胃，止泄痢。

叶，味甘微辛，气平，有小毒。煎汤熏洗五痔，消肿定痛。

榛《开宝》

关中秦地甚多。其子，军行食之当粮。

仁，味甘，气平。开胃实肠，益气力。令人不饥，健行。

枳椇《唐本草》

[批 枳椇，音止矩。]

一名鸡距子苏文，一名金钩木《地志》。

实，味甘，气平。解酒毒，止呕逆，除烦渴。《苏东坡集》云：眉山揭颖臣病消渴，日饮水数斗，饭亦倍常，小便频数。服消渴药逾年，疾日甚，自度必死。予令延蜀医张肱诊之曰：君几误死。乃取麝香当门子，以酒濡湿，作十许丸，用棘枸子煎汤吞之遂愈。问其故，曰：消渴消中，皆脾弱肾败，土不制水而成疾。今颖臣脾脉极热而肾气不衰，当由果实酒物过度，积热在脾，所以食多而饮水亦多，其溺不得不多，非消非渴也。麝香能制酒果花木，棘枸亦胜酒。屋外有此木，屋内酿酒多不佳。故以二物为药，去酒果之毒也。棘枸实如鸡距，小儿喜食，多食发蛔虫。

味果类

蜀椒《本经》下品

凡使，去目及闭口者。取红法炒热，隔纸铺地上，碗覆待冷，碾取红用。[批 椒目，即子也。椒红，椒外衣也，纯阳有毒。]

椒红 味辛香而麻辣，气温热而下行，禀五行之气而生。叶青、皮红、花黄、膜白、子黑，能使火性下达，芳草之中，功皆不及。入肺散寒，治咳嗽。入脾除湿，治风寒湿痹，水肿泻痢，安蛔消疳。入右肾补火，治阳衰溲数、足弱、久痢诸症。一妇年七十余，病泻五年，百药不效。李时珍投感应丸五十粒，大便二日不行。再以平胃散加椒红、茴香、枣肉为丸，与服遂瘳。此除湿消食，温脾补肾之验。椒红丸，惟脾胃命门虚寒有湿者相宜，肺胃素热者勿服。《岁时记》言：岁旦取椒柏酒以辟疫疠。椒乃玉衡星精，服之令人体健耐老。柏乃百木之精，为仙药，能伏邪鬼。戴原礼云：凡人呕吐，服药不纳者，必有蛔在膈间。蛔闻药则动，药出而蛔不出。于呕吐药中加炒川椒十粒，蛔见椒则头伏也。许叔微云：肾气上逆，以川椒引之归经则安。椒红丸治元脏伤惫，目暗耳聋。服百日，身轻少睡，足有力，是其效也。服三年，心志爽悟，目明倍常，面色红悦，须发光黑。用蜀椒，去目及合口者，炒出汗，曝干，捣取红一斤，生地黄捣自然汁，入铜器中煎至一升，候稀稠得所，和椒末丸梧子大。每空心，暖温下三十丸。合药时勿令妇人鸡犬见。诗云："其椒应五行，其仁通六义。欲知先有功，夜见无梦寐。四时去烦劳，五脏调元气。明目腰不痛，身轻心健记。别更有异能，三年精自秘。回老返婴童，康强不思睡。九虫顿消忘，三尸自逃避。若能久饵之，神仙应可冀。"

椒目 治盗汗。微炒研细，用半钱，以生猪上唇煎汤一合。睡时调服，无不效。诸喘不止，用椒目炒碾，二钱白汤调服，二三服以上。劫之后，乃随痰火用药。时珍曰：椒目下达，能行渗道，不行谷道。所以下水燥湿，定喘消虫。

胡椒 《唐本草》

出南番、交趾、滇南、海南，蔓生附树。

味辛，气大热，纯阳，气味俱厚。肠胃寒湿者宜食。热病人食之，动火伤血，昏目发疮，令人吐血。近医以绿豆同用治病有效。盖豆寒椒热，阴阳配合，且豆制椒毒也。张从正云：噎膈之病，或因酒得，或因气得，或因胃火。医氏不察，烧姜煮桂未已，丁香、荜茇、豆蔻、胡椒继之。虽曰和胃，胃本不寒；虽曰补胃，胃本不虚。况三阳既结，食必上潮，只宜汤丸小小润之。时珍窃谓此说虽是，然亦有食入反出，无火之症，又有痰气郁结，得辛热暂开之症，不可执一也。［批 胡椒调食用之。或遇寒天，或胃寒之人，食之便宜。］

荜澄茄 《开宝》

状如梧桐子，出海南诸番。夏结黑实，与胡椒一类二种。

味辛，气温。暖脾胃，补肾气。治膀胱冷气，止腹痛。

吴茱萸 《本经》中品

取实，滚汤泡七次，去苦汁，焙用。

味苦辛，气温，有小毒，入肝、脾、肾三经。治阴寒隔塞，清阳不得上升，浊阴不得下降。厥气冲逆而上为呕吐，腹满膨胀而下为泄利。以吴茱萸之苦热泄其逆气，其效如神，诸药不可代也。但不宜多用，恐损元气耳。好古曰：卫脉为病，逆气里急，宜此主之。震坤合见，其色绿，故仲景吴茱萸汤、当归四逆汤治厥阴病及温脾胃皆用之。《集验方》治一人苦痰疾，每食饱或阴晴节变率同。十日一发，头疼背寒，呕吐酸汁，数日服枕不食，诸药罔效。得吴仙丹方，服之遂不再作。每遇饮食过多腹满，服五七十丸便已。少顷，小便作吴茱萸气，酒饮皆随小便而出。所服痰药甚众，无及此者。用吴茱萸汤泡七次，茯苓等分为末，炼蜜丸梧子大，每热水下五十丸。

茗 《唐本草》

一名茶即古荼字，音途。《诗》云：谁为①荼苦，其甘如荠。

---

① 为：通"谓"。

三四月采叶，炒燥，冲汤作饮。久食瘦去人脂，使人不睡。饮之宜热，冷则聚痰。泡熟茶叶，久食生虫面黄。今人采楮栎、山矾、南烛、乌药诸叶，皆可为饮，以乱茶。服威灵仙、土茯苓者忌饮茶。

叶，味苦，气微寒。其体轻浮，采摘之时芽蘖初萌，得春升之气，味虽苦而气薄。阴中之阳，可升可降，故利于目。少壮人心、肺、脾、胃火盛者，与茶相宜。温饮则火因寒气而下降，热饮则茶借火气而升散。解酒食炙煿之毒，使神思阒①爽，不昏不睡，此茶之功也。虚寒血弱人久饮，则脾胃恶寒，元气暗损。土不制水，精血潜虚，或痰饮，或痞胀，或痿痹，或黄瘦，或呕逆，或洞泄，或腹痛，或疝瘕，种种内伤，此茶之害也。人有嗜茶成癖者，时时咀啜不止，久而伤荣伤精，血不华色，黄悴萎弱矣。[批 风俗沿习，坐下呼茶，惟此无厌。不渴而饮，每致食少饮多，偏胜为害。夫脾喜燥而恶湿，饮多则湿伤脾气，聚饮生痰，谷食反减，岂所宜也。]

甜瓜《嘉祐》

瓜品类最多，形有团长、尖扁、大小，色有青绿、黄白、斑纹、棱路不同。其用有二，供果者为果瓜，甜瓜、西瓜是也；供菜者为菜瓜，胡瓜、越瓜是也。凡瓜最畏麝香，触之甚至一蒂不收。瓜有两鼻、两蒂者，杀人。五月瓜沉水者，食之得冷病，终身不瘥。九月被霜者，食之冬病寒热，与油饼同食发病。食瓜过多，又饮酒及水者，宜

① 阒：同"恺"。愉快。

服麝香。[批 食瓜作胀，食盐花即化。]

瓜瓤，味甘，气寒滑，有小毒。消暑解渴，疗饥。

瓜子仁，治肠痈已成，小腹肿痛，小便似淋，或大便难涩下脓。用甜瓜子一合，当归一两炒，蛇蜕皮一条，㕮咀，每服四钱，水一盏半，煎一盏。食前服，利下恶物妙。[批 此《圣惠方》。]

瓜蒂 《本经》上品

一名苦丁香，即甜瓜蒂。

味苦，气寒，有毒，为阳明经药。与香豉、赤小豆相合，为酸苦涌泄之剂。能引去胸膈痰涎，头目湿气，皮肤水气，黄疸湿热及宿食在上脘者，并宜瓜蒂散取吐以去实邪，惟胃弱人及病后产后不可用耳。东圃曰：昔张子和善用汗、吐、下三法，每取捷效。盖三法皆不可轻用而又不可不用，惟贵审慎得宜，因势利导，随邪所在而善为驱逐。所谓宜用吐法者，如痰食壅积胸中，尚未落膈，不即消化，而回肠叠积迂曲。若待下行，宁不旷日迟久，反伤正气乎？故势惟上涌为便，乃能直捷取效，高者因而越之也。"因"之一字即病机矣，推于汗、下皆然也。[批 瓜蒂亦可一味独用。]

西瓜 《日用》

契丹破回纥，始得此种。

瓜瓤，味甜淡，气寒。解暑热，止烦渴，有天生白虎汤之号，不宜多食。东圃曾治张非珉文学，暑月病疟，热渴之极，每发时只索西瓜救命，虽服石膏、黄连无济，啖瓜及百余枚而愈，此亦罕见者也。[批 夏月多食瓜果，至秋成痢，无暑病不宜多食。若受酷暑者，非此莫解。有受暑于炎时而病发于凉天者，人苦不知其为暑病耳。]

葡萄 《本经》上品

其实有紫、白二色。可以造酒，亦可作干。西边有琐琐葡萄，大如五味子而无核。甘草作钉，针葡萄立死。以麝香入葡萄皮内，则葡萄尽作香气。其根茎中空相通，暮溉其根，而晨朝水浸子中矣。其藤穿过枣树，其实味更美。《延寿书》言：葡萄架下不可饮酒，恐虫屎伤人。

味甘酸，气温，根及藤叶与实皆同。逐水消肿，利小便。治热淋涩痛，胎上冲心，饮之即下。

甘蔗 《别录》中品

[批 蔗，音柘。]

共酒食发痰，多食发虚热，动衄血。

味甘，气平。为脾之果，能泻火热，《素问》谓甘温除大热也。煎炼成糖，则甘温而助湿热，所谓积温成热也。蔗浆消渴解酒，自古称之。昔人病痁疾疲瘵①，梦白衣人云食蔗可愈，已而果然，此助脾和中之验。

沙糖 《唐本草》

造法出西域，唐太祖始遣人传其法入中国。以蔗汁过

---

① 痁疾疲瘵：泛指因五脏六腑虚损，导致劳困疲惫等病证。痁疾，指疟疾；疲瘵，痨瘵或泛指患病。

樟木槽，取而煎成。清者为蔗饧，凝结有沙者为沙糖。漆瓮造成，如石、如霜、如冰者，为石蜜、为糖霜、为冰糖也。紫糖亦可煎化，印成鸟兽果物之状以充席献。今之货者，又多杂以米饧。

味甘，气温。和中助脾，缓肝气。多食令人心痛，生虫损齿。

石蜜《唐本草》

即白沙糖也。凝结作块如石者为石蜜，轻白如霜者为糖霜，坚白如冰者为冰糖，皆一物有精粗之异也。以白糖煎化，模印成人物狮象之形者为飨糖，以石蜜和诸果仁及橙橘皮、缩砂、薄荷之类作成饼块者为糖缠，以石蜜和牛乳酥酪作成饼块者为乳糖，皆一物数变也。

味甘，气平。润心肺燥热。治嗽消痰，解酒和中。助脾气，缓肝气。若久食则助热，损齿生虫。

水果类

莲藕《本经》上品

其根，藕；其实，莲；其茎叶，荷；其华，菡萏。八九月间采，黑坚如石而沉水者为石莲子，可磨为饭食。药肆所货，状如土石而味苦，不知何物。

实，味甘涩，气平。禀清芬之气，得稼穑之味，为脾之果。脾土乃元气之母，交媾水火，会合水金者也。母气既和，津液相成，神乃自生。昔人治心肾不交，劳伤白浊，有清心莲子饮。补心肾，益精血，有瑞莲丸，皆得此理。瞿仙以藕捣汁澄粉，服食轻身延年。

藕节 味涩，气平。捣汁饮，止吐血及口鼻出血、溺血、血痢、血崩。宋时太官作血蛤。[批 蛤，音勘，血羹也。] 疱人削藕皮，误落血中，遂涣散不凝，故医家用以破血多效。产后忌生冷物，独藕不同生冷，能破血也。一男子病血淋，痛胀祈死。时珍以藕节调发灰，每服二钱，服三日血止痛除。宋孝宗患痢，众医不效。高宗偶见一小药肆，召问之，其人询得病之由，乃食湖蟹所致。诊脉，曰：此冷痢也。用新采藕节捣烂，热酒调下，数服而愈。高宗大喜，乃以捣药金杵臼赐之。大抵藕能消血，清热开胃，解蟹毒也。[批 人称金杵臼严防御。]

莲蕊须 《三因方》固真丸、巨胜子丸及补益方中用之。其功清心益肾固精。[批 莲生池中，有引水气上升之意，故清心火而益肾固精。]

莲房 莲蓬壳。陈久者良。味苦涩，气温，入厥阴血分，与荷叶同功。时珍有消瘀散血之语，恐未必然也。东圃曰：莲房主升而收涩，《纲目》附方皆烧灰存性，用以止血。盖莲房气轻清，而形上向囊括诸实，包藏多孔，其色青，**有震仰盂之象**焉。经血不止，漏胎崩淋，皆如覆碗下倾。以此上引，肝气升举**而又升中兼涩**，且烧灰存性，取血见黑则止。若当升提而不可散泄，非升、柴所宜者，则莲房为要药矣。

荷叶 色清形仰，中空上承。得春升甲胆之气，助肝木条达之令。张洁古枳术丸用荷叶烧饭为丸，助脾胃轻清之气上升也。人饮食入胃，营气上行，即少阳风木之气，生化万物之根。东垣《试效方》云：雷头风症，头面疙瘩肿痛，憎寒发热，状如伤寒，病在三阳，不可过用寒凉重剂诛伐无过。宜清震汤治之，无不效。其法用荷叶一枚，升麻五钱，水煎温服。盖震为雷，荷叶形象震体而色青，乃取类之意也。闻人规云：痘疮已出，复为风寒外袭，则窍闭血凝。其点不长，或变黑色，此为倒压，必身痛，四肢微厥。但温肌散邪，则热气复行而斑自出，宜紫背荷叶散治之。盖荷叶能升发阳气，散瘀血，留好血，僵蚕能解结滞之气。又荷叶服之令人瘦劣，故单服可以消阳水浮肿之气也。

蒂 名荷鼻。安胎，治吐血。盖胎与血皆属厥阴肝经所主，胎以蒂固而安，血因凉涩而止也。

菱实《别录》上品

一名蔆，一名沙角。

湖泺处有之，有野蔆、家蔆，皆三月蔓生，叶浮水上，扁而有尖，光面如镜。叶下之茎，有股如虾股。一茎一叶，两两相差，如蝶翅状。五六月开小花，背日而生，昼合宵炕，随月转移。其实数种，有三角、四角、两角、无角者。野蔆自生湖中，叶实俱小，角硬直刺人。嫩时色青，剁食甘美。老则色黑，煮食，曝干剁米，亦可为粉。

家菱种于陂塘，叶实俱大。嫩时剥食脆美，老则壳黑而硬。坠入泥中谓之乌菱，冬月取之风干为果，生熟皆佳。

味甘，气平。生则性冷，多食伤脏腑，损阳气、痿茎，生蛲虫。若过食腹胀，暖酒服之即消。

芡实 《本经》上品

一名鸡头。

蒸熟，烈日晒干，取仁舂粉用。多食难化，小儿多食令不长。

味甘涩，气平。健脾充气，益肾固精。宜入平补剂，为脾肾之药。捣筛末，熬金樱子膏，和丸服之，名水陆丹，补下益人。

乌芋 《别录》中品

一名荸荠，一名黑三棱，一名地栗。

根，味甘，气微寒滑。削坚积，化五种膈痰，消宿食，治误吞铜。晒干为末，白汤每服三钱，能辟蛊毒。

慈菇 《日华》

生水中。一根岁生十二子，如慈菇之乳诸子，俗称茨菰。叶似锥箭之镞，泽泻之类也。凡食以生姜同煮佳，多食使人干呕吐，损齿发热及脚气瘫缓，肠风痔漏，崩中带下，疮疖。孕妇勿食。

根，味苦甘，气微寒。主难产，胞衣不出，捣汁服一升。又下石淋。

木　部

乔木类

柏《本经》上品

一名侧柏。

柏有数种，入药取叶扁侧生者。寇宗奭曰：予官陕西，登高望，柏千万株，一一西指。其木至坚，不畏霜雪，得木气之全能，受金制，故皆西指。他木不及也。

子仁，性平，不寒不燥，味甘而补，辛而润。其气清香，能透心肾，益脾胃。上品仙药也，滋养剂宜用。

叶，味苦，气微温。止吐血、衄血、血痢、崩中、尿血，取汁和药，或水煎并良。道家服食延年。[批 柏叶可蒸露，其味最重。]

松《别录》上品

脂，别名松香，味甘气温。松叶、松实，服饵所需。松节、松心耐久不朽，松脂乃树之精华。老松余气结为茯苓，千年松脂化为琥珀，故服松与脂可辟谷延年。《抱朴子》云：上党赵瞿病癞历年，垂死，其家弃之山穴中。瞿怨泣经月，有仙人见而哀之，与以一囊药，服百余日，疮都愈，颜丰肌润。仙人再过，瞿谢活命之恩，乞求其方。仙人曰：此是松脂，汝炼服之，可以不死。瞿归家常服，年百余岁，身轻力倍。夜卧忽见屋间有光大如镜，久而一室尽明如画，觉面上有采女，戏于口鼻之间。后入抱犊山成地仙。张杲《医说》有服松丹法。四圣不老丹，用明松香一斤，以无灰酒砂锅内桑柴火煮数沸，竹枝搅稠，乃住火，倾入水内结块。复以酒煮九遍，其脂如玉，不苦不涩乃止。为细末十二两，入白茯苓末、黄菊花末，柏子仁去油取霜，各半斤，炼蜜丸如桐子大，每空心好酒送七十丸。择吉日修合，忌妇人、鸡犬见之。

松节 松之骨也，质坚性劲，液满成油，久亦不朽，故润筋强骨，治筋骨风湿诸病。

杉《别录》中品

味辛，气微温。唐柳柳州①于元和间二月得脚气，夜半闷绝，胁有块大如石，搐搦上视，困不知人三日，家人号哭。荥阳郑洵美传杉木汤，服半食顷，大下三行，气通块散。方用杉木节、橘叶，切，各一大升，无叶则用皮，大腹槟榔七枚，连子碎之，童子小便三大升，共煮一大升半。分为两服，一服得快，即停后服。此乃死病，会有救者，遂得不死。又臁疮黑烂，用多年老杉木节，烧灰，麻油调敷，箬叶隔之，绢帛包定，数贴而愈。

桂《别录》上品

细者为桂枝，厚而辛烈者为肉桂。色红紫，质坚，味

---

① 柳柳州：即柳宗元，字子厚，河东（今山西芮城、运城）人，唐代文学家、哲学家、散文家和思想家。世称"柳河东""河东先生"，因官终柳州刺史，又称"柳柳州"。

甜者佳。去肉外皮为桂心。肉桂春夏为禁药，秋冬下部腹痛，非此不能止。［批 桂枝下咽，阳盛则毙，承气入胃，阴盛乃亡。即非春夏，亦宜审是寒症方用，若炎热之时，更不可妄投也。］

　　桂秉辛温，其气之薄者，桂枝也。上行而通经络，解肌发表。气之厚者，肉桂也，气厚发热，下行而补肾，此天地亲上亲下之道也。桂枝入足太阳经，桂心入手少阴经血分，肉桂入足少阴、太阴经血分。《纲目》言桂辛甘大热，能宣导百药，通血脉，止烦出汗，是调其血而汗自出也。仲景云：太阳中风，阴弱者汗自出。卫实营虚，故发热汗出。又云：太阳病，发热汗出，此为营弱卫强，阴虚阳必凑之。故皆用桂枝发汗，调其营气则卫气自和，风邪无所容遂自汗而解，非桂枝开腠理以发汗也。汗多用桂枝者，调和营卫，则邪从汗出而汗自止，非桂枝能闭汗孔也。成无己曰：桂枝本为解肌。若太阳中风，腠理致密，营卫邪实，津液禁固，其脉浮紧，发热汗不出者不可用。必皮肤疏泄，自汗脉浮缓，风邪干于卫气，乃可投之。发散以辛甘为主。桂枝辛热为君，而以芍药为臣，甘草为佐。风淫所胜，平以辛苦，以甘缓之，以酸收之也。姜、枣为使者，辛甘能发散，用以行脾胃之津液而和营卫，不专于发散也。故麻黄汤不用姜、枣，专于发汗，不待行其津液也。［批 麻黄专于开窍走气分，入肺经。］

　　辛夷《本经》上品

　　其苞，初夏如笔头，人呼为木笔花。凡使，去心及外毛，毛射人肺，令咳不止。

味辛气温，轻浮而散，阳也。入手太阴、足阳明经。时珍曰：鼻气通于天，肺开窍于鼻，阳明胃脉环鼻上行，脑为元神之府，鼻为命门之窍。人之中气虚则清阳不升，头为之倾而九窍不利。辛夷辛温，走气而入肺，其体轻浮，能助胃中清阳上行以通天气，所以治头目鼻窍之病。东圃曰：虚者不宜用，以其辛而散气也。或兼参、耆、归、芍并用，补正散邪可也。[批 辛夷与蔓荆子、川芎、白芷、藁本、菊花、苍耳子为类，可用以佐使。]

沉香 《别录》上品

滋润坚重，沉水者为上。入丸、散用，不可火烘。入煎剂水磨，临服时加入。

味甜者气平，味辛辣者气热。东圃曰：木性条达，入水则浮。惟沉香色黑沉水，故能入肾经，降气治喘，与附子相佐。禀芳香之气，可以和脾醒胃而治心腹之痛，为肝、脾、肾三经之药。

丁香 《开宝》

生东海南番诸处，有雌、雄二种。雄者颗小，为小丁香。雌者大如山茱萸，名母丁香，古称鸡舌香，入药最胜。

味辛，气热。能发诸香之气，壮阳暖腰膝。疗呕逆，去胃寒，治虚热哕。宋陈文中治小儿痘疮不光泽，不起发，或胀或泻，或渴或气促，表里俱虚证，并用木香散、异攻散，倍加丁香、官桂，甚者丁香三十枚，官桂一二钱，有服而愈者。丹溪谓立此方之时，必运气在寒水司天之际，又值严冬郁遏阳气，故用大辛热剂发之。若不分经络气血、虚实寒热，一概骤用，杀人必矣。

檀香《别录》下品

出番国，有黄、白、紫三种，白者尤良。释氏呼旃①檀，为汤以沐，言离垢也。黄檀最香，可作带骻、扇骨等物，入手太阴、足少阴，通行阳明经。

味辛，气温。芳香调气，上引至极高之分，最宜橙橘之属。佐以姜、枣，辅以葛根、缩砂、益智、豆蔻，行阳明经，在胸膈之上，处咽喉之间，为理气要药。杜宝《大业录》云：隋有寿禅师妙医术，作五香饮济人。沉香饮、檀香饮、丁香饮、泽兰饮、甘松饮皆以香为主，更加别药，有味而止渴，兼补益人也。

降真香《证类》

番降紫而润者为良。功同没药、血竭。

味辛，气温。《仙传》云此香为第一，烧之可以降神。伴和诸香，烧烟直上，感引鹤降。天行时气，烧之可以辟邪。金疮折伤出血不止，用节研细掩之，止血定痛，消肿生肌，结痂甚速，且无瘢痕。东圃曰：折伤出血者，形损而血漏也。降香节不但外治，磨汁配入群队药，作煎饮

---

① 旃（zhān）：音"毡"。

之，以止吐血、便血颇效。盖诸木质浮而性上行，在人肝气应之，肝主疏泄也。惟降真香质坚而重，故能降逆气入血分，而芳香辛温，又于降中能运，且色紫有油，故入血分。而节则纹理旋转，坚结不松，故节制于外，使气往来交通，惟归经内，不致外泄，此所以止血定痛也。

乌药 《开宝》

用根。以天台者为良。

味辛，气温，能散诸气。《局方》治中风中气诸症，用乌药顺气散者，先疏其气，气顺则风散也。严用和《济生方》治七情郁结，上气喘急用四磨汤者，降中兼升，泻中兼补也。其方以人参、乌药、沉香、槟榔各磨浓汁七分，合煎，细细咽之。《集验方》治虚寒小便频数，缩泉丸用乌药同益智仁等分为丸服，取其通阳明、少阴经也。方见草部益智子下。

薰陆香 《别录》上品

一名乳香。出海边大秦国沙中，大树枝叶如古松。盛夏木汁流沙上，状如桃胶，结香成块。上品为拣香，圆大如乳头，透明，俗呼滴乳。夷人采取卖之。

味苦，气香窜，微温，入心经。活血定痛，为痈疽、疮疡、心腹痛要药。《素问》云诸痛痒疮疡皆属心火是也。产科用之，取其活血之功也。《妇人良方》云：神寝丸，临产月服之，滑胎易生，极验。用通明乳香半两，枳壳一两为末，炼蜜丸梧子大，每空心酒服三十丸。又治痈疽初起。内托护心散云，香彻疮孔中，能使毒气外出，不致内攻。方见谷部绿豆下。凡人筋不伸者，敷药宜加乳香，其性能伸筋。

没药 《开宝》

树高大如松，皮厚一二寸。采时掘树下为坎，斧伐其皮，脂流坎内，旬余取之。出海南诸国。

味苦，气平。通滞血，血滞则气壅瘀，经络满急，故痛且肿。凡跌打皆伤经络，气血不行，瘀壅作肿痛也。乳香活血，没药散血，皆能止痛消肿生肌，故二药每兼用。

骐驎竭 《唐本草》

一名血竭。

出大食诸国。木高数丈，叶似樱桃，斧伐树脂流坎内，旬日取之。形如干血，试透指甲者为真。

味甘咸，气平，走血分，手、足厥阴经药。肝与心包络皆主血，血竭除血痛，为和血圣药。乳香、没药虽主血病，而兼入气分，此则专入血分也。

安息香 《唐本草》

安息国名，有树名辟邪树，长二三丈。

叶经霜不凋。脂流出，若桃胶而香，形色类胡桃穰。不宜于烧，而能发众香，故取以和香。今人和香有如饧者，谓之安息油。或言烧之能集鼠为真。

味辛苦，气平。治中恶魇寐，劳瘵传尸。

苏合香 《别录》上品

诸番国树生，香膏可为药，以浓而无滓者为上。

味甘，气温。**香窜能外通诸窍，内通脏腑，辟一切不正之气。**《局方》苏合丸治症极广。今广东蜡丸盛行，苏合香丸治传尸骨蒸，殗殜①肺痿，疰忤鬼气，卒心痛，霍乱吐利时气，鬼魅瘴疟，赤白暴痢，瘀血月闭，疰癖疔肿，小儿惊痫客忤，大人中风中气，狐狸等病。用苏合油一两、安息香末二两，以无灰酒熬成膏，入苏合油内。白术、香附子、青木香、白檀香、沉香、丁香、麝香、荜茇、诃梨勒煨去核、朱砂、乌犀角，镑，各二两，龙脑、薰陆香各一两为末。以香膏加炼蜜和成剂，蜡纸包收。每服旋丸梧子大，早取井华水，温冷任意，化服四丸。老人、小儿一丸。

龙脑香 《唐本草》

出婆律国。树形如杉木，根中干脂作杉木气，白莹如冰。作梅花片者佳，俗称冰片。

味大苦辛，气善走，故能散热，通利结气。目痛、喉痹、下疳诸方用之，取其辛散也。人欲死者吞之，为气散尽也。世人误以为寒而通利，不知其辛散之性似乎寒尔。

---

① 殗殜（yèdié 叶叠）：古病名，即骨蒸、传尸之异名。或指传尸之初起不甚重者。

古方用治目病、惊病、痘病，皆火病也。火郁则发之，辛主散泄，从治之法也。其气先入肺，传于心脾，能走能散，使壅塞通利，则经络条达而惊热自平，疮毒能出。用猪心血，能引龙脑入心经，治痘疮心热。血瘀倒黡者。发毒气，宣散于外，则血活痘发也。

樟脑 《纲目》

樟树脂膏也。状似龙脑，色如白雪，出韶州、漳州。胡演《升炼方》云：煎樟脑法，用樟木新者切片，井水浸三日三夜，入锅煎之，柳木频搅。待汁减半，柳上有白霜，即滤去渣，倾汁入瓦盆内，经宿自结成块。又炼樟脑法，用铜盆以陈壁为粉糁之，却糁樟脑一重，又糁壁土，如此四五重。以薄荷安土上，再用一盆覆之，黄泥封固。于火上款款炙之，须以意度之，不可太过不及，勿令走气。候冷取出，则脑皆升于上盆。如此升两三次，可充片脑。

味辛，气热，与焰消同性。水中生火，其焰益炽。今丹炉及烟火家多用之。辛热香窜，禀龙火之气。去湿杀虫，搽疮癣，此其所长。着鞋中，去脚气肿痛。

阿魏 《唐本草》

《一统志》载有二种，云出外国。一种草高尺许，根株独立，枝叶如盖，臭气逼人。生取其汁熬作膏，名阿魏；一种树不甚高，土人纳竹筒于树皮内，脂满其中，冬月破筒取之。或云其脂最毒，人不敢近。每采时以羊系于树下，自远射之，脂之毒著羊，羊毙即为阿魏。软者称糖阿魏，为佳。

味辛，气平。其臭触鼻。消肉积，化痞，杀小虫。为丸服。作膏贴痞，取效甚捷。王璆《百一选方》云：夔州潭远病疟半年，窦藏叟授方，用阿魏、好丹砂各一两，研匀，米糊和丸，皂子大。每空心，人参汤化服一丸即愈。世人治疟，惟用常山、砒霜毒物，多有所损，此方平易，人所不知。草窗周密云：此方治疟，以无根水下；治痢，以黄连木香汤下，疟痢多起于积滞故也。[批 癥瘕疼痛，五噎膈气，凡有积者皆宜之。其方悉载《纲目》。]

芦荟 《开宝》

生波斯国，状似黑饧，乃树脂也。

味苦，气寒，厥阴经药。其功专于杀虫清热。《传信方》刘禹锡患癣，初在颈项间，后延上左耳，遂成湿疮浸淫，诸药不效，其疮转盛。后用芦荟一两，炙甘草五钱，研末，先将温浆水洗癣，拭净敷之，立干便瘥。[批 顺治间，浙江江盐院裴公希度患癣，与是相符。先慎安徽君以此治之立验，遂成知己神方也。]

梧桐泪 《唐本草》

木泪，乃树脂流出，状如膏油。石泪，乃脂入土石间，其状成块。得卤斥之气，故入药为胜。

味咸苦，气大寒。古方稀用，今治口齿家多用。

柏木《本经》上品

一名黄柏。

生用降实火，熟用则不伤胃。酒制上，盐制下，蜜制治中。好古曰：黄芩、栀子入肺，黄连入心，黄柏入肾燥湿，所归各从其类。故《活人书》四味解毒汤乃上下内外通治之药。

味苦，气寒，气味俱厚，沉而降，阴也。入足少阴经，为足太阳引经药。其用有六：泻膀胱相火；利小便热结；除下焦湿热作肿或痛；治痢疾先见血；止脐中痛；补肾不足，壮骨髓，与苍术同用为治痿要药。膀胱有火邪，小便黄涩不利者，并用酒洗黄柏、知母为君，茯苓、泽泻为佐。凡小便不通而又口渴者，邪热在气分，肺中伏热不能生水，是绝小便之源也。法当用气味俱薄、淡渗之药，泻肺火而清肺金，滋水之化源，茯苓、泽泻之类是也。若邪热在下焦血分，不渴而小便不通者，《素问》所谓无阴则阳无以生，无阳则阴无以化。膀胱者，州都之官，津液藏焉，气化则能出矣。法当用气味俱厚、阴中之阴药治之，黄柏、知母是也。盖黄柏能制膀胱命门阴中之火，知母能清肺金、滋肾水之化源，皆为滋阴降火要药，然必少壮，气盛能食者用之相宜。若中气不足而邪火炽盛者，久服则有寒中之变矣。

厚朴《本经》中品

其木质朴，皮厚，味辛烈，色紫为上。凡使刮去粗皮，姜汁炙或浸炒。不以姜制则棘人喉舌。

味苦，气温。苦能下气，故去实满、泄腹胀。温能行气，故散湿满。与枳实、大黄同用则消痰下宿食，与橘皮、苍术同用则除湿，消腹胀，止泻，与解散药同用则治伤寒头痛。盖治有余之症宜之，虚弱人非所宜也。[批 若胃家正气虚而又有积滞作胀，厚朴亦可与参、术同用。解散药与苏、羌、防之类。]

杜仲 《本经》上品

状如厚朴，折之多白丝。凡使，削去粗皮。每一斤用酥一两，蜜三两和涂，火炙，以尽为度。

味甘辛，气平。治腰痛。益精强筋骨，除阴下湿痒，小便余沥。古方言滋肾，好古言是肝经气分药，能润肝燥、补肝虚。盖肝主筋，肾主骨，肾充则骨强，肝充则筋健。屈伸利用皆属于肝。杜仲色紫而润，甘温能补，微辛能润，故入肝补肾，子能令母实也。

椿樗 《唐本草》

香者名椿，臭者名樗。

椿根白皮，味苦，气凉，能涩血。凡湿热为病，泻痢浊带，精滑梦遗，诸症用之。有燥下部湿邪、去肺胃陈痰之功。惟除湿所以治泄泻实肠也，但痢疾滞气未尽者不可遽用。一女子年四十余，耽饮无度，多食田蟹，畜毒在脏，大便脓血杂下，日夜二三十次，大肠连肛门痛不堪任。用止血痢药不效，又以肠风药反甚，盖肠风则有血无脓。如此半年余，气血渐弱，食减肌瘦。服热药则愈痛血愈下，服冷药即注泄食减，服温药则病若不知。如此期年，命将垂毙。或教服人参散，一服知，二服减，三服脓血皆止，常服遂愈。其方治大肠风虚，饮酒过度，夹热下痢脓血痛甚，多日不瘥。用檞根白皮一两，人参一两，为末，每服二钱。空心温酒调服，米饮亦可。忌油腻、湿面、青菜、果子、甜物、猪羊、鸡鱼、蒜薤等物。

漆《本经》上品

漆树以钢斧斫皮开，入竹管承之，滴取汁。可饰器物，其色黄泽。金州者佳，故世称金漆。入药当用黑漆、广南漆。作饴糖气，沾沾无力。今人货漆多杂桐油。凡验漆，惟稀者以物蘸起，细而不断，断而急收。涂于干竹上，荫之速干者佳。试诀云："微扇光如镜，悬丝急似钩。撼成琥珀色，打着有浮沤。"若霑渍人，以油治之。漆得蟹而成水，蟹见漆而不干。凡人畏漆者，嚼蜀椒涂口鼻，免生漆疮。东圃曰：木形人畏漆，闻其气即面肿，发疮如痱子，瘀痒怕热，畏日光火气，不可用热汤洗。若手弄漆黏肌肉上，则遍处皆生。予少时患此，苦不知，用汤泡，甚至肿烂。后知漆疮，用蟹涂遂愈。每发，只以杉木煎汤，冷洗随消。干漆入药须捣碎炒热，不尔损人肠胃。若是湿漆，煎干更好，亦有烧存性用者。

味辛，气温，性毒。杀虫，主降而行血，其功只此二者。有方用漆涂疮癣，亦未见用。漆叶，《华佗传》载彭城樊阿少师事佗，佗授以漆叶青黏散方。樊阿服之，得寿二百余岁而耳目聪明。青黏即葳蕤。

海桐《开宝》

［批 只用木皮，今称海桐皮。］

生近海州郡山谷。树似桐皮，黄白色有刺。味苦，气平，能行经络，达病所，去风定痛。古方多用浸酒治风厥。南唐王绍颜得病，腰膝痛不可忍。医以肾脏风毒攻刺，诸药莫疗。因览刘禹锡《传信方》备有此验，修服一剂，便减五分。其方用海桐皮二两半，牛膝、芎䓖、羌活、地骨皮、五加皮各一两，甘草半两，薏苡仁二两，生地黄十两，并净洗，焙干剉。以绵包裹，入无灰酒二斗浸之，冬二七日，夏七日。空心饮一盏，每日早、午、晚各一次，长令微醺。此方不可添减。禁毒食，又杀虫治疥癣，牙痛亦用之。

楝《本经》下品

［批 取入土向东行者。］

一名苦楝。实，名金铃子、川楝子酒浸去皮核取肉用。根皮治心腹虫痛，为杀蛔要药。实，味苦，气寒，导小肠膀胱之热，引心包相火下行，治心腹痛及疝气。

槐《本经》上品

实，味苦，气寒，属纯阴，为虚星之精，肝经气分药也。十月巳日，采相连多者，新盆盛，合泥百日，皮烂为水，核如大豆。服之令人脑满，发不白，长生。折嫩房角作汤代茗，主头风，明目，补脑水。古方以子入冬月牛胆中浸之，阴干百日。每食后吞一枚，久服明目，白发还黑。有痔及下血者尤宜，《和剂局方》治五种肠风下血。粪前有血名外痔，粪后有血名内痔，大肠不收名脱肛，谷道四边累肉如奶名举痔，头上有孔名瘘疮，内有虫名虫痔，并皆治之。槐角去核炒一两，地榆、当归酒焙，防风、黄芩、枳壳麸炒，各半两为末。酒糊丸，梧子大，每服五十丸，米饮下。

花，凉大肠，主五痔，肠风下血。未开时采收，陈久者良，入药炒用。染家用染黄色。子上房，七月收，染皂。

秦皮 《本经》中品

一名樗皮。味苦，性涩，气寒，色青，肝、胆二经药也。治眼目翳膜，风热惊痫，取其平木也。樗皮止水，谓能收泪。治下痢崩带，取其收涩也。痢则下焦虚，张仲景白头翁汤以黄柏、黄连、秦皮同用，苦以坚之也，能益精有子，皆取其涩而补也。此药服食及惊痫崩痢所宜，而人只知治目一节，几于废弃，良为可惋。

合欢 《本经》中品

合昏叶，至暮则合。木皮、枝皆可用。

味甘，气平。稽康《养生论》云：合欢蠲忿，萱草忘忧。补阴之功甚捷。长肌肉，续筋骨。同白蜡入膏用，神效。[批 种子方有合欢酒。端午前取叶阴干，入坛内八分，烧酒十五斤，蒸二炷香。埋土中周时，加饴糖、龙眼肉各三斤，再蒸一次伏土，随时可饮。]

皂荚《本经》中品

皂树结实有三种：一种小如猪牙，一种形长，肥厚多脂而黏，一种长而瘦薄，枯燥不黏。以多脂者为佳。其树有刺难上，采时以篾箍其树，一夜自落。不结实者，树凿一孔，入生铁三五斤，泥封之即结荚。人以铁砧搥皂荚即自损，铁碾之久则成孔。铁锅爨①之，锅爆片落，岂皂荚与铁有感召之情耶？凡用，有蜜炙、酥炙、绞汁、烧灰之异，各依方法。

味辛咸，气温，有小毒。性属金，入手太阴、阳明经。金胜木，燥胜风，故兼入足厥阴，治风木之病。其味辛燥，气浮而散。吹之、导之则通上下诸窍，服之则治风湿痰喘肿满、杀虫，涂之则散肿消毒，搜风治疮。庞安时《伤寒总病论》云：元祐五年，自春至秋，蕲、黄二郡人患喉痹，十死八九，速者半日、一日而死。黄州推官潘昌言得黑龙膏方，救活数千人。其方治九种喉痹，急喉痹、缠喉风、结喉、烂喉、遁虫、虫喋②、重舌、木舌、飞丝入口，用大皂荚四十挺切，水三斗浸一夜，煎至一斗半。

---

① 爨（cuàn 窜）：烧，烧煮。
② 喋：原作"蝶"，据《纲目·木部·乔木类》卷三十五改。

入人参末五钱，甘草末一两，煎至五升。去滓，入无灰酒一升，釜煤二匕，煎如饧，入瓶封，埋地中一夜。每温酒化下一匙，或扫入喉内，取恶涎尽为度，后含甘草片。又孙用和《家传秘宝方》云：凡人卒中风，昏昏如醉，形体不收，或倒或不倒，或口角流涎，斯须不治，便成大病。此症风涎上潮，胸痹而气不通，宜用稀涎散吐之。用大皂荚肥实不蛀者四挺，去黑皮，白矾光明者一两，为末。每用半钱，重者三字。温水调灌，累效不能尽述。只是微吐稀冷涎，或出一升二升。当待①惺惺，乃用药调治。不可使大吐，恐过剂伤人。

子，味辛，气温。治风热大肠虚秘，瘰疬，肿毒，疮癣。刺，味辛，气温，治风杀虫与荚同功，而尤锐利，能引诸药性上行直达病所，能引至痈疽溃处。甚验。[批 从内而外达于肌表，虽在下部，亦可云上行，不单指上部而言]《神仙传》云：崔言一旦得大风恶疾，双目昏盲，眉落发脱，鼻梁崩倒，势不可救。遇异人传方，用皂荚三斤，烧灰，蒸一时久，日干为末。食后浓煎大黄汤，调一匕饮之。一旬眉发复生，肌润目明，后入山修道，不知所终。[批 恶疾顿愈，如获再生，入山修道，此达人也，故存其姓氏。]刘守真《保命集》云：疬风乃营气热，风寒客于脉而不去，宜先用桦皮散。服五七日后，三灸承浆穴七壮。灸后，每日早服桦

---

① 待：原作"时"，据《纲目》改。

皮散，午以升麻葛根汤下钱氏泻青丸，晚服一圣散。用大黄末半两，煎汤调皂荚刺灰三钱，乃缓疏泄血中风热，仍戒房室三年。桦皮散见桦皮下。又追风再造散，即一圣散，服之便出黑虫为验。数日再服，虫尽绝根。新虫嘴赤，老虫嘴黑。

无食子《唐本草》

一名没石子《开宝》。

生番国，树子圆如弹丸。味苦，气温。合他药染发，造墨亦用之。张仲景治阴汗，烧灰，先以汤浴了，布裹灰扑之甚良。

诃黎勒《唐本草》

一名诃子。形似橄榄，有路，煨熟去核用。味苦，气温。敛肺生津。治虚痰久嗽，止久泄。张仲景治气痢用之。波斯人将诃黎勒、大腹等备在舶上，遇大鱼放涎滑，水中数里船不能通，煮此洗其涎滑，寻化为水。其治气消痰之功可知矣。

柽音侦**柳**《开宝》

一名西河柳。煎汤饮，发瘄。

味甘咸，气温。舒条色青，扶疏直上，其性透达。天将雨，而柽先起气以应之。夫雨，地气。天时闷热，得雨即凉。时行热躁，则人患瘄疹。柽柳发瘄，取其清凉疏透，所以能散郁热。解酒亦引意也。《纲目》言其利小便，盖上达肺气则水道自能通调，如水滴上窍开而下窍利，**乃以升为为降，非专主降令**也。呼吸旋通，表里互根，其机如此，惟知者能悟耳。

芜荑《本经》中品

此树之实，状如榆荚。气臭。

味辛，气平。杀虫止痛，消疳去积。

苏方木《唐本草》

一名苏木。苏方国产此木，用染绛色。味甘咸，气平，行血散瘀。

桦木《开宝》

画工以桦皮烧烟，熏纸作古字画。皮上有紫黑花匀者，裹弓及刀靶之类。

味苦，气平，《和剂方》有桦皮散，治肺风毒疮，遍身如疠及瘾疹瘙痒，面上风刺，妇人粉刺。用桦皮烧灰四两，枳壳去穰烧四两，荆芥穗二两，炙甘草半两，各为末。杏仁，水煮过，去皮尖二两，研泥烂，和匀。每服二钱，食后温酒调下，疮疥甚者日三服。

棕榈《嘉祐》

[批 椶，俗作棕。]

此树皮中毛缕如马之骔鬣①。

---

① 鬣（lú 炉）：马骔。

味苦涩，气平。皮似经络，交纠固密。烧黑能止吐血及妇人血露，须佐以他药。若失血去多，瘀滞已尽者用之切当。涩可去脱也，与发灰同用更良。年久败棕入药尤妙。子亦可用。[批 妇人血淋不止。用大红缎一尺，烧灰存性，棕榈子焙燥为末，等分。每服三钱，白汤下。]

巴豆《本经》下品

一名刚子炙炮。去壳用仁。剥时不可黏肉上，令人发肿。以甘草煎汤，或绿豆汤，俱冷洗即愈。此物出巴蜀，形如豆，紧小者是雌。有棱及两头尖者是雄，性极峻利，雌者稍缓。有生用者、麸炒者、酸煮者、烧存性者，有研烂者，以纸包压去油者，谓之巴霜。以黄蜡和丸，下垢而不伤脾胃。

味辛，气大热，有毒。能荡涤冷积宿食，开肠胃郁结，破癥瘕痰癖，逐水消肿，通经闭，下死胎。时珍曰：巴豆峻用则有劫病之功，微用亦有调中之妙。王海藏言其可以通肠，可以止泻。此发千古之秘也。一老妇年六十余，病溏泻已五年矣，肉食、油物、生冷，犯之即作，遍服调脾升提止涩诸药，则泄反甚。余诊其脉沉而滑，乃脾胃久泻、冷积凝滞所致。王太仆所谓大寒凝内，久利溏泻，愈而复发，绵历岁年者。法当以热下之，则寒去利止。遂用蜡匮巴豆丸药五十丸与服，三日大便不通，亦不利，其泻遂愈。自是每用治泄痢积滞诸病，皆不泻而病愈近百人。妙在配合得宜，药病相对。苟用所不当用，则犯轻用损阴之戒矣。巴豆药，服下不顷，腹内热如火，利出恶物。蜡匮犹能下后使人津枯，胸热口燥。用之得宜则有功用，用之失宜，参、术亦能为害，况巴豆乎。

[批 积泻不可用补益升提止涩药。去积则不止泻而泻自止，此通因通用法。余长男有肇，康熙癸丑间绕三岁，因断乳早，嗜食成疳，频泻羞明。为人误投人参、肉果、升麻，不但泻更频而立致目盲，百治不效。朱子承年授予方，用杏仁三两去皮，百草霜二两，巴豆二两去壳，麻油六钱，同炒焦研极细。将黄蜡一两溶化，捣和丸麻子大。每岁服三丸或五丸，入粥饭内三凔服。将及半年，泻止疳愈。此亲试验方也。]

大风子 《补遗》

出番国，大树之子。

味辛，气热，有毒。治风癣疥癞，杨梅诸疮。攻毒杀虫。

不可多服。用之外涂，其功不可及也。

灌木类

桑 《本经》中品

蚕食其叶而能作茧抽丝，俾人御寒饰体，是为神木。羊亦喜食桑叶。羊肉补人，与人参并称。桑之功最神，在人资用尤多。桑乃箕星之精，根下埋龟甲，则茂盛不蛀。根皮作线，缝金疮肠出，更以热鸡血涂之，唐安金藏用验。

根白皮，[批 出土者勿用。] 味甘，气寒。入肺主降下，故止嗽燥湿，利小便而治痰。《十剂》云燥可去湿，桑白皮、赤小豆之属是也。宋医钱乙治肺气热盛，咳嗽而后喘，面肿身热。泻白，用桑白皮炒一两，地骨皮焙一两，甘草炒五钱。每服二钱，入粳米百粒。水煎食后温服。桑白皮、地骨皮皆能泻火从小便出，甘草泻火而缓中，粳米清肺而养血。若肺虚而小便利者不宜用。

桑椹，一名文武实。色乌者，桑之精英尽在于此。单食止消渴，久服不饥，白发变黑。酿酒服，利水消肿。魏武帝军中乏食，得干椹以济饥。金末大荒，民食椹得活。干湿皆可济用，平时宜采收。［批 桑椹用盐卤浸收藏，含之止牙疼。］

叶，味苦甘，气寒，可常服。四月桑茂盛时采叶。又十月霜后三分，二分已落时，一分在者名神仙叶，即采取与前叶同阴干捣末，丸、散任服，或煎水代茶饮之。经霜桑叶，研末，水饮服能止盗汗。［批 扶桑至宝丹用嫩桑叶晒干为末一斤，巨胜子四两，阴阳水煎浓汁二碗，炼白蜜一斤和丸，梧子大，早、晚每服百丸，盐汤下。服食补虚，尤益肺清痰，治哮喘。］

枝，味苦，气平，能行四肢，利关节。除风寒湿痹诸痛，去遍体风痒干燥。一切仙药不得桑煎不服。久服终身不患偏风。一少年苦嗽，百药不效，或令用南向柔桑条一束，每条寸折，锅中以米五碗，煎至一碗，盛瓦器中，渴即饮之，服一月而愈。

楮《别录》上品

一名穀。

实，味甘，气寒。明目，补益。骨鲠，煎汤服之良。

枳 《本经》中品

子名枳实，一名枳壳《开宝》。

味苦，气寒。小者名枳实，性烈而速于降下。大者名枳壳，性缓而松疏，消胀利气。张仲景治伤寒，承气汤用枳实，取其泻破结，有冲墙倒壁之喻。洁古制枳术丸以调脾胃，非白术不能健脾去湿，非枳实不能行气除痞。张仲景治心下坚，大如盘，水饮所作，枳实白术汤。治心下痞及宿食不消，并用枳实黄连汤。他方用枳壳，但取其道散风壅之气，利胸膈，宽大肠。治下痢后重及安胎消胀，俱配药用。然不可多用，恐损至高之气也。

栀子 《本经》中品

治血病炒黑用。去心胸中热，用仁。去肌表热，用皮。

味苦，气寒。朵朵向上，尽出枝头，结实轻飘。观其形象，故能宣泄上焦郁热之邪气而清心除烦。凡心痛稍久，不宜温散，反助火邪。古方多用栀子以导热药，则邪易伏而病易退。栀子本非吐药，仲景用为吐药治伤寒懊憹不得眠。盖非吐水饮痰食有形之物，**乃吐达无形郁闷之邪气**。在上者因而越之也。以栀子之色赤味苦者入心而治烦，香豉之色黑味咸者入肾而治躁。既吐泄胸中痞闷之气，则心肾相通而会合中和矣。张仲景及古今名医治发黄皆用栀子、茵陈、甘草、香豉、四物作汤饮。又治大病后劳役，皆用栀子鼠矢等汤，利小便而愈。按震亨云：栀子能泻三焦之火及痞块中火邪，最清胃脘之血，其性屈曲下行。此语未晰其源，以余推之，盖胸中之郁气既散则小便自通，而气火自除，是因上以及下也。好古所谓实非利小便，乃清肺也。肺清则化行，而膀胱之津液自通。斯言深得要领矣。

酸枣《本经》上品

一名樲《尔雅》。

拣去核，取仁，蜜拌炒，研细用。

仁，味酸，气平。熟用，疗胆虚不得眠及须渴虚汗之症。生用，疗胆热好眠。皆足厥阴、少阳药也。今人以为心家专药，殊昧此理。

蕤核《本经》上品

凡使蕤仁，以汤浸去皮尖，劈作两片。每四两用芒消一两、木通七两，同水煮一伏时，取仁研膏入药。

仁，味甘，气温。治眼风痒赤，眦肿痛及生翳障。为膏点眼，用之多效。

山茱萸《本经》中品

一名酸枣①。

---

① 酸枣：《证类·木部上品》卷十二作"蜀枣"，《纲目·木部·灌木类》卷三十六作"蜀酸枣"。

核能滑精。凡使，去核用肉。

味酸，气平。止小便，闭精气，取其味酸涩以收滑也。滑则气脱，涩剂以收之。仲景八味丸用之为君，以补肝肾，固精，壮元气也。

金樱子 《蜀本草》

其实大如指头，状似石榴而长。有刺，色黄赤，其核细碎而有白毛。用时去刺去核，取肉。味酸涩，气平。涩精治遗，止久泻，缩小便。可熬膏服。

郁李 《本经》下品

一名棠棣。

取核中仁用。

味酸，气平。性润主降而能下结气，专治大肠气滞燥涩，关格不通。利小便，行水道，消大腹水肿，头面四肢浮肿。钱乙云：一乳妇因悸而病，既愈，目张不得瞑。乙曰：煮郁李酒饮之，使醉即愈。所以然者，目系内连肝胆，恐则气结，肝横不下。郁李能去结，随酒入胆，结去胆下则目能瞑。此得肯綮之妙也。

女贞 《本经》上品

一名冬青。

实，味苦，气平。乃上品无毒妙药，少阴之精，大能益肾。世传女贞丹方，即冬青树子。去梗叶，酒浸一日夜，布袋擦去皮，晒干为末，一斤四两。五月收旱莲草，阴干为末，十两。三月收桑椹子，阴干为末，十两。炼蜜丸，梧子大。每服七八十丸，淡盐汤下。若四月收桑椹捣汁熬浓，七月收旱莲草捣汁熬浓，皆可和女贞末，即不用蜜矣。服未旬日，膂力加倍。老者即不夜起，强腰膝，起阴气。《简便方》治诸虚百损，久服白发变黑，返老还童。用女贞实，十月上巳日收。阴干，用时以酒浸一日，蒸透可代茶茗。

五加 《本经》上品

叶名八角茶。又名十大功劳，俗呼老鼠刺，可代茶。

根、皮同茎，味辛，气温，五车星之精也。治风湿痿痹。壮筋骨。诸浸酒药，独五加皮与酒相合且味美也。风病饮酒能生痰火，惟五加皮一味浸酒，日饮数杯最为有益。

枸杞　地骨皮 《本经》上品

宋徽宗时，顺州筑城，得枸杞于土中，形如獒状。驰献阙下，乃仙家所谓千岁枸杞，其形如犬，烹而食之可以身轻。

子，味甘，气平。质润滋补肝肾，生精益气。不寒不热，乃平补之药。所谓精不足者，补之以味也。根，乃地骨皮，甘淡而寒。下焦肝肾虚者宜之，为三焦气分之药。所谓热淫于内，泻以甘寒也。世人但知用黄芩、黄连之苦寒以治上焦之火，黄柏、知母之苦寒以治下焦之火，谓之补阴降火，久服致伤元气。而不知枸杞、地骨皮甘寒平补，使元气充而邪火自退也。时珍常以青蒿佐地骨皮退热，屡有殊功。《保寿堂方》载地仙丹，春采枸杞叶，名天精草；夏采花，名长生草；秋采子，名枸杞子；冬采根，名地骨皮。并阴干，用无灰酒浸一夜，晒露四十九昼夜，取日精月华气。待干为末，炼蜜丸，弹子大。每早、晚细嚼一丸，以隔夜百沸汤下。此药性平，常服能降邪热，明目轻身。采无刺味甜者，有刺者服之无益。

石南《本经》下品

生石间向阳处。

叶，味苦，气平，有毒。古方为疗风要药，浸酒饮治头风。《普济方》主小儿通睛，俗呼斗眼。此乃小儿误跌或打头触惊，肝系受风以致瞳仁不正，宜石南散吹鼻通顶。石南一两，藜芦三分，瓜丁五七个，为末。每吹少许入鼻，一日三度。内服牛黄平肝药。

牡荆《别录》上品

一名黄荆《图经》。

取沥法：[批 取竹沥法同。] 新采荆茎，截尺五寸长，架两砖上，中间烧火炙之，两头以器盛取。

荆沥，味甘，气平。化痰去风。凡患风人多热，常宜以竹沥、姜汁各五合，和匀热服，以瘥为度。热多用竹沥，寒多用荆沥。二汁同功，并以姜汁助送则不凝滞。但气虚不能食者用竹沥，气实能食者用荆沥。

蔓荆《本经》上品

子，味辛，气清。体轻浮，上行而散。治头面风虚之症。

木槿《日华》

花，味甘，气平，皮同。作汤代茶。治风痰喘逆，或晒干焙研。每服二三匙，空心沸汤下。白花尤良。皮，治癣疮。取川产者，厚而色红，为绝胜。

山茶花《纲目》

其药类茗，嫩者采之可作饮。

治吐血衄血，肠风下血。红者为良，入童便、姜汁及酒服，可代郁金。

密蒙花《开宝》

味甘，气微寒，入肝。治目赤肿，止泪，消翳障。

木棉《纲目》

子，味辛，气热，微毒。入补益丸方用。油燃灯损目。

白棉布，味甘，气平。主血崩金疮，烧灰用。

黄杨木《纲目》

叶，味苦，气平。主妇人难产，达生散用之。

寓木类

茯苓《本经》上品

生山谷大松树下，得松余气而成。皮黑皱，肉坚白，形如鸟兽、龟鳖者良。有大如斗者、有坚如石者绝胜，虚赤者不佳。皆自作块，不附著根。包根而轻虚者为茯神。下有茯苓，则上有灵气如丝之状，山人时见之。凡用，去皮心，捣细，水盆搅浊浮者，滤去筋，误服令人瞳子小，目盲。皮，治水肿肤胀，味甘淡，气平。得天之阳，其性上行。生津液，开腠理，滋水源而下降，以利小便。洁古谓属阳，浮而升，言其性也。东垣谓阳中之阴，降而下，言其功也。《素问》云：饮食入胃，游溢精气，上输于肺，通调水道，下输膀胱。观此则知淡渗之药俱先上行而后下降，非径直下行也，此茯苓能利小便之义也。李东垣、王海藏又言小便多者能止、涩者能通，同朱砂用能秘真元，朱丹溪言阴虚者不宜用，其说各异。盖小便之多，原有不同。《素问》云：肺气盛，则小便数而欠。虚则欠欬，小便遗数。心虚则少气遗溺，下焦虚则遗溺，胞遗热于膀胱则遗溺。膀胱不利为癃，不约为遗。厥阴病则遗溺闭癃，种种之别。所谓肺气盛者，实热也。其人必气壮脉强，宜用茯苓，甘淡以渗其热，故曰小便多者能止、涩者能通。若夫肝虚心虚，胞热厥阴病者，皆虚热也。其人必上热下寒，脉虚而弱。法当用升阳之药，以升水降火。膀胱不约下焦虚者，乃火投于水，水泉不藏，脱阳之症。其人必肢冷脉迟，法当用温热之药，峻补其下，交济坎离。二症皆非茯苓辈淡渗之药可治，故曰阴虚者不宜用。仙家有服食法，当因人而施耳。

茯神　《神农本经》只言茯苓，《名医别录》始添茯神。洁古云：风眩心虚，非茯神不能除。然茯苓亦未尝不治心病也。陶弘景言赤泻白补，时珍谓赤入血分、白入气分，各从其类耳。

琥珀《别录》上品

虎死，精魄入地则化为石。此乃松脂入地所化，而状似之。枫脂入地千年亦为琥珀，其色如血。以布拭热，吸得草芥起者为真。色黄而明莹者为蜡珀。有蜂蚁松枝纹隐隐在内者尤良。

味甘，气平。镇心安神，去翳明目，利溺通淋，消瘀生肌。能化血为水。

猪苓《本经》中品

木之余气入土结成，如松之余气结茯苓也。他木皆有，枫木为多。取其行湿，生用更佳。

味甘，气平，淡渗之品。升而复降，能开腠理，利小便。与茯苓同功，但入补药不如茯苓耳。仲景治消渴脉浮，小便不利，微热者，猪苓散发其汗。病欲饮水而复吐，名为水逆。冬时寒嗽如疟状者，亦与猪苓汤，即五苓散也。猪苓、茯苓、术各三两，泽泻五两，桂三分，细捣筛。水服方寸匕，日三。多饮暖水，汗出即愈。利水诸剂无如此驶①，今人皆用之。王肯堂用此治疟，取其分理阴阳，不令交并。大概茯苓能充肺气而利水，猪苓则渗湿，分理阴阳而利水也。

雷丸 《本经》下品

大小如栗，状似猪苓而圆，皮黑肉白，甚坚实。生土中，无苗叶。其杀虫逐邪犹如雷之迅也。竹之余气所结，故又曰竹苓。

味苦，气寒，有小毒，主杀虫。陈正敏云：杨勔中年得异疾，每发语，腹中有小声应之，久渐声大。有道士见之曰：此应声虫也，但读本草，取不应者治之。读至雷丸，不应。服数粒而愈。

桑寄生 《本经》上品

高者二三尺。叶圆微尖，厚而柔，面青光泽，背淡紫而有茸。川蜀桑多，时有之。他处鲜得。

须连桑采者可用。世俗以杂树上者充之，气生不同，恐反有害。

味苦，气平。除风痹，肢节痛，安胎。

---

① 驶：《证类·木部中品》卷十三同，《纲目·木部·寓木类》卷三十七作"快"。

苞木类

竹 《蜀本草》

俗作笋 [批 笋，分入菜部食入。] 诸笋皆发气，同羊肝食，人目盲。

笋，味甘，气微寒。晋武昌戴凯之、宋僧赞宁皆著《竹谱》。凡六十余种，其所产之地，发笋之时各不同，有可食、不可食者。大抵北土鲜竹，秦蜀吴楚以南多有之。竹有雌雄，但看根上第一枝，双生者是雌，有笋。土人于竹根行鞭时掘取嫩者，谓之鞭笋。冬月掘大竹根下未出土者，为冬笋，《东观汉记》谓之苞笋，并可鲜食，为珍品。盐曝者为盐笋，可蔬食。有人素患痰病，食笋而愈。若多食，动气，发冷癥。宗奭曰：笋难化，不益人，脾病不宜食之。一小儿食干笋三寸许，噎于喉中，壮热喘粗如惊。服惊药不效，后吐出笋，诸证乃定。其难化如此。时珍曰：笋虽甘美，而滑利大肠澼，无益于脾，俗谓之刮肠。惟生姜及麻油能杀其毒。俗医治痘，往往劝饮笋汤，云能发痘。盖痘疮不宜大肠滑利，而笋有刮肠之名。暗受其害者，不知其几矣，可不戒之哉！

淡竹叶 味甘淡，气寒。除新久风邪之烦热，止喘促气胜之上冲。张仲景有竹叶汤。

淡竹茹 刮竹皮次层青衣。每用鸡子大一团入药。味甘，气微寒，质轻虚。清膈上浮热，治呕吐，止胎动。

淡竹沥　截竹二尺长，劈开架两砖上，火炙取沥。味甘，气大寒，姜汁为之使。风痰在四肢经络及皮里膜外，非此不能达。若脏寒大便滑泻者不可用。

天竹黄宋《开宝》

生天竹国。大竹之津气结成，如黄土著竹内。相传云人以獬狒骨烧过伪充之。

味甘，气寒。治小儿惊风天吊。去痰热，镇心神。其气味、功用与竹沥同，而无寒滑之害。

服器类

绵《拾遗》

入药用蚕茧所作丝绵，非木棉也。

烧绵成灰，治吐血衄血，下血崩中，赤白带下，疳疮脐疮，聤耳。

裈裆《拾遗》

伤寒愈后，因行房而复病者，多阴阳易病。其人身体重，少气，后重里急，或引阴中拘急。热上冲胸，头重不欲举，眼中生花，膝胫拘急者，烧裈散主之。取袴中近阴处烧灰，水服方寸匕，日三服，小便即利，阴头微肿则愈。男用女，女用男。此以导阴气也。

幞头《纲目》

朝冠漆纱为之。周武帝始，明时皆用。

主交肠病。妇人因生产，阴阳易位，前阴出粪，名曰交肠。取旧幞头，烧灰酒服，仍间服五苓散分利之。如无幞头，旧漆纱帽皆可代，取漆能行败血也。

草鞋 《拾遗》

一名千里马。

产妇催生。路傍破草鞋一双，洗净烧灰，酒服二钱。如得左足生男，右足生女。覆者儿死，侧者有惊。

纸 《纲目》

东圃曰：楮纸治病，古或有之，今未曾用。余见一儿医，子年八岁，病起寒热。初清理，继消导，后补益。诸药皆无效。渐黄肿肚大，气急，呕吐不得倒卧，将至垂死，不识其故。或投大黄下之，临终吐出胶痰一大团。细视之，乃竹纸裹在内也。此馆中戏吞，以致成疾。犹如竹笋条下，载小儿误食干笋三寸，噎于喉间，以惊药治之不效。幸早吐出，得以不死。可见纸在胃中经久不化，痰食相裹，药又误治，致不救。近年兵围海城，绝粮，煮皮革啖之犹活，嚼纸者皆胀死。乃知纸虽柔薄而难化，书此为后戒也。

卷　四

虫　部

卵生类

蜂蜜《本经》上品

生岩石者名石蜜。诸蜜气味以花为主，冬夏为上，秋次之，春易变酸。凡炼蜜，每斤入水四两，掠去浮沫，滴水成珠乃用，谓水火炼法。

味甘，气平。**蜂采无毒之花酿蜜，其腐花之功亦神奇也**。入药用有五，清热、补中、解毒、润燥、止痛。生则性凉能清热，熟则性温能补中，甘而和平能解毒，柔而濡泽能润燥。缓可去急，故止心腹、肌肉、疮疡之痛。和以致中，故调和百药而与甘草同功。仲景治阳明结燥，大便不通，蜜煎导法，**诚神方也**。［批 膈多痰者不宜，蜜甘能缓中滞膈也。大便久泻者不宜用蜜和丸，恐滑肠也。］

蜜蜡《本经》上品

黄蜡生于蜜中，蜜成于蜡，而万物之至味莫甘于蜜、莫淡于蜡。［批 蜜有白蜡，虫白蜡另是一种。］

味甘淡，气微温。性黏涩，能止泻痢。仲景治痢调气饮，《千金方》治痢胶蜡汤。华佗治老少下痢，食入即吐，用白蜡方寸匕，鸡子黄一个，石蜜、黄酒、发灰、黄连末，各半鸡子壳。先煎蜜、蜡、苦酒、鸡子四味，令匀。入连、发，熬至可丸乃止，二日服尽。三方神效无比。[批调气饮，黄蜡、阿胶各三钱，溶化入黄连末五钱，和匀，三次热服。胶蜡汤，蜡二棋子大，阿胶二钱，当归二钱半，黄连三钱，黄柏一钱，陈仓米半升，水三盅，煮取汁入药煎，温服。]

露蜂房《本经》中品

其蒂是七姑木汁，盖是牛粪沫，隔是叶蕊或竹蛀也。

味甘，气平，有毒，阳明经药也。外科、齿科诸病用之，以毒攻毒，兼杀虫耳。

虫白蜡《会编》

小虫所造。虫食冬青树汁，久而化为白脂，黏敷树枝。至秋刮取，以水煮溶滤，置冷水中凝聚成块。碎之，纹理如白石膏而莹澈，人以之和油浇烛。四川、湖广、滇南、闽岭、吴越，东南诸郡皆有，川滇衡水产者为胜。蜡树枝叶状类冬青，四时不凋。五月开白花成丛，实累累大如蔓荆子，生青熟紫。冬青树子红色，其虫大如鸡虮虱，芒种后延缘树枝，食汁吐涎，黏于嫩茎，化为白脂，乃结成蜡，状如凝露。处暑后剥取，谓之蜡渣。若过白露，则黏住难刮。其渣炼化滤净，或甑中蒸化，沥下器中，等凝成块即为蜡。其虫嫩时白色，作蜡及老则赤黑色，乃结苞于树枝。初若黍米大，入春渐长大如鸡豆。子紫色，累累抱枝，宛若树之结实。虫将遗卵，作房如雀瓮、螵蛸之类，俗呼为蜡种，亦曰蜡子。内皆白卵如细虮，一包数百。次年立夏摘下，以箬叶包之，分敷各树。芒种后，苞开卵化，虫乃延出叶底，复上树作蜡。树下要洁，防蚁食其虫。

味甘，气温，色白属金。禀收敛坚强之气，为外科要药。与合欢皮同入长肌肉膏中，用之神效。但未试可服否。

五倍子《开宝》

一名文蛤。法酿过，名百药煎。

生盐肤子木上，虫所造也。此木生丛林处者，五六月有小虫如蚁，食其汁，老则遗种，结小球于叶间。在霜降前采取，蒸杀货之，否则虫必穿坏，壳薄而腐矣。皮工造为百药煎以染皂色，大为时用。他树虽有虫球，不入药用，木性殊也。

盐肤子与木叶皆味酸气寒，故五倍子与之同功而尤胜。噙之治痰饮咳嗽，止血生津，解渴除热毒，佐他药尤良。黄昏咳嗽乃火气浮入肺中，不宜用凉药，宜五倍子、五味子敛而降之。又除泄痢，敷之能收汗，治湿烂脱肛。

百药煎味酸咸微甘，气平，功与五倍子同。但经酿造，其体轻虚，其性浮收，且味带余甘。治上焦心肺咳嗽，痰饮热渴诸病，含化尤宜。[批造百药煎法：用五倍子拣净捣粗末，每斤入细茶叶末一两和匀，水浸一周时。取入白内杵千下，搓成团入坛内，日晒夜露，勿着雨。每七日又捣如前法，共黰①四十九日，晒干收贮。]

桑螵蛸 《本经》上品

螳螂子房也。长寸许，大如拇指，多结小桑树上。芒种后，一枚出小螳螂数百枚。

味甘咸，气平，肝、肾经药。益精生子，治男女虚损，肾衰阴痿，梦中失精，遗溺白浊，不可缺也。一男子小便日数十次，如稠米泔，心神恍惚，瘦悴食减，得之女劳。服桑螵蛸散，未终一剂而愈。其药安神魂定志，治健忘，补心气，止小便数。用桑螵蛸、远志、龙骨、菖蒲、人参、茯神、当归、龟甲醋炙，各一两为末，卧时人参汤调下二钱。如无桑上者，即用他树者，以炙桑白皮佐之。桑白皮行水，以接螵蛸就肾经也。

雀瓮 《本经》下品

一名天浆子，一名杨瘌子。毛虫作茧如瓮形。

入药取榴棘上，房内有蛹者。

味甘，气平。治小儿惊痫，取汁灌之。

蚕 《本经》中品

自死而不朽者名僵蚕。凡使取白色而直者，去丝绵，炒过用。

---

① 黰（zhěn 枕）：原意指衣物或粮食发霉所生的黑点，此处指五倍子等药材发酵至表面长出白霜。

白僵蚕，味咸辛，气平，乃蚕之病风者也。其色白，其性燥，僵而不腐，得金清化之气。治风化痰，散结行经络，所谓因气相感而以意使也。气味俱薄，轻浮而升，故能去皮肤诸风如虫行。治喉痹，下咽立愈。消瘰疬，疗疡痃痘疮。人指甲软薄，用此烧烟熏之则厚。东圃曰：蚕属阳，喜暖恶寒，喜燥恶湿，食而不饮，三眠三起，二十七日而老。蚕为神虫，善变之物。僵则当变之际，而化机顿成清肃之令。其所主皆气机中阻之病，亦对待治法也。

蚕茧 已出蛾者　味甘，气温。治痈疽代针。用一枚即出一头，二枚即出二头，神效无比。煮汤治消渴。

雄原蚕蛾 乃第二番再养之蚕，取其敏于生育也。味咸，气温，有小毒。此物性淫，交精不倦，出茧即媾，至枯乃已，故壮阳事、益精气用之。

原蚕沙 味甘辛，气温。去风收湿，疗风湿之病。患风痹冷痛者，用此熨之有效。《经验方》一抹膏治烂弦风眼，以真麻油浸原蚕沙二三宿，研细，以篦子涂患处。不问新久，隔宿即愈。[批 蚕沙即蚕屎也。晒干淘净再晒，可久收不坏。]

九香虫 《纲目》

产贵州永宁街赤水河中，大如小指头，状如水龟，身青黑色。至冬伏于石上，人多取之以充人事。至惊蛰后即飞出，不可用矣。

味咸，气温。《摄生方》乌龙丸治膈脘滞气，脾胃亏损。壮元阳，久服益人。其方用九香虫一两半，生焙，车前子微炒末，橘皮各四钱，白术焙五钱，杜仲酥炙八钱，为末。炼蜜丸，梧子大。每服一钱五分，盐汤或盐酒吞，早晚各一服。此方妙在此虫。

蜻蜓《别录》下品

夷人食之。

味缺，气微寒。眼大，尾挺如丁，故能强阴止精。古方用大而青者，近时房中术用红色者。此物生于水中，水虿①所化，仍交于水上，附物散卵，复为水虿。

樗鸡《本经》中品

一名红娘子。

凡使去翅足，以糯米或面同炒黄色，去米面用。

味苦，气平，有小毒，不可近目，厥阴经药。能活血散结，行闭通瘀。治瘰疬横痃便毒，疯狗咬伤。

斑蝥《本经》下品

一名斑猫。

春食芫花为芫青，夏食葛花为亭长，秋食豆花为斑猫，冬入地中为地胆，随所居所出之时而名。靛汁、黄连、黑豆、葱、茶，皆能解其毒。

---

① 虿（chài）：原指毒虫，此处指蜻蜓幼虫。

味辛，气寒，有大毒。人获之时，尾后恶气射出，臭不可闻，故入药专主走下窍，直至精溺之处。蚀下取恶物，痛不可当。葛氏云：凡用斑蝥，取其利小便，引药行气，以毒攻毒也。瘰疬之毒，莫不有根。大抵以斑蝥为主，制度如法，能使其根从小便中出，或如粉片，或如血块，或如烂肉，皆其验也。但毒行，小便必涩痛难当，以木通、滑石、灯心辈导之。凡中蛊毒，用斑蝥四枚，去翅足，炙熟，桃皮五月五日采取，去黑皮阴干，大戟去骨，各为末。如斑蝥一分，二味各二分，合和枣核大。米清服，必吐出蛊。一服不瘥，十日更服。此蛊洪州最多，有老妪疗之，一人获缣二十匹，秘方不传。后有子孙犯法，黄华公若干斯时为都督，因而得之。

蜘蛛 *《别录》下品*

有数十种，惟用人家檐角篱头，空中结圆网者入药，若深灰色者耳。遗尿着人生疮。蜘蛛啮人甚毒，往往见于典籍。按刘禹锡《传信方》云：判官张延赏为斑蜘蛛咬项上，一宿有二赤脉绕项下至心前，头面肿如数斗，几至不救。以大蓝汁入麝香、雄黄，取一蛛投入，随化为水，遂以点咬处，两日悉愈。贞元十年，崔从质员外言有人被蜘蛛咬，腹大如孕妇。一僧教饮羊乳，数日而平。李绛《兵部手集》云：蜘蛛咬人，遍身成疮者，饮好酒至醉，则虫于肉中似小米自出也。刘郁《西域记》云：赤木儿城有虫如蛛，毒中人则烦渴，饮水立死。惟饮葡萄酒至醉，吐则解。此与李绛所言蜘蛛毒人饮酒至醉则愈之意同。元稹《长庆集》云：巴中蜘蛛大而毒甚者，身连数寸，踦长数倍，竹木被网皆死。中人疮痏，痛痒倍常。惟以苦酒调雄黄涂之，仍用鼠负虫食其丝则愈。不急救之，毒及心能死人也。段成式《酉阳杂俎》云：深山蜘蛛有大如车轮者，能食人物。若此数说，皆不可不知。凡蛛入饮食，不可食。

味缺，气微寒，有小毒。张仲景治阴狐疝气，偏有大小，时时上下者，蜘蛛散主之。蜘蛛十四枚炒焦，桂半两为散。每服八分，日再，或以蜜丸亦通。蜘蛛能制蛇，故治蛇毒。又能制蜈蚣，以溺射之，节节断烂。蜘蛛为蜂螫，能啮芋梗磨创而愈，而蛛又能治蜂蝎所螫。刘义庆《幽明录》云：司徒蔡谟昼寝，梦其亲张甲云，某忽病心腹痛，胀满不得吐下而死，此名干霍乱。惟用蜘蛛，生断脚研吞之则愈，但人不知。谟后用此治干霍乱辄验。按此说虽怪，正合唐注治呕逆霍乱之文，当亦不谬。盖服蜘蛛令人利也。

蛛网，治卒暴吐血。用大蜘蛛网搓成小团，米饮吞之一服立止。又贴金疮出血，亦能立止。缠疣赘、肛门鼠痔，七日消落。东圃曰：人身血脉本自周流，伏行隧道，无病则平和不可得见，惟病则妄行而外出。阳络伤则血外溢，吐血衄血也；阴络伤则血内溢，便血也。肺有窍则咳血杀人，肠有窍则便血杀人。蛛网出自蛛腹，能放能收，结则形宛似络而性黏，是以能补络脉破伤而止血也。

蝎《开宝》

其毒在尾，入药用尾全者，谓之全蝎。有单用尾者，谓之蝎梢。其力尤紧。

味甘辛，气平，有毒。色青属木，产于东方。治大人风痫，小儿惊搐。入厥阴经，为追风去痰要药。亦治毒。

水蛭《本经》下品

一名马蟥。

细剉，以微火炒，色黄乃熟。不尔入腹生子，为害非浅。

味咸苦，气平，有毒。咸走血，苦胜血。水蛭之咸苦以除蓄血，乃肝经血分药，故能通行肝经聚血。古方虽用，今时罕用。

蛆《纲目》

水洗，换清水浸三日，晒干为末。

人粪中蛆，味缺，气寒，治小儿疳。死人身上蛆，收取炒干为末，好酒服，治疠风最妙。消虫，润肌肤。

化生类

蛴螬《本经》中品

状如蚕而大，身短节促，足长有毛。生树根及粪土中者，外黄内黑。生旧茅屋上者，外白内黯。皆湿热之气熏蒸而化，宋齐丘所谓燥湿相育，不母而生是也。久则羽化为蝉。

味咸，气微温，有毒。同猪蹄作羹食，甚下乳汁。仲景治血痹虚劳病，大䗪虫丸方中用之，取其去胁下坚满也。《本事方》治筋急，养血地黄丸用之，取其治血瘀痹也。《经验方》云：吴中书郎盛冲母王氏失明，婢取蛴螬蒸熟与食，王以为美。冲还知之，抱母恸哭，母目即开。与本草治目中青翳白膜，《药性论》汁滴目中去翳障之说相合。时珍以此治人得验。又按鲁伯嗣《婴童百问》云：张大尹傅治破伤风神效方用蛴螬，将驼脊背捏住，待口中吐水，就取抹疮上，觉身麻汗出，无有不活者。余弟额上跌破，七日成风，依此治，时间就愈。此又符疗踒折、敷恶疮、金疮，内塞主血止痛之说。盖此药能行血分，散结滞，故治以上诸病。

蝉蜕 《别录》

去土、翅、足，沸汤洗，晒干用。

味甘咸，气寒。蝉性蜕而退翳，蛇性窜而去风，因其性而为用也。蝉乃土木余气所化，吸风饮露，溺而不粪，其气清虚，以胁而鸣。蜕取脱义，故退目上翳膜。治小儿痘疹不快者，取其能散皮肤经络之风热也。

蜣螂 《本经》下品

一名推车客。

此虫高鼻深目，状如羌胡，背黑负甲，以土包粪，转而成丸。雄曳雌推，置于坎中，覆之而去。数日有小蜣螂出，盖孚乳于中也。

味咸，气寒，有毒，手足阳明、厥阴经药。所主皆三经之病，治大小便闭。《本事方》有推车散。古方治小儿惊痫，蜣螂为第一，而后医未见用。箭镞入骨不可移，《杨氏家藏方》用巴豆微炒，同蜣螂捣涂，斯须定痛，必微痒，忍之。待极痒不可忍，乃撼动拔之立出，后以生肌膏敷之。诸疮用此方皆愈。《翰院丛记》云：有人承檐溜浣手，觉物入爪甲内。初若丝发，数日如线，伸缩不能，始悟其为龙伏藏也，乃叩石藏用求治。藏用曰：方书无此，以意治之可耳。末蜣螂涂指，庶免震厄。斯人如言，后果雷火达身，急用针挑之，见一物跃出，亦不为害。《医说》并载此事。大小便闭、经月欲死者，本事方推车散。用推车客七个，男用头，女用身；土狗七个，男用身，女用头。新瓦焙研末，用虎目树南向皮，煎汁调服即通。

蝼蛄《本经》下品

一名土狗。

穴土而居，短翅四足，雄善鸣而飞，雌腹大羽小，不善飞。吸风食土，喜就灯光。入药用雄。

味咸，气寒。治水肿腹满，喘促不得卧者。用五枚焙干为末，食前白汤服一钱，小便利愈，忌盐一百日。或端午日取，阴干焙收。治十种水病，上身用头末七个，治中用腹末七个，治下用尾末七个。食前酒服，或加甘遂、芫花、大戟、大黄同用亦可。颂曰：今方家治石淋导水，用蝼蛄七枚，盐二两，新瓦上铺盖焙干研末，每温酒服一钱即愈。朱震亨曰：蝼蛄治水甚效，但其性急，虚人戒之。

鼠妇《本经》下品

一名鼠负，一名地虱。

在卑湿处及甕器底、土坎砖石下多有之。大者长三四分，其色如蚓。背有横纹蹙起，形似衣鱼，稍大而灰色。

味酸，气温。张仲景治久疟，大鳖甲丸用之，以其主寒热也。古方治惊疟、血病多用之，盖厥阴经药也。《太平御览》载葛洪疟方，用鼠负虫十四枚，各以糟酿之，圆十四丸，发时水吞下便愈。而葛洪《肘后方》治疟疾寒热，用鼠妇四枚，糖裹为丸，水下便断。又用鼠妇、豆豉各十四枚，捣丸茨子大，未发前白汤服二丸，将发时再服二丸便止。又蜘蛛毒人成疮，取此虫食其丝即愈。

蟅虫《本经》中品

一名地蜱虫。

形扁如鳖，有甲，好生鼠壤土中及屋湿处。小儿多捕以负物为戏。

味咸，气寒，有毒。张仲景治杂病方及久病积结，有大黄蟅虫丸，又有大鳖甲丸及妇人药用之，以其有破坚下血之功也。《摘效方》用土鳖，焙，存性为末。每服二三钱，接骨神效。一方生者擂汁酒服。又方，土鳖六钱，隔纸砂锅内焙干，自然铜二两，用火煅醋淬七次，为末。每用二钱，温酒调下。病在上，食后服；病在下，食前服，神效。董炳《集验方》用土鳖阴干一个，临时旋研入乳香、没药、龙骨、自然铜，火煅醋淬，各等分，麝香少许为末。每服三分，入土鳖末内，以酒调下。须先整定骨乃服药，否则挫接也。又可代杖，此家传秘方，慎之。

湿生类

蟾蜍 *《别录》下品*

虾蟆在陂泽中，背有黑点，身小，能跳接百虫，解作呷呷声，举动极急。蟾蜍在人家湿处，身大，青黑无点，多痱癗，不能跳，不解作声，行动迟缓，目赤。腹无八字者不可用。五月五日，取得日干，或烘干用。一法去皮爪，酒浸一宿，涂酥炙干用。钱仲阳治小儿冷热疳泻，如圣丸用干者，酒煮成膏丸药，亦一法也。

味辛，气凉，微毒。土之精也，上应月魄而性灵异，穴土食虫。又伏山精、制蜈蚣，能入阳明经。退虚热，行湿气，杀虫蛊，为疳病痈疽诸疮要药。《别录》云：猘犬①所伤，宜食虾蟆脍遂愈。此亦治痈疽疔肿之意，大抵是物能**攻毒拔毒**耳。古今诸方所用虾蟆不甚分别，多是蟾蜍。

① 猘（zhì 制）犬：疯狗。

用者审之，不可因名失实也。

蟾酥 眉间白汁也。以油纸裹眉裂之，酥出纸上，阴干用。取法不一，或以手捏眉棱，取白汁于油纸上及桑叶上，插阴处一宿即自干。真者轻浮，入口味甜也。或以蒜及胡椒等辣物纳口中，则蟾身白汁出。以竹篦刮下，面和成块干之。其汁不可入人目，若入目，令赤肿昏盲，或以紫草汁洗点即消。

味辛而麻，气温，有毒。治发背疔疮，一切恶毒。蟾酥丸，取其发汗解毒也。又疗虫牙。房术药中用以涂之，能助阳塞精，取其麻也。若粘嫩皮，令人作肿。古方多虾蟇，近方多用蟾蜍，二物功用不甚远。

蛙 《别录》中品

一名田鸡，一名青蛙，一名水鸡。

味甘，气寒。产于水而与螺蚌同性，故能解热毒，利水气。凡浑身水肿，或单腹胀者，以青蛙一二枚，去皮炙，食之自消。时行面赤项肿，名虾蟆瘟。以金线蛙捣汁水调，空腹顿饮极效，曾活数人。

蜈蚣 《本经》下品

以火炙去头用。

味辛，气温，有毒。厥阴经药也，所主皆厥阴经病。盖善行而最疾者，惟风与蛇，蜈蚣能制蛇，故亦能截风。按杨士瀛《直指方》云：蜈蚣有毒，惟风气暴烈者可以当之。非蜈蚣能截能擒，则风气暴烈亦不易止，但贵药病相当耳。设或过剂，以蚯蚓、桑皮解之。又云，瘭疮一名蛇瘴，蛮烟瘴雨之乡多毒蛇气，人有不伏水土风气而感触之者，数月以还，必发蛇瘴。惟赤足蜈蚣最能伏蛇为上药，白芷次之。又《圣济总录》云：岭有朴蛇瘴，一名锁喉瘴，项大肿痛连喉。用赤足蜈蚣一二节，研细，水下即愈。据此则蜈蚣之治蛇蛊蛇毒、蛇瘕蛇伤诸病，皆此意也。然蜈蚣又治痔漏、便毒、丹毒等病，并陆羽《茶经》载枕中方治瘰疬一法，更见蜈蚣之用广，盖以毒攻毒也。

蚯蚓《本经》下品

一名地龙。

入药取白头颈者。小儿阴囊为此物所吹则肿。《经验方》云：蚯蚓咬人，形如大风，眉落发脱，惟以石灰水浸之良。昔浙江将军张韶病此，每夕蚯蚓鸣于体中，有僧教以盐汤浸，数次而愈。味盐[①]，气寒。此物穿土为窟，屈曲犹如经络，故能通人经络。性寒下行，能解热疾而利小便，治天行热病，烦渴狂言。盖时行热病涉上焦气分而邪迫心经，致令狂言。地龙得寒水之气，由心经引热下行，自小便而出，此釜底抽薪之法也。又治心疯狂言不寐者，每用七条，竹篦破肚，清水洗净捣烂。滚水冲汁，饮数次大能获效。

蜗牛 <small>《别录》</small> <small>中品</small>

一名蜒蚰蠃。

生池泽草树间。形似小螺白色，头有四角。行则头出，惊则首尾俱缩入壳。身有涎能制蜈蝎。夏热升高，自悬叶下，涎枯而死。

味咸，气寒。入小儿药最效，能解热消毒。《纲目》附方治小便不通，大肠脱肛，痔疮肿痛，发背初起，瘰疬未溃已溃，喉风肿痛，耳腮痄肿，面上毒疮，赤白翳膜，鼻血不止，撮口脐风，滴耳聋闭，消渴引饮，并染须用之。

蛞蝓 <small>《本经》</small> <small>中品</small>

背负壳者曰蜗牛，无壳者蛞蝓。功用相同，皆制蜈蚣。

味咸，气寒。蜈蚣畏之，不敢过蛞蝓所行之路，触其身即死，故可取用以制蜈蚣之毒。峤南多蜈蚣，大者二三尺，螫人致死。惟见蛞蝓则局不促不行，任蝓登其首，啖其脑而死。人以此生捣涂蜈蚣伤，立时疼止。痔热肿痛，用大蛞蝓一枚，研如泥，入龙脑一字，胭脂胚子半钱，同敷之。先以石薜①煮水熏洗尤妙，或以蛞蝓、京墨同涂亦妙。

---

① 石薜：即络石藤。

鳞 类

龙《本经》上品

鳞虫之长。形有九似，头似驼，角似鹿，眼似鬼，耳似牛，项似蛇，腹似蜃，鳞似鲤，爪似鹰，掌似虎。背负八十一鳞，具九九阳数。声如戛铜盘，口旁有须髯，颌下有明珠，喉下有逆鳞，头上有抟山，又名尺木，无此不能上天。呵气成云，既能变小，又能变大。龙火得湿则燔，以人火逐之即息，故人之相火似之。龙，卵生思抱，雄鸣上风，雌鸣下风，因风而化。《释典》云：龙交则变二小蛇。龙性粗猛，而爱美玉空青，嗜燕肉，畏铁及蔄草、蜈蚣、楝叶、五色丝。故食燕者忌渡水。祈雨用燕，镇水患用铁，激龙者用蔄草。祭屈原者用楝叶色丝裹粽投江。医家用龙骨者，当知其性之爱恶如此。龙骨，《本经》以为死龙，陶氏以为蜕骨。苏、寇诸说皆两疑之。窃谓：龙，神物也，似无自死之理。观苏氏所引斗死之龙，及《左传》云豢龙氏醢[1]龙以食。《述异记》云：汉和帝时大雨，龙堕宫中，帝命作羹赐群臣。《博物志》云：张华得龙肉鲊，言入醋则生五色。按诸说，是龙有自死者矣。凡用，龙骨煅赤为粉，水飞过晒干。每斤用黑豆一升，蒸一伏时，晒干用。否则着人肠胃，晚年作热病。〔批 龙类九种：

---

① 醢（hǎi 海）：原指用肉、鱼等制成的酱，此处指用龙肉作酱。

蛟龙、龟龙、盐龙、鲮鲤、守宫、蛤蚧。吊①亦龙生，蛇头龟身。精名紫梢花，助阳秘精，今亦罕用。石龙子又名蜥蜴，四足蛇也。生山石间，能吐雹，可祈雨，故得龙子之名。利小便，通石淋，消阴癀，治诸瘘滑窍，破血，《千金方》治瘕结。]

龙骨 味甘，气平，性涩。可去脱，能收敛浮越之正气，镇惊安神，敛汗固精。治吐血衄血，咳逆，崩中带下，固大肠，止泻痢，生肌敛疮。其齿与骨角，皆主肝病。许叔微云：肝脏藏魂，能变化。龙者东方之神，故魂游不定者，治之以龙齿。雷敩曰益肾气药宜用之。东圃曰：细观所主，五脏皆宜用之，但取其敛涩之功，亦能佐他药补益之力配合得效，在人善用也。[批骨细纹广者是雌，骨粗纹狭者是雄。五色、具者上，白色黄色者中，黑色者下。]

鲮鲤 《别录》下品

一名穿山甲。

状如龟。取鳞甲炒成珠用。

味咸，气微寒，有毒，入厥阴、阳明经。风疟疮毒，通经下乳，用为要药。此物穴山而居，寓水而食，出阴入阳，能窜走经络，直达病所。凡油笼渗漏，剥穿山甲里面肉靥投入，自至漏处补住。故治肿毒，与角刺同用，以排脓追毒。谚云"穿山甲王不留，妇人吃了乳长流"，言其迅速也。凡风痹冷湿之症，因水湿所致，浑身上下强直不

---

① 吊：裴渊《广州记》："吊，生岭南，蛇头龟身，水宿木栖。"

能屈伸，痛不可忍者，于五积散内加穿山甲七片。看病在左右手足，或背胁疼痛处，即于鲮鲤身上照依处所取甲炮熟，同全蝎炒十一枚，葱、姜水煎，入无灰酒一匙热服，取汗避风甚良。

守宫 《纲目》

一名壁虎。

味咸，气寒，有小毒。治风痉惊痫诸病，亦犹蜈、蝎之性，能透经络，且入血分，故又治血病、疮疡瘰疬。

蛤蚧 《开宝》

广西横州甚多，居木窍间。形如大守宫，身长四五寸，尾与身等。入药其力在尾，尾不全者不效。雄为蛤，皮粗口大，身小尾壮。雌为蚧，皮细口尖，身大尾小。牝牡上下相呼累日，情洽及交，两相抱负，自坠于地。人往捕亦不知觉，以手分劈，虽死不开。用熟蒿草细缠，蒸过曝干，炼为房中药甚效。凡用，去头足，洗去鳞鬣①内不净。以酥炙，或蜜炙。

味咸，气平。补肺气，定喘止渴，功同人参；益阴血，助精扶羸，功同羊肉。近世治劳损、萎弱、消渴皆用之，但取其滋补也。

蛇蜕 《本经》下品

味甘咸，气平。蛇从口退出，眼睛亦退，今眼药中去

① 鬣（liè 列）：原指鱼、龙颔旁的小鳍，此处指蛤蚧颔旁的鳍状物。

翳膜用之，取此义也。入药有四：一能辟恶，取其变化性灵也，故治邪僻、鬼魅、蛊疰诸病；二能去风，取其属异性窜也，故治惊痫、瘢驳、喉舌诸病疾；三能杀虫，故治恶疮、痔漏、疥癣诸疾，用其毒也；四有蜕义，故治翳膜、胎产、皮肤诸疾。会意从类也。

白花蛇《开宝》

一名蕲蛇。

湖蜀皆有，惟蕲蛇擅名，然蕲地亦不多得。市肆所货，官司所取，皆自江南兴国州山中来。其蛇龙头虎口，黑质白花，胁有二十四个方胜纹，腹有念珠斑，口有四长牙，尾上有一佛指甲，长一二分，肠形如连珠。多在石南藤上，食其花叶。人以此寻获，先撒沙土一把，则蟠而不动。以叉取之，用绳悬起。剖刀破腹去肠物，则反尾洗涤其腹，盖护创尔。乃以竹支定，屈曲盘起，扎缚炕干。出蕲地者，虽干枯而眼光不陷，他处者否矣。蛇死目皆闭，惟蕲州花蛇目开如生。舒、蕲两界者，则一开一闭，故人以此验之。凡用，头、尾各去三寸，亦有单用头、尾者。大蛇一条，只得净肉四两。春秋酒浸三宿，夏一宿，冬五宿。取出，炭火焙干，如此三次。以砂瓶盛埋土中一宿，出火气，去皮骨取肉用。

味甘咸，气温，有毒。性窜，能引药至于风疾之处，故能治风。风善行数变，蛇亦善行数蜕，而花蛇又食石南，所以能透骨搜风，截惊定搐，为风痹、惊搐、癫癣、恶疮要药。取其内走脏腑，外彻皮肤，无处不到也。凡服蛇酒药，切忌见风。

乌蛇《开宝》

一名乌梢蛇。

有二种：剑脊细尾者为上；长大无剑脊，尾稍粗者，名风梢蛇，亦可治风，而力不及。

味甘，气平。治诸风顽痹，皮肤不仁，瘙癞、瘾疹、疥癣，功与白花蛇同而性善无毒。

鲤鱼《本经》上品

为诸鱼之长，充食类上品，处处有之。其胁鳞一道，从头到尾，无大小皆三十六鳞。每鳞有小黑点，能神变飞越江湖，所以仙人琴高乘之。山上之水中有此，不可食。

味甘，气平。其功长于利小便，故能消肿胀、黄疸、脚气、喘嗽湿热之病。

鳟鱼《纲目》

［批 鳟，音序。］

一名鲢鱼。

头小形扁，细鳞肥腹，其色最白。

味甘，气温。温中益气。多食热中，令人渴，发疮疥。

鲩①鱼《拾遗》

[批 鲩，音浑。]

一名草鱼。

畜鱼者以草饲之。形长身圆，肉厚而松，有青鲩、白鲩二色。白者味胜，商人多鳇②之。

味甘，气温，暖胃和中。

青鱼《开宝》

服术人忌之。形似鲩鱼，背青色。人多以作鲊。

味甘，气平。同韭白煮食治脚气。不可合生胡荽、生葵菜、豆藿、麦酱同食。眼睛汁注目能夜视。胆，味苦，气寒。腊月收，阴干。点目消赤肿，吐喉痹痰涎。

鲻　鱼

似鲤，身圆头扁骨软，性喜食泥。腹有黄脂，味美。吴越人以为佳品，醃为鲞腊③。

味甘，气平。开胃，利五脏，令人肥健，与百药无忌。

白　鱼

色白，大者长六七尺。形窄腹扁鳞细，头尾俱向上。肉中有细刺，多食生痰。与枣同食患腰痛，患疮疥食之

---

① 鲩（huàn 患）：即草鱼。
② 鳇（yè 叶）：以盐渍鱼。
③ 鲞（xiǎng 响）腊：腌制或风干的鱼肉食品。鲞，干鱼。

发脓。

味甘，气平。开胃去水气，令人肥健，助血脉。炙疮不发者，作鲙食之良。

石首《开宝》

一名黄鱼，一名江鱼。

鲜者多食发胀。患病人忌食，生疮者食之难痊。干者名白鲞。

味甘，气平。痢疾宜食之。盖此鱼食盐水，性不热，且无脂不腻，故无热中之患，能养肠胃也。

勒鱼《纲目》

味甘，气平，开胃暖中，作鲞尤良。

鲥鱼《食疗》

初夏时有，余月则无。

味甘，气平。补虚劳。

鲳鱼《拾遗》

味甘，气平。令人肥健，益气力。鱼子有毒，令人痢下。

鲫鱼《别录》上品

味甘，气温。诸鱼属火，独此鱼属土。有调胃实肠之功，多食亦能发火。

鲂鱼《食疗》

一名鳊鱼。

味甘，气温。调胃气，利五脏。痔痢者勿食。

鲈鱼《嘉祐》

色白黑点，巨口细鳞。淞江人名四鳃鱼。

味甘，气平，补五脏，和肠胃，治水气。

鲦鱼《纲目》

一名白鲦①。

生江湖中，长仅数寸，形狭而扁。

味甘，气温。暖胃，止冷泻。

鲙残鱼《食鉴》

一名银鱼。

出苏淞浙江。身圆如箸，洁白如银，无鳞，但目有两黑点。曝干以货四方。

味甘，气平。宽中健胃。

鳢鱼《本经》上品

一名黑鳢。

首有七星，夜朝七斗，言是公蛎蛇所化。然有相生者，性难死，亦如蛇也。形长体圆，头尾相等。细鳞玄色，有斑点花纹，颇类蝮蛇。形可憎，气鯹②恶，食品所卑。道家指为水厌，《齐录》所忌。

---

① 鲦：原作"鯈"，据《纲目·鳞部·鱼类》卷四十四改。
② 鯹（xīng 腥）：鱼腥味。

味甘，气寒。治顽癣疥癞，脚气风气人。食之良。主妊娠水气。煎汤浴儿稀痘。有疮者不可食，令人瘢白。

无鳞类

鳗鲡鱼 《别录》中品

状如蛇，背有肉鬣连尾。无鳞有舌，腹白。大者长数尺，脂膏最多。四目者食之杀人。背有白点无腮者亦不可食，妊妇食之令胎有病。

味甘，气平，有毒。主杀虫去风，与蛇同功，故主治近之。有人病瘵，相传染死者数人，因取病者置棺中，弃于江以绝害。流至金山，渔人引起，开视乃一女子，犹活。取至渔舍，每以鳗鲡食之，遂愈。痔漏熏之虫即死。烧烟熏蚊，令化为水。熏毡及屋舍竹木，断蛀虫。置骨于衣箱，断诸蠹。[批 鳗大异常者勿食。康熙初，堂方厨得大鳗，梦黄衣人乞命，云不杀当报德，方不信，烹食遂死。]

鳝鱼 《别录》上品

[批 鳝，音善。]

今称黄鳝，似鳗而长，似蛇无鳞。有青、黄二色，体多涎沫，大者长二三尺。夏出冬蛰，蛇变者名蛇鳝，有毒害人。鬻①鳝肆中，以缸贮水，畜数百条。夜以灯照之，其蛇化者项下必有白点，通身浮水上，即弃之。或以蒜投于缸中，则群鳝跳踯不已，此物性相制也。作臛当重煮

---

① 鬻（yù 育）：卖，出售。

之，不可用桑柴。时行病后食之多复。动风气，多食令人霍乱，发诸疮。黑者有毒，大者有毒杀人，不可合犬肉、犬血食。

味甘，气大温。贴冷漏、痔瘘、臁疮，能引虫出。血，疗口眼㖞斜，同麝香少许，左㖞涂右，右㖞涂左，正即洗去。

河豚《开宝》

吴越最多，状如蝌蚪。食此者，一日内忌服药，恐犯荆芥，二物大相反也。

味甘，气温，有大毒。味虽珍美，修治失法，食多杀人，尊生者宜远之。世传中其毒者，以至宝丹或橄榄及龙脑浸水，皆可解。又方以槐花微炒，与干胭脂等分同捣粉，水调灌之大妙。虽有解法，不如不食为高。子，必不可食。水浸一夜，大如芡实。肝，亦忌食。［批 海中河豚大毒，江中者次之。煮时要去血极净，不可贴锅，宜悬中煮之；亦不可盖锅，又恐煤尘落在鱼内。鱼子、皮、眼珠不可食，食之杀人。谚云："皮麻子胀眼睛酸。"］

比目鱼《食疗》

又名箬鱼。形如箬叶，不比不能行。
味甘，气平。补虚益气力。多食动气。

乌贼鱼《本经》中品

一名乌鲗。

性嗜鸟。每自浮水上，飞鸟见而喙之，乃卷鸟入水而食之。

味酸，气平。益肝，通月经。骨，名海螵蛸，味咸走血，入厥阴血分。故血枯血瘕，经闭崩带，下痢疳疾，厥阴本病也；寒热疟疾，聋瘿，少腹痛，阴痛，厥阴经病也；目翳流泪，厥阴窍病也。厥阴属肝，肝主血，故诸血病皆治之。《素问》云：有病胸胁支满者，妨于食。病至先闻腥臊臭，出清液，先吐血，四肢清，目眩，时时前后血，病名曰血枯。得之少年时有所大脱血，或醉入房中，气竭肝伤，故月事衰少不来。治之以四乌鲗骨、一芦茹为末，丸似雀卵，大如小豆，每服五丸。饮以鲍鱼汁，所以利肠中，治伤肝也。观此，则其入厥阴血分无疑矣。

海蛇 《拾遗》

一名海折。

生东海。形浑然凝结如血崎，色红紫，大者如床，小者如斗。无口眼，腹下有物如悬絮。群虾附之，咂其旋沫。浮沉如飞，为潮所拥。虾去蛇不得归，人因割取，浸以石灰矾水。去血汁，其色遂白，俗称白皮子。其最厚者谓之蛇头，味更胜。

味咸，气温。治妇人积血带下，小儿风痉丹毒。疗腹痛痢疾，消新旧积滞，而不破气损脾，故痢疾宜食。孕妇食之，令儿烂耳沿。

虾《别录》下品

虾之大者，蒸曝去壳为虾米。

味甘，气温，有小毒。作羹治鳖瘕，托痘疮，下乳汁。煮汁吐风痰，捣膏敷虫疽，法制壮阳道。

海马《拾遗》

出南海。其首如马，喙垂下，身如虾，背伛偻，有竹节纹。长二三寸，黄褐色。渔人网取曝干，雌雄为对。妇人难产，割裂而出者，手持之易产。

味甘，气温。雌雄成对，有交感之义，故难产及阳虚房术多用之。

鳔鮧①《拾遗》

作胶名膘胶，即诸鱼之白胫，中空如泡。海鱼多以石首鳔作之。粘物甚固，工匠日用之物。

味甘，气平。补精益肾。治梦遗白带，久服种子。

海参东圃

出海中长岐岛，夷人称海蛆。有黑、白二色，长二三寸许，大寸许，周身有肉刺，而黑者为佳。一种无肉刺，色带白，名为肥皂参，次之。

味甘，气平。补阴益精。与猪肉同煮食味美。

---

① 鳔鮧（zhúyí）：音逐移。

介 部

水龟《本经》上品

一名败龟板《日华》。

甲 味甘，气平。乃至阴之物，禀北方之气而生，大有补阴之功，故能治血治痿。作醢食，疗痔漏脏毒有验。龟板、鹿角二种皆可煎炼，名龟鹿二仙胶。[批 甲与角俱骨类，为骨之余气在外者。煎熬成胶，取骨中之液。龟寒补肾阴，鹿热补肾阳。俱入骨髓中，从内补出而有寒热之殊。]盖龟与鹿皆灵而有寿。龟首常藏腹内，能通任脉，故取其甲，以补心补肾补血，皆以养阴也。鹿鼻常反向尾，能通督脉，故取其角，以补命门补精补气，皆以养阳也。阴虚者纯以龟甲补之，阳虚者纯以鹿角补之。若膈有浊痰，大便溏泄者，不宜用龟胶，以其性黏滞而润滑也。凡用龟板须酥炙，或童便浸炙。有煅存性用者，皆取其入阴而清热也。金坛一老绅，好服龟板丸药，久而腹生小龟，此癥瘕之属。气相感召，或制时未熟，抑伤生之报耶？

鳖《本经》中品

一名团鱼。[批 鳖三爪、五爪，赤足，头足不缩，独目，目四陷，腹有"王"字，卜字。纹有蛇纹者，是蛇化在山上者，名旱鳖，并有毒杀人，不可食。]

凡用甲，要绿色九肋、重七两者为上。治癥块定心，醋炙用；治痿退热，童便浸炙用。

甲　味咸，气平，厥阴肝经血分之药。故所主者疟劳寒热痎瘕，惊痫，经水，痛肿，阴疮，皆厥阴血分之病。

玳瑁　色赤入心。故所主者，心风惊热，伤寒狂乱，痘毒肿毒，皆少阴血分之病。[批 玳瑁，龟类。出岭南海畔山水间。]

秦龟　色黄入脾。故所主者，头风湿痹，身重蛊毒，皆太阴血分之病。

水龟　色黑入肾。故所主者，阴虚精弱，腰脚酸痿，阴疟泄痢，皆少阴血分之病。介虫阴类，故并主阴经血分之病，从其类也。

鳖肉　性冷，久食损人，患水病。[批 孕妇不可食鳖，令子颈缩。]

蟹《本经》中品

雄者脐长，雌者脐团。腹中之黄应月盈亏。生于流水者，色黄而腥。生于止水者，色绀而馨。霜前食物，故有毒；霜后将蛰，故味美。海中蟹大如钱，而腹下又有小蟹如榆荚者，蟹奴也；居蚌腹者，蛎奴也，并不可食。蟹腹中有虫如小木鳖子而白者，不可食，大能发疯也。独螯独目，两目相向，六足四足，腹下有毛，腹中有骨，头背有星点，足斑目赤者，并不可食，有毒害人。凡食常蟹，或中其毒者，紫苏汁、蒜汁、豉汁、芦根汁皆可解。妊妇食之，令子横生。此物极动风，风疾人不可食。勿同柿、荆芥食，发霍乱动风，木香汁可解，详柿下。蟹黄能化漆为水，故用涂漆疮。蟹螯烧烟，可集鼠于庭。蟹非蛇鳝之穴无可寄，故食鳝中毒者，食蟹即解，性相畏也。[批 啖鳝即中毒，人犹若不知。推类尚多般，胡可食不择。]

味咸，气寒，有小毒。《夷坚志》云：襄阳一盗，被生漆涂两目发配，不能视物。有村叟令寻石穴蟹，捣汁点之，漆随汁出，目明如初。漆之畏蟹，莫知其故。骨节虽脱，生蟹捣烂，以热酒倾入，连饮数碗，其渣涂之。半日，骨内谷谷有声即愈。干蟹烧灰酒服亦妙。

蟹爪 治孕妇有病，欲去胎。用蟹爪二合，桂心、瞿麦各一两，牛膝二两为末，空心温酒服一钱，名蟹爪散。又千金神造汤，治子死腹中，并双胎一死一生。服之令死者出而生者安，神验方也。用蟹爪一升，甘草二尺，东流水一斗，以苇薪煮至二升，滤去渣，入真阿胶三两，令烊、顿服，或分二服。若人困不能服者，灌入即活。

牡蛎 *《本经》* 上品

生东海池泽，蛤蚌之属。采无时，煅赤研。

自汗盗不止，同糯米粉扑周身，可塞汗孔。

味咸，气微寒，入少阴经。清阴分之热结，为软坚之良剂。以柴胡引之，能消颈上核；以大黄引之，能消股间肿；以地黄为使，能益精收涩，止小便。同龙骨治梦遗滑精，同知母、黄柏，清湿热而除浊带之源。[批 牡蛎配柴胡、大黄则消而散，配参、耆、地、芍则补而敛。同凉药亦宜，配热药亦可，总在人善于耳。]《别录》言其能除留热在骨节间，予谓以知、柏为引则更切也。元素曰壮水之主以制阳光，则渴饮不思，故蛤蜊之属能止渴，益寒水之精气也。然仲景方龙骨、牡蛎亦与桂枝、干姜辛温药同用，随所配合，皆能愈疾。细观所主诸病，既能软坚散结，似以消化为事，而留者可行。然又能止汗治遗除带，则滑者可止，而又以收涩取效，功用似不相侔。以予论之，人之痰、汗、浊带，皆水类也。[批 痰、汗、浊带皆为水类，至理名言。东圃先生独创，发古贤之未发。]胸中之饮、胁下之痞、项上之核、股间之肿、骨间之热，皆从散布者结聚而成病。蛎惟咸水结成，从散而聚，故可止汗涩精，又能消痞硬，复从聚者而仍散，此与淋石治淋之义同也。夫甲介之属与骨相类，肾主骨为水脏。蛎之味咸，入肾走骨，性寒除热，故治热邪之使浊液凝结者，能令释然涣散，而阴津之妄出无度者，顿然肃清而自止矣。[批 止汗涩精与散痞软坚，分解恰当而又浑合无痕，洞窥造物之源，能参天地之化育矣。]

蚌《嘉祐》

与蛤同类，形长曰蚌，形圆曰蛤。肉可食，壳可为粉，古称蜃灰，以饰墙壁，阇①墓圹，如今用石灰。

肉，味甘咸，气冷。除热止渴，去眼赤，解酒毒、丹石毒。

---

① 阇（yīn 音）：通"堙"，堵塞。《周礼·地官·掌蜃》："以共阇圹之蜃。"郑玄注："阇，犹塞也。"

蚌粉，味咸，气寒。清热行湿，治痰饮咳嗽。《类编》云：徽宗时，李防御为入内医官，时有宠妃病痰嗽，终夕不寐，面浮如盘。徽宗呼李治之，诏令供状，三日不效当诛。李忧惶技穷，与妻泣别。忽户外叫卖咳嗽药，一文一贴，吃了即得睡。李市一贴视之，其色浅碧，恐药性犷狰，并二服自试之，无他。乃取三贴为一，入内授妃服之，是夕嗽止，比晓面消。内侍走报，天颜大喜，赐金帛直万缗。李恐索方，乃访前卖药人，饮以酒，厚价求之。其方用真蚌粉，新瓦炒红，入青黛少许，用淡齑水点麻油数点，调服二钱。此方云少时从军，于主帅剽得，以度余生耳。

真珠 《开宝》

一名珍珠。

廉州边海中有洲岛，岛上有大池，谓珠池。每岁刺史亲监珠户入池，采老蚌，剖取珠充贡。合浦县海中有梅、青、婴三池，蜑人[①]每以长绳系腰，携篮入水，拾蚌即振绳，令舟人急取之。若有一线之血浮水，则葬鱼腹矣。岭南珠色红，西洋珠色白，北海珠色微青。常有蜑人入海，取得珠子树数担。其树状如柳枝，蚌生于树，不可上下。树生于石，蜑人凿石得树以求蚌，甚可异。凡蚌闻雷则

① 蜑（dàn 但）人：中国古代南方散居沿海地带，以船为家，从事捕鱼、采珠等劳动的少数民族。

瘛[1]瘦，其孕珠如怀孕，故谓之珠胎。中秋无月，则蚌无胎。蚌蛤无阴阳牝牡，须雀蛤化成，故能生珠，专一于阴精也。蚌珠在腹，龙珠在颔，蛇珠在口，鱼珠在眼，鲛珠在皮，鳖珠在足，皆不及蚌珠也。凡用，以新完未经钻缀者，人乳浸三日，煮过研如粉。一法以绢袋盛，入豆腐中间，煮一炷香，云不伤珠也。可入药内服，亦可外用敷掺。若研不细，伤人脏腑。

味甘咸，气寒。镇心安魂，坠痰除惊。点目去翳障。治小儿痘疮入眼，敷痘疔，生肌解毒。

石决明《别录》上品

一名九孔螺。

生石崖上。海入汹水，乘其不意，即易得之，否则紧黏难脱。东流水煮一伏时，研末水飞用。

壳，味咸，气平。治目翳障，羞明赤痛，可服可点。

蛤蜊《嘉祐》

生东南海中，闽浙人以其肉充海错，亦作酱醢。

肉，味咸，气冷。煮食醒酒。

壳，煅粉，化痰软坚。

蛏《嘉祐》

海中小蚌也。形长短大小不一，与江湖中马刀、蚝[2]

---

① 瘛（zhòu 皱）：收缩，缩短。
② 蚝（lián 廉）：同"蠊"，蚌类。

蚬相似。其类甚多。闽越人以田种之，候潮泥雍沃，谓之蛏田。

肉，味甘，气凉。去胸中烦热。

车渠 《海药》

海中大贝也。形如蚌蛤，大者长二三尺，阔尺许，厚二三寸，白皙如玉。

壳，味甘咸，气寒。点目去翳。用亦殊少。

淡菜 《嘉祐》

一名东海夫人。

生海藻上，治瘿与海藻同功。

味甘，气温。治精血衰少，及吐血久痢，腰痛带下，产后瘦瘠。《日华》云虽形状不典而甚益人。

田嬴 《别录》上品

生水田中及湖渎岸侧。其壳旋纹，其肉视月盈亏。

肉，味甘，气大寒。煮食利大小便，去腹中结热，治黄疸。捣烂点脐，引热下行，止噤口痢。取水搽痔疮。

蜗螺 《别录》

一名螺蛳。此物难死，误入泥壁中，数年犹活。

肉，味甘，气寒。解热利水。

烂壳，泥中及墙壁上，年久者火煅研细，治痰饮积及胃脘痛。东圃曰：螺性寒而肉硬，食之极难化。每见胃弱人食此，或触寒受气，遂停积腹中，不能消磨，以致难救，不可不慎。

海月《拾遗》

一名江瑶。蛤类也。大如镜，白色正圆似半月，故名。水沫所化。奉化县四月南风起，江瑶一上可得数百。肉腥不堪，惟四肉柱长寸许，白如珂雪，以鸡汁瀹①食脆美，过火则味尽也。［批 今称江瑶柱，为浙中一时方物。若言海月，人不知也。］

肉，味甘辛，气平。治消渴，消腹中宿物，令人易饥能食。

禽　部

鹈鹕《嘉祐》

一名淘鹅，一名青壮。小鸟也，处处有之。灰色如苍鹅，喙长尺余，颌下胡大如数升囊，群飞，沉水食鱼。剥取其脂，熬化掠取油，就以其嗉盛之则不渗漏，若盛以他物，即透走也。

油，味咸，气温。性滑，能引诸药透入经络，直至病所。治风痹，涂痈肿，拔毒，通耳聋。

鹅《别录》上品

有苍、白二色，夜鸣应更，伏卵则逆月。盖向月取气

---

① 瀹（yuè 越）：煮。

助卵也。性能唼蛇及蚓，制射工，故养之能辟虫虺。或言鹅性不食生虫者非。

肉，味甘，气味俱厚。动风发疮，莫此为甚，火熏者尤毒。《别录》言其利五脏，藏器言其疏风者，非也。

雁《本经》上品

一名鸿。小者曰雁，大者曰鸿，状似鹅，有苍、白二色。[批 鹄大于雁，即天鹅。鸿、鹄，一类也。] 寒则自北而南，止于衡阳；热则自南而北，归于雁门。南来时瘦，不可食。北向时服，故宜取之。

雁肪，味甘，气平。治风挛拘急偏枯，血气不通利。每日空心暖酒服一匙。又长毛发须眉，日日涂之。

鹜《别录》上品

[批 鹜，音木。]

一名鸭。家鸭为鹜，野鸭为凫，能飞。

味甘，气寒。治水利小便，宜用青头雄鸭，取水木生发之象；治虚劳热疾，宜用乌骨白鸭，取金水寒肃之象。东垣曰：鸭，水禽也。性寒惹湿，有湿痰者不宜食。鸭屎从无干硬，故称鹜溏。若大便滑者，亦不宜食。葛可久《十药神书》治虚劳发热，痰嗽吐血有白凤膏，用参、苓、平胃、大枣，配黑嘴白鸭一只为丸，取血入酒饮之。王焘《外台秘要》治阳水暴肿，面赤烦躁喘急，小便涩有鸭头丸，用绿头鸭，血同头全捣，配甜葶苈二两，熬膏，汉防己末二两，丸梧子大。每服七十丸，木通汤下，日三服。

鸳鸯《嘉祐》

水中并游，雄雌不离，交颈而卧，其交不再。

肉，味咸，气平。夫妇不和者，私与食之即相怜爱。

鸂鶒《食物》

肉，味咸，气平。治虚羸，益脾补气。

鸬鹚《别录》下品

一名水老鸭。处处水乡有之。色黑如鸦，长喙微曲，善没水取鱼。日集洲渚，夜巢林木，久则粪毒木枯。南方渔舟，往往縻畜牧数十捕鱼。

肉，味酸咸，气冷。治大腹鼓胀，体寒者以鸬鹚烧存性为末，米饮服之立愈。盖诸腹鼓大皆属于热，冲气并循于血脉则体寒。此乃水鸟，其气寒冷而利水，寒能胜热，利水能去湿故也。

鸡《本经》上品

五色者、玄身白首者、六指者、四距者、死而不伸者，并不可食。巽为风为鸡。鸡鸣于五更者，日至巽位，感动其气而然也。风病人食之即病发，能生热动风也。古井及五月井中有毒，不可辄入，入即杀人。先试以鸡毛，直下者井无毒，回旋者有毒。

肉，味甘，气平。乌雄鸡属木，乌雌鸡属水，故胎产宜之。黄雌鸡属土，故脾胃宜之。乌骨者，又得水木之精气，故虚热者宜之。有白毛乌骨者，黑毛乌骨者，斑毛乌骨者，白肉乌骨者，骨肉俱黑者。但观鸡舌黑者，则肉骨俱乌，入药更良。鸡属木而骨反乌者，巽变坎也。受水木之精气，故肝肾血分之病宜用。

男用雌，女用雄。妇人方科有乌鸡丸，治妇人百病。煮鸡至烂和药，或并骨研用之。按《太平御览》云：夏侯弘行江陵，逢一大鬼引小鬼数百行，弘潜捉末后一小鬼问之，曰：此广州大杀也。持弓戟往荆扬二州杀人，若中心腹者死，余处犹可救。弘曰：治之有方乎？曰：但杀白乌鸡，敷①心即瘥。时荆、扬病心腹者甚众，弘用此治之，十愈八九。中恶用乌鸡，自弘始也。此说虽怪，然方则神妙，谓非神传不可也。鬼击卒死，用其血涂心下亦效。

反毛鸡　即翻翅鸡也，毛羽皆反生向前。以一只煮烂去骨，入人参、当归、食盐各半两，再同煮烂。能治反胃者，述类之义耳。

鸡冠血　味咸，气平。用三年赤雄者，取其阳气充溢也。风中血脉则口㖞，冠血咸而走血透肌，鸡之精华所聚，本乎天者亲上也。丹者阳中之阳，能辟邪，故治中恶惊忤诸病。乌者阳形阴色，阳中之阴，故治产乳目疾诸病。治蜈蚣、蜘蛛诸毒者，鸡食百虫，制之以所畏也。鸡冠血和酒服，发痘最佳。鸡属巽属风，顶血至高而清故也。

---

① 敷：原作"薄"。

膍胵里黄皮 肫内皮也，名鸡内金。味甘，气平。消食开胃，健脾止泻。治小儿疳病。

屎白 味苦，气寒。治鼓胀旦食不能暮食。由脾虚水谷不运，津气未能渗入膀胱，别走乎腑，溢于皮里膜外，故身肿腹胀，小腹短涩。但腹胀为单鼓，兼肢肿为双鼓。时珍曰：鼓胀生于湿热，亦有积滞成者。鸡屎能下气消积，利大小便，故治鼓胀有殊功。其方用腊月干鸡屎白半升，袋盛，酒醋一斗，浸七日。温服三杯，日三。或为末服二钱。《范汪方》云：宋青龙中，颜奋女苦风疾，一髀偏痛。穿地坑，取鸡屎、荆叶燃之。安胫入坑熏之，有长虫出，遂愈。[批 雄鸡屎有白，腊月收，白鸡乌骨者良。《素问》岐伯有鸡矢醴方，《内经》云脏寒生满病，肿因积得，既取积后腹肿，岂可再下乎？夫肿喘相因而至，治实症葶苈大枣膏，甘遂、续随、大黄、牵牛之类；治虚寒症用沉附汤、黑锡丹之类，温运取效。或用蒸脐法亦妙。]

鸡子 味甘，气平。《纲目》载鸡卵、卵白、卵黄，分三条，治病甚多。然为食品常物，非时尚入药之需，故不备录，惟发煎方特奇。按刘禹锡《传信方》云：乱发鸡子膏治孩子热疮，即在蓐时蔓延周身者，用亦神效。取鸡子五枚，煮熟去白用黄。乱发如鸡子大，相和于铁铫中。炭火熬之，初甚干少，顷发焦即有液出。旋取置碗中，以液尽为度。取涂疮上，苦参末粉之。

卵壳中白衣 《仙传外科》云：有人偶含刀在口割舌，已垂将断，用鸡子白皮袋之，掺止血药于舌根，血止。以蜡化蜜，调冲和膏，敷鸡子皮上，三日接住。乃去皮，只用蜜蜡勤敷，七日瘥安。若不速效，以金疮药参治之。盖用鸡子白皮，取软薄护舌而透药也。

雉《别录》中品

一名野鸡。南北皆有之。雉飞若矢，一往而坠。

味酸，气微寒。补中益气力，多食能发痔。

鸽《嘉祐》

处处人家畜之。

味咸，气平。解诸药毒。久患疥者，食之立愈。白癜疬疡风，炒熟酒服。

雀《别录》中品

麻雀 短尾小鸟也。正月前、十月后宜食之。

味甘，气温。壮阳益气，暖腰膝，益精髓。

雀卵 强阳益精，并治女子血枯。

雄雀屎 名白丁香。凡鸟左翼掩右翼者是雄，其屎头尖挺直。痈疽不溃者，点涂即溃。雀食诸谷，易致消化，故治疝瘕、积聚、疣癣及目翳胬肉，痈疽疮疖，咽噤齿龋诸疾，皆取消烂之义。

伏翼《本经》上品

一名蝙蝠。夏出冬蛰，日伏夜飞，食蚊蚋。

屎，名夜明砂。[批 其砂乃蚊蚋眼。以吮人血，故夜明砂能明目。目得血而能视也。]水淘去灰土恶气，取细砂晒干入药。

味辛，气寒，厥阴肝经药。能活血消积，故治目翳疰魃，疳惊淋带，瘰疬痈疽，皆厥阴之病。一人患赤眼，食蟹遂成内障五年。忽梦一僧，以药水洗之，令服羊肝丸。求其方，用洗净夜明砂、当归、蝉蜕、木贼去节，各一两为末，黑羊肝四两，水煮烂为丸，梧子大。食后热水下五十丸，如法服之，遂复明也。

寒号虫《开宝》

屎名五灵脂，状如凝脂，受五行之灵气，即月令所称曷旦。仲冬不鸣，乃候时之鸟，状如小鸡，四足有肉翅，夏月毛彩五色，自鸣若曰凤凰不如我。至冬毛落如乌雏，忍寒而号，若曰得过且过。其屎恒集一处，气甚臊恶。粒大如豆，有如糊者，有黏块如糖者。人杂砂石货之，以糖心润泽者为真。研细水飞，去砂石，晒干用。

味甘，气温，足厥阴肝经药。气味俱厚，阴中之阴，故入血分。肝主血，诸痛皆属于木，诸虫皆生于风。此药能治血病，散血和血而止诸痛。治惊痫，除疟痢，消积化痰，疗疳杀虫。治血痹血眼诸症，皆属肝经也。失笑散不独治妇人心痛血痛，凡男女老幼，一切心腹、胸胁、少腹痛，疝气，并胎前产后，血气作痛，及血崩经溢，百药不效者，俱能奏功。李仲南云：五灵脂治崩中，非只治血之药，乃去风之剂。风，动物也。冲任经虚，被风伤袭营血，以致崩中暴下，与荆芥、防风治崩同义。方悟古人识见深奥如此，此亦一说，但未及肝虚血滞亦自生风之意。

[批 失笑散：五灵脂、蒲黄各研末，先以醋二杯调末熬膏，入水一盏，煎至七分。连药热服，未止再服。一方以酒代醋，一方醋和丸，童便调服。]

莺

一名黄鹂，一名仓庚，一名伯劳。月令仲春仓庚鸣，感春阳而先鸣也。

味甘，气温。食之不妒。梁武帝郗后性妒，或言仓庚为膳疗忌，遂令茹之，妒果减半。

诸鸟有毒《拾遗》

凡鸟自死，有毒目闭。自死足不伸，白鸟玄首，玄鸟白首，三足四距，六指，四翼，异形异色，并不可食，食之杀人。

兽　部

豕《本经》下品

一名猪，一名豚，一名彘，一名豭。天下皆畜之，状各有差，肉分粗细。孕四月而生，在畜属水，在卦属坎，在禽应室星。其性趋下。《礼记》云食豚去脑，孙真人《食忌》云猪脑损男子阳道。

北猪肉味薄，煮之汁清；南猪肉味厚，煮之汁浓。肥甘助胃充饥，多食令人暴胖体重。在养老者不可缺。然病人食之，惹湿生痰，动风发疾。患疗毒痈疽者忌猪肉。盖以膏粱之积热为患在于肌肉之间，所以疗疮肿毒尤忌。惟治小儿疳积有布袋丸用猪肉，[批 布袋丸治五疳，肚大青筋，肌瘦。] 治疳渴以猪肉汤。[批 泻痢虫积，眼起翳膜，悉效。] 张仲景治少阴下利，咽痛胸满心烦，有猪肤汤。用猪肤一斤，水一斗，煮五升取汁，入白蜜一升，白粉五合，熬香分六服。成无己曰：猪，水畜也。其气先入肾，解少阴客热，加白蜜以润燥除烦也。《名医录》云：学究任道病体疮肿黑，状狭而长。北医王道曰：此鱼脐疮也。一因风毒蕴结，二因气血凝滞，三因误食人汗。乃以一异散敷之，日数易而愈。恳求其方，曰：但雪玄一味耳。任遍访无一知者。名医郝允曰：《圣惠方》治此用腊猪头烧灰，鸡卵白调敷之，即此方也。猪膏入药，治疮润燥。丹溪治虚损补阴丸，多用猪脊髓和丸，取其通肾命，以骨入骨，以髓补髓。陈自明云：妇人嘈杂，皆血液汗泪变而为痰，或言是血嘈，多以猪血炒食而愈。盖以血导血归源之意耳。亦有蛔虫作嘈杂者，虫得血腥则饱而伏也。古方治惊风、癫痫、痘疾多用猪心血。盖以心归心，以血导血之意，能引药入本经。猪为水畜，其血性寒而能制阳，用制朱砂，尤能镇定恍惚心病。[批 夜明沙淘净、臭芜荑炒去皮、使君子肉各二两，人参、芦荟各三钱，茯苓、白术、甘草各二钱，黄耆、朱砂为衣各一钱。蒸饼一两，滚水泡糊丸，作四十九丸，阴干，金箔衣。每用一丸入绢袋，猪肉四两，去皮切碎，白水煮食肉。日一服，一丸可煮三次。] 肝主藏血，故诸血病用为向导入肝。《千金翼》治痢有猪肝丸，治脱肛有猪肝散，诸眼目方多有猪肝散，皆此意也。钱乙治小儿病麝香丸，以猪胆和丸，猪肝汤服。张仲景以猪胆汁和醋少许，灌谷道中，通大便神效，盖以苦寒益阴润燥而治热结也。又治少阴下利不止，厥逆无脉干呕烦者，以白通汤加猪胆汁主之。又霍乱病吐下已断，汗出而四肢厥冷，[批 厥，逆也。]脉微欲绝者，通脉四逆汤加猪胆汁主之。盖阳气大虚，阴气独胜，纯与阳药恐阴气拒格不得入，故加猪胆汁，苦入心而通脉，寒补脾而和阴，不致拒格也。朱奉议治伤寒五六日斑出，有猪胆鸡子汤。方家用猪胆，取其寒能胜热，滑能润燥，苦能入心，又去肝胆之火也。猪肺治虚嗽血，煮蘸薏苡仁末食之。《千金方》治消渴症有猪肾荠苨汤，补肾虚劳损诸病有肾沥汤。方甚多，皆用猪羊肾煮汤煎药，盖能理肾气，补膀胱水脏。治产劳虚汗，又补虚损。用人参钱许，入猪肾，竹箬包。每晚童便酒煨熟，至夜半初醒时，勿语即食之，大有补益。

猪胰 治膜里块积，消耗不可多食。入点眼药去翳，搽面去黑䵟①，敷手足去皴裂。猪虽水畜，而胃属土，胃即猪也。药方用之补虚，**以胃治胃**也。

肠 煮烂捣药，治肠风脏毒。

脬 主下焦病，皆以类从尔。一妓病转脬，小便不通，

---

① 䵟（gǎn 敢）：脸上的黑斑。

腹胀如鼓，数月垂死。一医用猪脬吹胀，以翎管置上，插入阴孔，捺脬气吹入，即大尿而愈。此机巧妙术也。

蹄　取黑雄猪七星者，通草煎汤，或作羹食，治妇人无乳。煎汤，洗痈疽发背，腐败脓血。

狗《本经》中品

犬类甚多，孕三月而生。在畜属木，在卦属艮，在禽应娄星。豻见之跪，虎食之醉，犬食番木鳖则死，物性制伏如此。辽东有鹰背狗，乃鹰产三卵，一鹰、一雕、一犬也。以禽乳兽，古所未闻，详见鹰条。又有老木之精，状如黑狗而无尾，名曰彭侯，可以烹食，无情化有情，精灵之变也。

黄犬为上，牡者尤胜，黑犬、白犬次之。脾胃属土，喜暖恶寒。犬性温暖，食之能治脾胃虚寒之疾，脾胃温和而腰肾受庇矣。若平素气壮多火之人，忌食之。且犬食秽，故不食者众。《华佗别传》云：琅琊有女子右股病疮，痒而不痛，愈而复作。佗取稻糠色犬一只系马，马走五十里，乃断头，向痒处合之。须臾一蛇在皮中动，以钩引出，长三尺许，七日而愈。此亦怪症，取狗血之腥以引其虫耳。

牡狗阴茎，治阴痿不起。强阳益精，令人多子。

屎中粟白狗者良，名白龙沙，治噎隔风病，痘疮倒陷，能解毒也。

羊《本经》中品

种类甚多，孕四月而生。子曰羔，去势曰羯。其目无神，易繁性热。在畜属火，在卦属兑，外柔内刚。食钩吻而肥，食仙茅而肪，食仙灵脾而淫，食踯躅而死，物理之宜忌不可测也。其皮极薄，南番以书字，吴人画彩为灯，胡羊腊皮带毛可裘。[批 地生羊。刘有出使西域记云，以羊脐种土中溉水，闻雷而生，脐与地连及，长惊以木声，脐断便能行啮草，至秋可食。脐内复有种。又云，以羊胫骨种土中，闻雷而生，走马惊之而脐脱。造化之神妙微哉。]

肉　味甘，气大热。以杏仁或瓦片煮则易糜，以胡桃煮则不臊。中其毒者，饮甘草汤则解。铜器煮之，男子损阳，女子暴下。物性之异如此，不可不知。同荞麦豆酱食，发痼疾。同酱食，伤人心。胡洽方有大羊肉汤，治妇人产后大虚，心腹绞痛厥逆。仲景治寒疝羊肉汤，服之无不验者。羊肉能补肌肉有形之气，故曰补可去弱，人参、羊肉之属，人参补气，羊肉补形。

乳白羊者佳　润心肺。治消渴反胃，补虚赢，故北人食之多肥。刘禹锡《传信方》言有人为蜘蛛咬，腹大如妊，遍身生丝，其家弃之。有僧教啖羊乳，未几疾平。

肾　补肾气虚弱，益精髓。治肾虚劳损，消渴，脚气，有肾沥汤。诸方用羊肾煮汤煎药者甚多，盖用以引导，各从其类也。

肝青羊者良　以肝补肝，引药与之相合，故专主肝经受邪之病。羊肝丸治目疾甚效。

胆汁 甚凉。人之胆汁减则目昏。肝开窍于目，目属肝之外候，胆之精华所注也。故诸胆皆治目，而羊胆尤胜。《夷坚志》载二百味花草膏，治烂弦风赤眼流泪，不可近光，及一切暴赤目疾。用羯羊胆一具，入蜂蜜于内。蒸之候干，研为膏。每含少许，并点之。一日泪止，二日肿消，三日痛定。盖羊食百草，蜂采百花，故有"二百味花草"之名。又张三丰真人碧云膏，腊月取羯羊胆十余枚，以蜜装满，纸套笼住，悬檐下，待霜出扫下，点之神效。

牛 《本经》中品

有数种，入药以黄者为胜。在畜属土，在卦属坤，乾阳为马，坤阴为牛。马病则卧，阴胜也；牛病则立，阳胜也。牛病死者，食之发痼疾，生疮。牛暴死与独肝者大毒。黑牛白首者不可食。

黄牛肉 味甘，气温。补气益脾，与黄耆同功。朱震亨《倒仓论》曰：肠胃为积谷之室，故谓之倒仓者，推陈以致新也。胃属土，受物而不能自运。七情六欲有伤中宫，停痰积血，互根缠纠，发为痈疽、劳瘵、鼓胀，成形成质，为巢为臼，以生百病。而中宫不和，自非丸、散所能去也。此方出自西域异人，其方用黄肥牡牛肉二十斤，长流水煮成糜。去滓滤取液，再熬成琥珀色收之。每饮一盅至数十盅，寒月温饮。病在上则令吐，在下则令利，在中则令吐而利，在人活法。吐利后渴，即服其小便一二碗，亦可荡涤余垢。睡二日，乃食淡粥，养半月即精神强健，沉疴悉除。须五年忌食牛肉。盖牛属坤土，黄为土色。肉者，胃之药也，熟而为液，无形之物也，故能由肠胃而透肌肤，毛窍爪甲，无处不到。在表者因吐而得汗，在清道者自吐而去，在浊道者自利而除，有如洪水泛涨，陈莝顺流而去，焕然泽枯槁而有清爽之乐。然牛肉补脾胃之物，非吐下药，特因水既满溢，借补为泻，故病去而胃得益亦奇法也。但病非肠胃者似难施之。反胃、噎隔、大便燥结，宜羊牛乳时时咽之，并服四物汤乃为上策。不可用人乳，以其有饮食之毒、七情之火也。唐太宗苦气痢，众医不效，下诏访问。金吾张宝藏会膺此病，具疏以乳煎荜茇方，上服之，立效。宣下宰臣，与五品官。魏征难之，逾月不拟。上疾复发，再进又平。因问左右曰，进方人有功，未见除授，何也？征惧曰：未知文武二吏。上怒曰：治得宰相，不妨授三品，我岂不及汝耶？即命与三品文官，授鸿胪寺卿。其方用牛乳半斤，荜茇三钱，同煎减半，空腹顿服。《元史》布智儿从太祖征回回，身中数矢，血流满体，闷仆几绝。太祖命取一牛剖腹，纳牛腹内热血中浸之，移时遂苏。李庭从伯颜攻郢州，炮伤左胁，矢贯于胸几绝。伯颜命剖水牛腹，纳其中良久而苏。何孟春云：予在职方时，问各边将，无知此术者。非读《元史》弗知也。

髓　味甘，气温。润肺滋肾，添精填髓，补中益气力，续绝伤，治瘦羸。《本经》言其久服增年。

脑　用酒蒸，同苍耳子、川芎、白芷、黄耆、人参等药，能补脑去风，治脑漏甚验。[批 水牛、黄牛脑俱良。牛热病死者勿食，其脑令人生肠痈。]

胆腊月黄牛、青牛者良　味苦，气大寒。酿南星末，阴干，治惊风，豁痰。酿槐子服，明目。酿黑豆，百日后取出，每夜吞一枚，镇肝明目。

喉　治小儿呷气，大人反胃吐食，药物不下。结肠三五日至七八日，大便不通者，必死。昔全州周禅师，得正胃散方于异人，十瘥八九。用白水牛喉一条，去两头节并筋膜脂肉，切片，用米醋一盏，微火炙干，淬之。再炙再淬，醋尽为度。研末，每服一钱，食前陈米饮调下，轻者一服立效也。

溺　味苦辛，气微温。清热利小便，治黄疸水肿，腹胀脚满。

屎　味苦寒。散热解毒，利溲，治水肿黄疸①霍乱，疳痢，伤损诸疾。烧灰则收湿生肌拔毒，治痈疽疮瘘烂痘诸疾也。宋书孙法宗苦头疮，夜有女人至，曰：我天使也，事本不关善人，使者误及尔。但取牛粪煮敷之即验。如其言果瘥。

---

① 疸：原作"疽"，形近而误，据《纲目·兽部·畜类》卷五十改。

马《本经》中品

色类甚多，入药以白者为良。孕十二月而生，其年以齿别之。在畜属火，在辰属午，在卦属乾金。食马中毒者，饮萝卜汁、食杏仁可解。〔批 白马青蹄、白马黑头、马鞍下肉色黑及马自死者，并不可食。〕

肉 味辛苦，气冷，有毒。《灵枢经》云卒口僻急者，颊筋有寒则急引颊移，颊筋有热则纵缓不收，以桑钩钩之，以生桑灰置坎中坐之，以马膏熨其急颊，以白酒和桂末涂其缓颊，且饮美酒噉炙肉，为之三拊而已。《灵枢》无注本，世多不知此方之妙。窃谓口颊喎僻，乃风中血脉也。手足阳明之经络于口，会太阳之经络于目，寒则筋急而僻，热则筋缓而纵。故左中寒则逼热于右，右中寒则逼热于左，寒者急而热者缓也。急者皮肤顽痹，荣卫凝滞。治法急者缓之，缓者急之。故用马膏之甘平柔缓，以摩其急，以润其痹，以通其血脉。〔批 瞖膏：瞖，项上也。白马者良。〕用桂酒之辛热急束，以涂其缓，以和其荣卫，以通其经络。桑能治风痹，通节窍。病在上者，酒以行之，甘以助之。故饮美酒噉炙肉也。

白马阴茎 味甘咸，气平。主男子阴痿，房中术用之。阴干，同肉苁蓉等分为末，蜜丸桐子大，每空心酒下四十丸，日再，百日见效。

白马溺 味辛，气微寒，有毒。治癥瘕。昔人与其奴皆患心腹痛，奴死剖之，得一白鳖赤眼，仍活。以诸药纳口中，终不死。有人乘白马观之，马尿堕鳖而鳖缩，遂以灌之，即化成水。其人乃服白马尿而疾愈。反胃有虫积者亦宜之。

白马通屎也　敷项止鼻衄。治杖疮，打损伤疮。中风作痛者，炒热包熨五十遍，极效。

驴《唐本草》

驴，胪也。胪，腹前也。马力在膊，驴力在胪。夜鸣应更，有褐、黑、白三色，入药以黑者为良。驴肉食之动风，脂肥尤甚。

阴茎　味甘，气温。强阳壮筋。

溺　味辛，气寒，有小毒。张文仲《备急方》言幼年患反胃，每食羹粥诸物，须臾吐出。贞观中，诸名医奉敕调治不能疗。忽一卫士云服驴溺极验，遂服二合。后食只吐一半，晡时再服二合，食粥便定。次日奏知，则宫中五六人患反胃者，同服一服俱瘥。此物稍有毒，服时不可过多，须热饮之。病深者七日当效。后用屡验。

酪《唐本草》

牛、羊、马、驼诸乳皆可作。

味甘，气平。血液之属。补虚损，泽颜色，肠枯血燥所宜。入药以牛羊乳为胜，造作用乳半炒，锅内炒过，入余乳熬数十沸，常以钓纵横搅之。乃倾出，罐盛待冷，掠取浮皮为酥，入旧酪少许，纸封放之即成矣。又干酪法：

以酪晒结，掠去浮皮，再晒，至皮尽，却入釜中炒少许，器盛曝令可作块收用。

酥 《别录》上品

人多以白羊脂杂之，不可不辨。

酥乃酪之浮面所成。造法：以乳入锅煎二三沸，倾盆内冷定，待面结皮，取皮再煎油出。去渣，入锅内即成酥油矣。润燥养荣，盖以血补血滋益肠胃，功胜草木，是以除腹内之尘垢，透达肌肤，而托毒气发于毛窍之间。凡枯燥塞滞之病，以此滑利透脱，可以旋转机关，自令内无壅滞，而外无阻隔矣。和酒饮之，游溢更捷。取炙鹿茸、虎骨，令硬者松软。

醍醐 《唐本草》

作酪时，上一重凝者为酥，酥上如油者为醍醐。熬之即出，不可多得。味甘极美，乃酥之精液，其性最滑。物盛皆透，惟鸡子壳及壶芦盛之乃不出。酥酪、醍醐，性皆润滑，宜于血热燥结之人，功用相同。

阿胶 《本经》上品

阿井，在山东兖州府阳谷县东北六十里，即古东阿县。有官舍禁之，井大如轮，深六七丈，济水所注。岁常煮胶，以贡天府。取井水煮黑驴皮为胶，用搅浊水则清。人服之下膈，疏痰止吐。盖济水清而重，其性趋下，故治瘀浊及逆上之痰。凡造诸胶，自十月至二三月间，用沙牛、水牛、驴皮者为上，猪、马、骡、驼皮者次之，其旧皮靴履等物者为下。俱取生皮，水浸四五日，洗刮极净，熬煮时时搅之，恒添水。至烂，滤汁再熬成胶，倾盆内待凝。近盆底者，名垩①胶。煎胶水以咸苦者为妙。古方所用多是牛皮，后世乃贵驴皮。若伪者，皆杂以马皮、旧革、鞍靴之类，其气浊臭，不堪入药。当以黄透如琥珀色，或光黑如瑿漆②者为真，不作皮臭，夏月亦不湿软。用法：蛤粉拌炒成珠研细，或水或酒蒸化皆可。

味甘，气平。主手足太阴、阳明诸经之病。能降浊痰，治喘嗽，补血液。治吐血、衄血、淋带，调经安胎，止痢。盖用皮煎炼而成，故益皮肤之气而治劳极洒淅如疟之恶寒。肺主皮毛而与大肠相为表里，皮本血液之属而充周于外，是以补虚治血治痢。盖风入大肠，干于血分则为肠风下血。胶补虚而又清风热，痢久则虚滑，胎动则不固，胶有交固之义。杨士瀛云：凡治喘嗽，不论肺虚肺实，可下可温，须用阿胶以安肺润肺。其性和平，为肺经要药。小儿惊风后瞳仁不正者，以阿胶倍人参煎服最良。阿胶育神，人参益气也。又痢疾多内伤暑伏热而成，阿胶乃大肠之要药，有热毒留滞者则能疏导，无热毒留滞者则能平安。是说足以发明阿胶蕴义矣。［批　阿胶本血液之属，异类有情，功胜草木药物，补益须用，女科要药也。鹿胶热而属阳，龟

---

①　垩（bèn）：音“笨”。
②　瑿（yī 医）漆：黑色的漆。瑿，黑色的美石或黑色的琥珀。

胶阴寒而滞。阿胶性味平和，不寒不热，补而不滞，但得真者方有效耳。]

黄明胶 《纲目》

一名牛皮胶。牛皮所作，色黄而明。用以胶物，功与阿胶仿佛。无阿胶，则牛皮胶亦可用。其性味平补，虚热宜之。鹿角胶则性味热补，不可不辨。

味甘，气平。治吐血衄血，下血，血淋，下痢，妊妇胎动血下。风热走注疼痛，跌仆损伤，汤火灼伤，一切痈疽肿毒。活血止痛，润燥，利大小肠。

牛黄 《本经》上品

有四种：神牛出入鸣吼者有之。夜视有光走入牛角中，喝迫即坠水中而得者名生黄，最佳，取得阴干百日；杀死角内得者名角中黄；牛病死后心中剥得者名心黄。初在心中如黄浆汁，取得便投入水中乃硬，如碎蒺藜及豆是也；肝胆中得者名肝黄，皆不及生黄为胜。一子如鸡子黄大，层叠可揭拆，轻虚而气香者佳，然人多伪为之。试法：摩指甲上，透甲黄者为真。西戎有牦牛黄，坚而不香。又有骆驼黄，极易得，亦能相乱，不可不知。今以陕西者为上，广中者次之。土黄不堪入药。

味苦，气平。清心化热，利痰凉惊。治中风失音，大人狂痫，小儿百病。夫牛病则有黄而易死。诸兽皆有黄，人之病黄者亦然。因其病在心及肝胆之间，凝结成黄，故治心及肝胆之病，犹如人淋石治淋也。

狗宝 《纲目》

生癞狗腹中。状如白石而圆，其理层叠。

味甘咸，气平，有小毒。治反胃膈气。丁丹崖祖传狗宝丸，用硫黄、水银各一钱，同炒成金色，入狗宝三钱为末。以鸡卵一枚，去白留黄，和药搅匀，纸封泥固，糠火煨半日，取出研细。每服五分，烧酒调服，不过三服见效。又治赤疔疮狗宝丸，用狗宝八分，蟾酥二钱，龙脑二钱，麝香一钱为末，好酒和丸麻子大。每服三丸，以生葱三寸同嚼细，用热葱酒送下，暖卧汗出为度。后服流气追毒药拔毒膏取愈。又，狗宝丸治痈疽发背诸毒，初觉壮热烦渴者，用狗宝一两，腊月黑狗胆、腊月鲤鱼胆各一枚，蟾酥二钱，蜈蚣炙七条，硇砂、乳香、没药、轻粉、雄黄、乌金石各一钱，粉霜三钱，麝香一分，同为末。用首生男儿乳一合，黄蜡三钱，熬膏和丸绿豆大。每服一丸或三丸，以白丁香七枚，研调新汲水送下，暖卧汗出为度。不过三服立效，后食白粥补之。

狮 《纲目》

出西域诸国。状如虎而小，头大尾长，黄色如金，亦有青色者。铜头铁额，钩爪锯牙，弭耳昂鼻，目光如电，声吼如雷，有胉^①髯，牡者尾上茸毛大如斗。日走五百里，为毛虫之长。怒则威在齿，喜则威在尾。一吼则百兽辟

---

① 胉（ér 而）：颊须。

易、马皆溺血。拉虎吞貔，裂犀分象，食诸禽兽。以气吹之，羽毛纷落。其乳入牛、羊、马乳中，皆化成水。虽死后，虎、豹不敢食其肉，蝇不敢集其尾，物理相畏如此。然《唐史》载高宗时，伽毗耶国献天铁兽，能擒狮象，可见又有制之者。西域畜之，取七日内未开目者，调习之，稍长则难驯矣。东圃曰：近世相传狮子油每用少许酒服，能通砂石淋，利小便，究竟不知何物。

虎《别录》中品

山兽之君。状如猫而大如牛，黄质黑章，锯牙钩爪，须健而尖。舌大如掌，生倒刺。项短鼻魀，夜视一目放光、一目看物。声吼如雷，风从而生，百兽震恐。立秋始啸，仲冬始交，不再。或云月晕时乃交，孕七月而生。又云：虎知冲破，能画地，观奇偶以卜食，人效之谓虎卜。虎搏物，三跃不中则舍之。人死则为伥鬼，导虎而行。其噬物，随月旬上下而啖其首尾。食狗则醉，闻羊角烟则走，五百年则变白。虎，害人兽，而蝟鼠能制之。虎以胫骨为贵。身中数物俱用，雄者为胜。凡用虎诸骨，并槌碎去髓，涂酥或酒或醋炙，各随本方用药。箭射杀者不可入药。

肉 味酸，气平。脾胃虚弱，恶心不欲饮食。葱椒酱调炙熟食之，寿亲养老。

骨 味辛，气温。辟邪，治惊痫温疟，疮疽。头风当用头骨，治手足诸风当用胫骨，腰背诸风当用脊骨，各从其类。虎之一身，筋节气力皆从前山。虽死而胫犹屹立不仆，**故以前胫骨为胜而追风定痛，治脚胫无力更为亲切。**《千金方》治狂邪有虎睛汤、虎睛丸，并以酒浸炙干用。
[批 虎睛丸治痫疾、痰潮、搐搦、谵语。虎睛一对微炒，犀角屑、大黄、远志各一两，栀子仁半两为末，蜜丸绿豆大。每温酒服二十九。]

肚　治反胃吐食。取生者，去滓秽，勿洗，切碎，新瓦上炙燥用。

象《开宝》

出交广云南及西域诸国。有灰、白二色，具十二生肖肉，各有分段，惟鼻是其本肉，炙食、糟食更美。其胆不附肝，随四时在诸肉间。春在前左足，夏在前后右足，秋在后左足，冬在后右足。其鼻大如臂，下垂至地。鼻端甚深，可以开合，中有小肉爪，能拾针芥。食物饮水，皆以鼻卷入口。一身之力皆在于鼻，伤之则死。耳后有穴，薄如鼓皮，刺之亦死。口内有食齿，两吻出两牙夹鼻，雄者长六七尺，雌者才尺余耳。交牝则在水中，以胸相贴，与诸兽不同。三年一乳，五岁始产，六十年骨方足。其性能久识，饲而狎之，久则渐解人言。象奴牧之，制之以钩，左右前却罔不如命。其皮可作甲鞔①鼓，湿时切条可贯器物。西域重象牙，用饰床座。中国贵之，以为器物。象每脱牙，自埋之，人以木牙潜易取焉。古云犀因望月纹生

卷四　三〇九

---

① 鞔（mán 瞒）：将皮革绷紧，蒙在鼓框上钉成鼓面。

角，象为闻雷花发牙，盖谓象牙感雷而纹生也。象蹄底纹似犀角，充作带。

肉 味甘淡，气平。肥脆少类猪肉。煮汁服滑窍，治小便。烧灰则从火化，服之又能缩小便。

牙 味甘，气寒。诸铁及杂物入肉，刮屑和水敷之立出。又治小便不通，痘疹不收，风痫惊悸，一切邪魅精物热疾，骨蒸及诸疮，并宜生屑入药。

胆 味苦，气寒。明目治疳。

皮 治下疳，烧灰和油敷之。又治金疮不合。盖象皮以斧刀刺之，半日即合，故取其易于生长也。

犀《本经》中品

形如水牛，有三角：一在顶上，一在额上，一在鼻上。以鼻角为上。犀自恶其影，常饮浊水，不欲照见也。其纹如鱼子形，谓之粟纹。纹中有眼，谓之粟眼。黑中有黄花者为正透，黄中有黑花者为倒透，花中复有花者为重透，并名通犀，乃上品也。花如椒豆斑者次之，乌犀纯黑无花者为下品。其通天，夜视有光者名夜明犀，能通神开水，飞禽走兽见之皆惊，亦名鸡骇。刻为鱼，衔之入水，水开三尺。有白犀，白色；有辟寒犀，其色如金，交趾所贡，冬月暖气袭人；有辟暑犀，夏月能清暑气；有辟尘犀，为簪梳带胯，尘不近身；有蠲忿犀，为带，令人蠲去忿怒，皆希世之宝。鹿取茸，犀取尖，其精锐之力尽在是也。凡犀角锯成，以薄纸裹置怀中自燥，乘热捣，应手如粉。故《归田录》云：翡翠屑金，人气粉犀。

角 味苦、酸、咸，气寒。乃犀之精灵所聚，足阳明经药。胃为水谷之海，饮食药物必先受之，故犀角能解一切毒。五脏六腑皆禀气于胃，风邪热毒必先干之，故犀角能疗诸血及惊狂斑痘之症。《抱朴子》云：犀食百草之毒及众木之棘，所以能解毒。凡蛊毒之乡有饮食，以犀角搅之，有毒则生白沫，无毒则否。以之煮毒药，则无复毒势也。凡中毒箭，以犀角刺疮中立愈。昔温峤过武昌，牛渚矶下多怪物。峤燃犀角照之，水族见形。《淮南子》云：犀角置穴，狐不敢归。则犀之精灵辟邪益见矣。

熊 《本经》上品

熊为猪熊，罴为人熊、马熊，各因形以别之。熊如犬豕而竖目，人足，黑色。冬月蛰①时不食，饥则舐其掌。其美在掌，名熊蹯，为八珍之一。其胆，春近首，夏在腹，秋在左足，冬在右足。熊罴皆壮毅之物，属阳，故《书》以喻不二心之臣，而《诗》以为男子之祥。

掌 味甘，气微寒。难胹②。得酒、醋、水三件同煮，熟即大如皮球，食之御风寒、益气力。东圃曰：康熙七年戊申，浙江巡抚蒋公讳国柱，人馈熊掌，食之腹胀病发，即死于任。可见奇异食品非日用之物，类若河豚，其味虽

---

① 蛰：原作"热"，据《纲目·兽部·兽类》卷五十一及文意改。
② 胹（ér 儿）：烂熟。

美，岂因口腹而以身轻试乎？宁弃置之不食可也。书此以为后世戒。

胆 味苦，气寒。味苦入心，气寒胜热，手少阴心、厥阴肝、足阳明胃药。能清心平肝杀虫，治惊痫疰忤，明目去翳，消疳疗痔。［批 熊胆阴干用，然多伪者。取粟许滴水中，一道如线不散者为真。又云，以一米许投水中，运转如飞者良。余胆亦转，但缓尔。又云，以净水一器，尘幕其上，投胆米许，则凝尘豁然而开。］［批 胎热，初生目闭。熊胆蒸水，日洗七八次。痔瘘用熊胆、冰片各少许，猪胆汁和涂。］

羚羊《本经》中品

羚羊似山羊而色青，角长者有二十四节。夜宿防患，以角挂树不着地。灵而有神，角弯中深锐紧小，有挂痕者为真。耳边听之，集集鸣者良。

角 味咸，气寒。羊乃火畜，而羚羊色青属木，故其角入厥阴肝经甚捷。肝主木，开窍于目。其发病也，目暗障翳，而羚羊角能平之；肝主风，在合为筋，其发病也，小儿惊痫，大人中风搐搦及筋脉挛急，历节掣痛，而羚羊角能舒之。魂者肝之神也，发病则惊骇不宁，狂越僻谬，魇寐卒死，而羚羊角能安之；血者肝所藏也，发病则瘀滞下注，疝痛毒痢，疮肿瘘疬，产后血气，而羚羊角能散之。相火寄于肝胆，在气为怒，病则烦懑气逆，噎塞不通，寒热及伤寒伏热，而羚羊角能除之。羚之性灵，而筋骨之精在角，故又能辟邪恶而解诸毒。

鹿《本经》中品

一名斑龙。处处山林有之。食良草，仙兽也，纯阳多寿。卧则口朝尾闾通督脉。肉与角皆益人。

茸 味甘，气温。补精髓，强筋骨。治腰脊酸痛，痈疽不发，痘疹不起。凡阳气虚寒不足者宜之。昔西蜀市中有道士，货斑龙丸，一名茸珠丹。每醉歌曰：尾闾不禁沧海竭，九转灵丹都漫说；惟有斑龙顶上珠，能补玉堂关下穴。朝野遍转之。其方用鹿茸、鹿角胶、鹿角霜也。又戴原礼《症治要诀》治头眩，晕甚则屋转眼黑，或如物飞，或见一为二。用茸珠丹甚效。或用鹿茸半两，无灰酒三盏煎一盏，入麝香少许，温服亦效。盖茸生于头，以类相从也。凡用，以酥薄涂匀，烈焰中灼之。候茸上毛尽，微炙。不以酥涂，则火焰伤茸矣。茸力尽在血中，难得不破及不出血者。凡含血之物，肉差易长，筋次之，骨最难长，故人自胚胎至成人，二十年骨髓方坚。惟麋鹿角自生至坚，无两月之久。大者至二十余斤，计一日夜须生数两。凡骨之生无速于此，虽草木易生亦不及之。此骨之至强者，所以补骨血、坚阳道、益精髓也。头者诸阳之会，上钟于茸角，岂可与凡血比哉！［批 鹿茸形如紫茄者为上，名茄茸。然太嫩血气未全，其实少力坚者又太老。惟长四五寸，形如分歧马鞍，端如玛瑙红玉，破之肌如朽木者最良。人亦将麋角伪为之。月令冬至麋角解，夏至鹿角解。麋角补阴，鹿角补阳。大不相类，不可不辨。］

鹿角胶 粉名鹿角霜，角之初生者为茸，包含角之全体而蕴蓄萌芽，比之于角，质尤纯锐，力更猛勇，故助阳种子，及痈疽阴陷不发，痘疹灰白不起者，用之助托最捷。鹿角生用则又能散热，行血消肿。熬胶则专于益肾补虚，暖精活血，壮筋骨，强腰膝。今用鹿茸、鹿胶居多，角亦间用，角霜用者殊少。

麝脐香 《本经》上品

形似獐而小，黑色，常食柏叶、啖蛇。其香在阴茎前皮内，别有膜袋裹之。陕西河东诸山中皆有，货者多伪。凡使，取当门子①尤妙。勿近鼻，有白虫入脑患癫。常佩其香，透关窍，令人成异疾。

味辛，气温。香而性窜，能通诸窍，开经络。若诸风诸气，诸血诸痛，惊痫癥瘕，凡病经络闭涩、孔窍不利者，以此导引诸药而开通其壅滞。《济生方》治食果成积作胀者，以果得麝则坏也。治饮酒成消渴者，以酒得麝则败也。总之饮食过多，则有形之物停积在胃，而真气阻碍，不能运化。惟麝极辛香，故能行气透窍而善消饮食之滞。严用和言风病必先用麝香，朱丹溪谓风病血病必不可用。皆非通论，但宜用之得当耳。若吐衄崩漏及孕妇不可用。

---

① 当门子：麝香仁的俗称，指麝香囊中颗粒状物，为麝香之质优者。

兔《别录》中品

妊妇勿食，令子缺唇。兔死眼合者不可食。

肉 味辛，气平。饲儿稀痘。刘纯《治例》云：反胃结肠，甚者难治。常食兔则大便自行，可证其性之寒利矣。屎名玩月砂，腊月收之。治目疾，痔劳疮痔，能解毒杀虫。沈存中《良方》云：万融病劳，四体如焚，寒热烦躁。夜梦一人腹拥一月，光明使人心骨皆寒。及寤而孙元规使人遗药，服之遂平。叩之，则明月丹也。[批 明月丹治劳瘵追虫，用兔屎四十九粒，硇砂如兔屎大四十九粒，为末，生蜜丸梧子大。月望前以水浸甘草一夜，五更初取汁送下七丸。有虫下，急钳入油锅内煎杀。三日不下，再服。]

水獭《别录》下品

江湖多有之。毛色青黑，似狗四足，水居食鱼。古有"熊食盐而死，獭饮酒而毙"之语。[批 水獭诸脏皆寒，唯肝温也。]

肝 味甘，气温。诸畜肝叶皆有定数，惟獭肝一月一叶、十二月十二叶。其间又有退叶。用之须见獭乃可验，不尔多伪也。仲景治冷劳有獭肝丸，崔氏治九十种蛊疰、传尸骨蒸、伏连殗殜、诸鬼毒疠疾有獭肝丸，二方俱妙。疰病，一门悉患者，以肝一具，火烧水服方寸匕，日再服。尸疰鬼疰乃五尸之一，又挟鬼邪为害，其病变动，乃有三十六种至九十九种。大略寒热，使人沉沉默默，不知病之所苦，而无处不恶。积月累年，淹滞至死，死后传人，乃至灭门。觉有此症，惟以獭肝一具，阴干为末，水服方寸匕，日三，以瘥为度。五月五日午时，急砍一竹，竹节中必有神水，沥取水獭肝为丸，治心腹积聚甚效。[批鱼骨鲠喉窍间肿塞，诸药不效，饮食难进者，用獭爪，喉外时时频搔。勿性急，其骨自下。]

腽肭脐

一名海狗肾，出番国。色黄，毛似狐，脚似犬，尾似鱼。入药用外肾而曰脐者，连脐取之也。人多伪为之。凡使，用酒浸一日，纸裹炙香，剉捣。或于银器中以酒煮熟合药，以汉椒、樟脑同收则不坏。

味咸，气大热。《和剂局方》治诸虚百损有腽肭脐丸，滋补丸药中用之。精不足者，补之以味也。大抵与鹿茸、虎胫、鱼胶、肉苁蓉、锁阳相类而用，亦可同糯米法面酿酒服。

鼠《别录》下品

俗称老鼠。其寿最长，孕一月而生。

牡鼠 味甘，气微温。在卦属艮，在时属子宫，应癸水。其目夜明，其精在胆，犹夫人身。癸水之位在子，气通于肾，开窍于耳，注精于瞳子，其标为齿，故雄鼠胆治耳聋青盲。睛能明目，骨能生齿，其所主皆肾病。能治三十年老聋。若猝聋者，不过三度。有人侧卧沥胆入耳，尽胆一个，须臾汁从下耳出。初时益聋，十日乃瘥。齿折多年不生者，用雄鼠脊骨研末，日日揩之甚效。

屎　两头尖者是雄屎。味甘，气微寒，有小毒。食中误食，令人目黄成疸。煮服治伤寒劳复热，男子阴易腹痛，通女人月经，下死胎。研末服，治吹奶乳痈，解中马肝毒，涂鼠瘘疮。烧存性，敷折伤疔肿诸疮，猫犬伤。所治皆厥阴血分之病。

猬 《本经》中品

俗名刺鼠，处处野中时有之。头尖似鼠，刺毛似毫猪。人犯之，则头足蜷缩如栗房。攒毛外刺，尿之即开，见鹊便仰腹受啄。其脂烊铁中入少许水银，则柔如铅锡。

皮　味苦，气平。治反胃吐食，痔疮，肠风下血。炙末用。

猕　猴

一名猢狲。处处山中有之，蜀西尤多。

东圃曰：猴结，相传蜀西多年猴穴中土内得之。产猴时，血流地中，结而成块。治难产者，用二三钱，研碎，酒调服下易产。

人　部

乱发 《别录》

一名血余，一名人退。肾之华在发，发者血之余。水出高原，血者水之类。肾主髓，脑为髓海，脑减则发白。

味苦，气微温。鼻衄，烧灰吹之；咳嗽血、小便尿血，烧灰服之。盖以类相从，而血见黑则止也。发属心，禀火气而上生，故治尿血之下溢者，还引而上升之义也。仲景治妇人阴吹，用猪膏发煎导之。盖胃气下泄，阴吹而正喧，此谷气之实也。用猪脂半斤，乱发如鸡子大和煎，发消成药。分再服，病从小便出。

爪《纲目》

一名筋退，一名爪甲。

味甘咸，气平。点目去翳。鼻衄，细刮嗜立愈。众人爪甲亦可。肝应爪，筋之余，胆之外候也。爪厚色黄者胆厚，爪薄色红者胆薄，爪坚色青者胆急，爪软色赤者胆缓，爪直色白者胆直，爪恶色黑者胆结。

牙齿《日华》

两旁曰牙，当中曰齿。肾主骨，齿者骨之余。女子七月齿生，七岁齿龀；三七肾气平均，真牙生；七七肾气衰，齿槁发白。男子八月齿生，八岁齿龆；三八肾气平均，真牙生；五八肾气衰，齿槁发堕。按钱乙云：小儿变蒸脱齿，如花之易苗。不及三十六齿者，由蒸之不及其数也。

味甘咸，气热。近世治痘疮伏陷用人牙，称为神品，然不可一概用之。夫齿者肾之标，骨之余也。痘疮毒自肾出，方长之际外为风寒积气所冒，腠理闭塞，血涩不行，毒不能出，或变黑倒靥。宜用此以酒麝达之，窜入肾经，发出毒气，使热令复行，而疮自红活，盖劫剂也。若伏毒在心，昏冒不省人事及气虚色白，痒塌不能作脓，热痛紫疱之症，只宜解毒补虚。苟误用此，则郁闷声哑，反成不救。左仲恕言：变黑归肾，用人牙散。夫既归肾，人牙岂能复治乎？

人屎《别录》

附人中黄。

味苦，气寒。治噎食不下。入白萝卜内，火煅三炷香，取研。每服三分，黄酒下，三服效。

马子碱名人中黄

取多年便桶内粪碱，凿下。用生者，清水洗净，米泔浸七日，研细。有熟用者，水浸过，又火煅醋淬研细。

东圃曰：《纲目》"木部"有古厕木，"服器部"有厕筹、尿桶，而未载粪碱，然此物大为时用。治婴儿热疳，配入丸、散内及研末，俟儿睡时掺口内，清热颇效。又治鼓胀肚大脚肿，用陈香丸、马子碱等分为末，煎汤频服有验。又治肠红，用人中黄二斤，醋煅研细，黑枣一斤，煮烂去皮核，取肉捣和丸，梧子大，每服三钱，早、晚饥时米汤服。盖粪乃糟粕腐化，碱属积秽所成，复入于胃，味咸趋下，能同药走回肠，从故道引其宿垢积热，仍自大便出，而且不伤胃气也。

粪清

一名黄龙汤，一名还元水。

近城市人，以空罂塞口，纳粪窖中，积年得汁，甚黑而苦，名黄龙汤，疗瘟病垂死者皆瘥。腊月截淡竹去青皮，浸渗取汁，名粪清，治天行热疾中毒。浸皂荚、甘蔗，名人中黄，治天行热疾。又以竹筒入甘草末在内，木塞筒口蜡封，腊月浸粪缸中，立春取出，晒干用，亦名人中黄。又有用箩盛黄土，上铺棕皮棉纸，浇粪淋土上，滤取清汁，入新甕内砗覆。埋土中一年，取出清若泉水，全无秽气，年久弥佳，比竹筒渗法更妙，即命金浆。[批 金浆能清热凉血，润舌燥，止渴。]江南人蓄此灌花。建兰茉莉将枯，浇之复活。盖味咸能润燥土，而阴液可滋槁卉也。观其枯枝得此复荣，则去疾自应有验矣。

味微咸，气寒。治热病唇焦舌裂，狂烦燥渴，及男妇血不归经，吐衄崩淋，喉燥失音，骨蒸痨热。孕妇胎前催生定晕，产后去瘀生新。小儿胎毒，咬牙口臭涎多，尿如米泔，痘瘄火症发斑。服此解五脏热毒，除阴火，不泻脾胃而使热从小便出也。

人尿 《别录》

一名还元汤。

味咸，气寒。凡阴虚火动，热蒸如燎，服药无益者，非小便不能除。盖小便本水饮所化，服之仍如饮之入胃。随脾气上归于肺，下降通水道，过关门泌汁而渗入膀胱，气化以出，乃其旧路，故**治肺病引火下行**也。盖人精气，清者为血，浊者为气，浊之清者为精，清之浊者为溺，与血同类，故其味咸走血，治诸血病。产后温饮一杯，压下败血恶物，即心清晕止。褚澄《遗书》云：人喉有窍，则咳血杀人。喉不停物，毫发必咳。血既渗入，愈渗愈咳，愈咳愈渗。惟饮溲溺，百不一死；若服寒凉，百不一生。吴球《诸症辨疑》云：诸弱吐衄咯血，用童子小便，其效甚速。盖溲溺滋阴降火，消瘀血，止吐衄诸血。但取十二岁以下童子，绝其蒜韭、咸酸、炮炙浊味，多与米饮，以助水道。每用一盏，徐徐服之，日进二三服。寒天则重汤温服，久自有效。成无己云：伤寒少阴证，下利不止，厥逆无脉，干呕欲饮水者，加人尿、猪胆汁咸苦寒物于白通汤姜附药中，真气相从，可去拒格之患。

溺白垽① 《唐本草》

一名人中白。

溺澄下白碱，阴干煅过用。味咸，气平。泻三焦、膀胱、肝经之火从小便出，由其故道也。咸能润下入血分，故降相火，消瘀血。口舌诸疮用之有效，降相火也。大衄、久衄用之即止，消瘀之验也。

秋石 《蒙筌》

一名秋冰。

秋月取童子溺，每缸入石膏末七钱，桑条搅。澄定倾入清液，如此二三次，乃入秋露水一桶搅澄。如此数次，

---

① 垽（yìn 印）：沉淀物，渣滓。

滓秽涤净，咸味消除。以重纸铺灰上晒干，完全取起。轻清在上者为秋石，重浊在下者刮去。男用童女溺，女用童男溺，亦一阴一阳之道也。世人不取秋时，杂收人溺，但以皂荚水澄为阴炼，煅为阳炼，殊失本旨矣。东圃曰：近法用尿数担不杂生水，并不可见雨露霜雪，得女人者更佳。炼起带微红色，用新铁锅一口，先将上好麻油擦过，入尿煎煮，不住加添。待煎起霜，用铲刀铲下。尿内若沸起，用麻油以棉花扎帚醮洒即沸止，否则铺出锅，不完不歇。待干，其色黑，用麻油浇入锅内，此为胚子。加大火烧锅底，令烟尽色白。如有一点黑色未尽，再加麻油至色如灰白。用水喷地，覆锅于上，其胚自下，再将铲刀铲下有余不尽者。用乳钵研细，一杯胚一杯泉水，再带湿碾细。用新淘箩衬上白棉纸二三十张，于淘箩内以胚水同倾在箩内，候滤尽。取有锈新磁钵无隙路者，先以生姜擦内外，用文火钵外炼，候水响声绝即凝结。火不可太旺，色洁白可用。此法甚简便。炼成秋石，用瓶封固放燥处，阴天忌见湿。凡炼秋石，秋冬为妙，入气收敛。尿一石可得秋石半斤，春夏人气散，炼则减半于秋冬。用尿，取打锡箔与舂米者，力旺气厚为妙。

味咸，气温。滋肾水，返本还元，消痰嗽，退骨蒸。治虚痨遗精白浊。补益需之，味咸不可多使。可代盐食。

乳汁 《别录》

阴血所化，生于脾胃，摄于冲任。未受孕则下为月水，既受孕则留而养胎，已产则赤变而白，上为乳汁，此造化玄微自然之妙也。邪术家以童女矫揉取乳，及造反经为乳诸说，皆妖人所为，君子当斥也。凡入药，取首生男儿、无病妇人之乳，白而稠者佳。若色黄赤而腥秽如涎者，不可用。有孕之乳，谓之忌奶，小儿饮之，吐泻成疳魃①之病，最为有毒。

味咸，气平。补五脏，令人肥白悦泽，疗目赤痛。点眼止泪，去胬肉，治目疾多功。盖人心生血，肝藏血，脾受血则能视。水入于经，其血乃成，下为月水。上为乳汁。乳即血也，用以点眼，无不相宜。然血为阴，性冷，惟脏热阴虚便实之人宜服。若脏寒者不宜用，恐腻膈滑肠也。老人患口疮不能食，但饮人乳甚良。乳性和平，然亦因人而异。饮食冲淡者，乳性平；人性暴，饮酒食辛，或有火病者，乳必热。凡服乳，须热饮，若晒或煎为粉入药尤佳。白飞霞云：服人乳大益心气，补脑髓，止消渴，治风火症，养老尤宜。每用一吸，即以纸塞鼻孔，按唇贴齿而漱，乳与口津相和。然后以鼻内气，由明堂入脑，方徐徐咽下，如此五七吸为一度。若不漱而吸，何异饮酪？只入肠胃而已。服乳歌云：仙家酒仙家酒，两个葫芦盛一斗。五行酿出真醍醐，不离人间处处有。丹田若是干涸时，咽下重楼润枯朽。清晨能饮一升余，返老还童天

---

① 魃（qí 奇）：原指小儿鬼，此谓魃病，症见小儿羸瘦如魃鬼。

地久。

妇人月水 《嘉祐》

一名天癸，一名红铅。附月经衣。

女子阴类，以血为主，其血上应太阴，下应海潮。月有盈亏，潮有朝夕，月事一月一行，与之相符，故谓之月水、月信、月经。经者，常也。天癸者，天一生水也。邪术家谓之红铅，谬名也。女人之经，匝月一行，其常也。或先或后，或通或塞，其病也。有行期只吐血衄血，或眼目出血者，是谓逆行；有三月一行者，是谓居经，俗名按季；有一年一行者，是谓避年；有一生不行而受胎者，是谓暗经；有受胎之后，月月行经而产子者，是谓盛胎，俗名垢胎；有胎数月，血忽大下而胎不陨者，是谓漏胎。此虽气血有余不足言，而亦异于常矣。女子二七天癸至，七七天癸绝，其常也。有女年十二十三而产子，如褚记室所载，平江苏达卿女十二岁而受孕。有妇年五十六十而产子，如《辽史》所载，耶普妻六十余，生二男一女。此又异常之尤者也。

味咸，气平。解毒箭，以经衣烧灰酒服，或服月水。丈夫热病后，交接复发，忽卵肿入肠，肠痛[①]欲死。烧女人月经赤衣为末，热水服方寸匕即定。盖妊娠恶阻，则经血可养胎元，变为奶汁则可乳饲婴儿，故治损伤阴血之

---

① 痛：原作"痛"，据《纲目·人部》卷五十二改。

病，以阴益阴，同类相亲也。时珍曰：女人入月，恶液腥秽，君子远之，为其不洁，能损伤生病也。故煎膏治药、出痘持戒、修炼性命者，皆避忌之。《博物志》云：扶南国有奇术，能令刀斫不入。惟以月水涂刀便死，此是秽液坏人神气，故合药忌触之。今有方士邪术，以法取童女初行经水，名为先天红铅，令人服食，谓《参同契》之金华、《悟真篇》之首经皆此物也。愚人信之，吞咽秽滓，以为秘方，往往发出丹疹，殊可劝恶。萧了真《金丹诗》云：一等旁门性好淫，强阳复去采他阴。口含天癸称为药，似恁泇沮枉用心。呜呼！愚人观此可自悟矣。

人血 《拾遗》

血犹水也。水谷入于中焦，泌别熏蒸，化其精微，上注于肺，流溢于中，布散于外。中焦受汁，变化而赤，行于隧道，以奉生身，是谓之血，命曰营气。血之与气，异名同类。清者为营，浊者为卫；营行于阴，卫行于阳；气主煦之，血主濡之。血体属水，以火为用，故曰气者血之帅也。气升则升，气降则降；气热则行，气寒则凝；火活则红，火死则黑。邪犯阳经则上逆，邪犯阴经则下流。人身之血皆生于脾，摄于心，藏于肝，布于肺，而施化于肾也。

味咸，气平。吐血不止者，就用吐出血块炒黑为末，每服三分，麦门冬汤调服。盖血不归元，积而上逆则吐血，导血归元则止矣。衄血不止，用白纸一张，接衄血令满，于灯上烧灰，作一服，新汲水下，勿与病人知。又法，就用本衄血，纸捻蘸点眼内，左点右，右点左。金疮内漏，取疮中所出血，以水和服，即以其人之血还治其人之身，最为亲切，较胜他药也。

口津唾《纲目》

人口有四窍，两窍通心气，两窍通肾津。心气流入舌下为神水，肾液流入舌下为灵液，道家谓之金浆玉醴。溢为醴泉，聚为华池，散为精液，降为甘露。所以灌溉脏腑，润泽肢体，故修养家咽津纳气，谓清水灌灵根。人能终日不唾，则精气常留，颜色不槁。若久唾则损精气成肺病，皮肤枯涸。故曰远唾不如近唾，近唾不如不唾。人有病则心肾不交，肾水不上，故津液干而真气耗也。秦越人《难经》云：肾主五液，入肝为泪，入肺为涕，入脾为涎，入心为汗，自入为唾。东垣曰：血亦液也，痰亦液也。皆本水饮而气为之，变化分之则为诸种，而合之总归于一。水属阴而气属阳，气即火也。纳气咽津，皆修真延年要诀。《东医宝鉴》有回津法曰：人身以津液为主，在皮为汗，在肉为血，在肾为精，在口为津。伏脾为痰，在眼为泪。曰汗、曰血、曰泪、曰精，已出则皆不可回，惟津唾则独可回，回则生生之意又续矣。有人喜唾，津干而体枯。遇至人教以回津之术，久而体复润矣_{出延寿书}。

味甘咸，气平，乃人之精气所化。每旦漱口擦齿，以津洗目，常时以舌舔拇指甲揩目，久久光明不昏。若目起翳者，每日令人以舌舐数次，久则真气熏吸，自然毒散翳退。凡人魇死，不可叫呼，但痛咬脚跟及拇指甲际，多唾其面，徐徐唤之自醒。

人气《纲目》

主治下元虚冷。日令童男女，以时隔衣进气脐中，甚良。凡人身体骨节痹痛，令人更互呵熨，久久经络通透。又鼻衄金疮，嘘之能令血断。医家所谓元气相火，仙家所谓元阳真火，一也。天非此火不能生物，人非此不能有生。按谢承《续汉书》云：太医史循宿禁中，寒疝病发，求火不得。众人以口更嘘其背，至旦遂愈。刘敬叔《异苑》云：孙家奚奴治虎伤蛇噬垂死者，以气禁之皆安。又《抱朴子》葛洪云：人在气中，气在人中，天地万物无不须气以生。**善行气者，内以养身，外以却恶**。然行之有法，从子至巳为生气之时，从午至亥为死气之时。常以生气时，鼻中引气，入多出少，闭而数之，从九九八八七七六六五五而止。乃微吐之，勿令耳闻。习之既熟，增至千数，此为胎息。或春食东方青气，夏食南方赤气，秋食西方白气，冬食北方黑气，四季食中央黄气，亦大有效。故善行气者，可以避饥渴，可以延年命，可以行水上，可以居水中。可以治百病，可以入瘟疫。以气嘘水则水逆流，嘘火则火遥灭，嘘沸汤则手可探物，嘘金疮则血即立止。嘘兵刃则刺不能入，嘘箭矢则矢反自射，嘘犬则不吠，嘘虎狼则伏退，嘘蛇蜂则不动。吴越有禁咒行气之法，遇有大疫，可以同床不相传染。遇有精魅，或闻声或现行，掷石放火，以气禁之，皆自绝。或毒蛇所伤，嘘之即愈。若在百里之外，遥以我手嘘咒，男左女右，亦即可安。夫气出于无形，用之其效至此，而况绝谷延年乎？时珍按：此即内养吾浩然灵气也。符篆家取祖气即此，但彼徒皆气馁，庸人依仿安得验哉。

人胞《拾遗》

一名紫河车，一名混沌衣。

其色有红、有绿、有紫，紫者为良，蒂正居中者是头胎。随手投水试，蒂覆下为男胎，蒂仰上为女胎。古方不分男女，惟初生者为佳。次用壮健无病妇人所产，其胞厚大者亦妙。取得以米泔洗净，隔汤酒蒸，捣烂和药。若去筋膜以火焙，则谬矣。筋乃初结真气，不可剔去。

味甘咸，气温。治男女一切虚损劳极，癫痫失志，恍惚。安心养血，益气补精。腹内诸病渐瘦者，治净，以五味和蒸熟食之。妇人瘵疾，劳嗽虚损骨蒸等症，用紫河车一具，以长流水洗净，煮熟研，和入山药二两，人参一两，白茯苓半两，为末，酒糊丸桐子大，麝香养七日。每服三钱，盐汤下。夫儿孕胎中，脐系于胞，胞系母脊，受母之荫。父母两精相会生成，真元所钟，故曰河车。虽禀后天之形，实得先天之气，非金石草木之类可比。大造丸用治虚损，往往得效。若无子及多生女，月水不调，小产、难产人服之必主有子。盖本乎所自出，能补胞门子户也。危病将绝者一二服可活一二日。其补阴之力极重，久服耳目聪明，须发乌黑，延年益寿，有夺造化之功。其方用紫河车一具初生者，米泔洗净，淡酒蒸熟，捣研，气力尤全，且无火毒；败龟板年久者，童便浸三日，酥炙黄，二两，或以童便浸过，石上磨净，蒸熟，晒研尤妙；黄柏去皮，盐酒洗炒一两半；杜仲去皮，酥炙一两；牛膝去苗，酒浸晒一两二钱；肥生地黄二两半，入砂仁六钱，白茯苓二两，绢袋盛，入瓦罐酒煮七次，去茯苓、砂仁不用，杵地黄为膏听用；天门冬去心、麦门冬去心、人参去芦各一两二钱。夏月加五味子七钱，各不犯铁器，为末。同地黄膏入酒，米糊丸如小豆大，每服八九十丸，空心盐汤下。冬月酒下，女人去龟板，加当归二两，以乳煮糊为丸。男子遗精，女子带下，并加牡蛎粉一两。世医用阳药滋补，非徒无益，为害不小。盖邪火只能动欲，不能生物。龟板、黄柏补阳补阴，为河车之佐，加以杜仲补肾强腰，牛膝益精壮骨，四味通为足少阴经药。古方加陈皮，名补肾丸也。生地黄凉血滋阴，得茯苓、砂仁同黄柏则走少阴。白飞霞以此四味为天一生水丸也。天、麦门冬能保肺气不令火炎，使肺气下行生水。然其性有降无升，得人参则鼓动元气，有升有降，故同地黄为固本丸也。又麦门冬、五味子、人参三味名生脉散，皆为肺经药。此方配合之意，大抵以金水二脏为生化之源，加河车以成大造之功故也。一人病弱，阳事大痿，服此二料，体貌顿丰，连生四子。一妇年六十已衰惫，服此寿至九十犹健。一人病后不能作声，服此气壮声出。一人病痿，足不任地者半年，服此后能远行。东圃曰：近时京师人炼河车膏卖，服者颇多，但河车须拣无胎毒者。孕妇若内热，或生恶疮，其夫用房术药，则胞衣有毒，不可不知也。河车膏随所配合，因症而使，余屡试有验。此系人之躯壳，犹如蝉蜕、蛇退之类，尚无损于婴儿。不若人骨、天灵盖等，魂魄所依，用之有伤心术，故不载入。

初生脐带 《拾遗》

一名命蒂。

清水浸洗净，炙干为末用。

气味缺　解胎毒，敷脐疮。补益方中加而用之。

总 书 目

医　经

内经博议

内经精要

医经津渡

灵枢提要

素问提要

素灵微蕴

难经直解

内经评文灵枢

内经评文素问

内经素问校证

灵素节要浅注

素问灵枢类纂约注

清儒《内经》校记五种

勿听子俗解八十一难经

黄帝内经素问详注直讲全集

基础理论

运气商

运气易览

医学寻源

医学阶梯

医学辨正

病机纂要

脏腑性鉴

校注病机赋

内经运气病释

松菊堂医学溯源

脏腑证治图说人镜经

脏腑图书症治要言合璧

伤寒金匮

伤寒大白

伤寒分经

伤寒正宗

伤寒寻源

伤寒折衷

伤寒经注

伤寒指归

伤寒指掌

伤寒选录

伤寒绪论

伤寒源流

伤寒撮要

伤寒缵论

医宗承启

伤寒正医录

伤寒全生集

伤寒论证辨

伤寒论纲目

伤寒论直解

伤寒论类方

I

伤寒论特解

伤寒论集注（徐赤）

伤寒论集注（熊寿试）

伤寒微旨论

伤寒溯源集

伤寒启蒙集稿

伤寒尚论辨似

伤寒兼证析义

张卿子伤寒论

金匮要略正义

金匮要略直解

高注金匮要略

伤寒论大方图解

伤寒论辨证广注

伤寒活人指掌图

张仲景金匮要略

伤寒六书纂要辨疑

伤寒六经辨证治法

伤寒类书活人总括

订正仲景伤寒论释义

张仲景伤寒原文点精

伤寒活人指掌补注辨疑

诊　法

脉微

玉函经

外诊法

舌鉴辨正

医学辑要

脉义简摩

脉诀汇辨

脉经直指

脉理正义

脉理存真

脉理宗经

脉镜须知

察病指南

崔真人脉诀

四诊脉鉴大全

删注脉诀规正

图注脉诀辨真

脉诀刊误集解

重订诊家直诀

人元脉影归指图说

脉诀指掌病式图说

脉学注释汇参证治

针灸推拿

针灸全生

针灸逢源

备急灸法

神灸经纶

推拿广意

传悟灵济录

小儿推拿秘诀

太乙神针心法

针灸素难要旨

杨敬斋针灸全书

本　草

药鉴
药镜
本草汇
本草便
法古录
食品集
上医本草
山居本草
长沙药解
本经经释
本经疏证
本草分经
本草正义
本草汇笺
本草汇纂
本草发明
本草发挥
本草约言
本草求原
本草明览
本草详节
本草洞诠
本草真诠
本草通玄
本草集要
本草辑要
本草纂要
识病捷法

药性纂要
药品化义
药理近考
食物本草
见心斋药录
分类草药性
本经序疏要
本经续疏证
本草经解要
青囊药性赋
分部本草妙用
本草二十四品
本草经疏辑要
本草乘雅半偈
生草药性备要
芷园臆草题药
新刻食鉴本草
类经证治本草
神农本草经赞
神农本经会通
神农本经校注
药性分类主治
艺林汇考饮食篇
本草纲目易知录
汤液本草经雅正
新刊药性要略大全
淑景堂改订注释寒热温平药性赋

方　书

医便

卫生编

袖珍方

仁术便览

古方汇精

圣济总录

众妙仙方

李氏医鉴

医方丛话

医方约说

医方便览

乾坤生意

悬袖便方

救急易方

程氏释方

集古良方

摄生总论

辨症良方

活人心法（朱权）

卫生家宝方

寿世简便集

医方大成论

医方考绳愆

鸡峰普济方

饲鹤亭集方

临症经验方

思济堂方书

济世碎金方

揣摩有得集

亟斋急应奇方

乾坤生意秘韫

简易普济良方

内外验方秘传

名方类证医书大全

新编南北经验医方大成

临证综合

医级

医悟

丹台玉案

玉机辨症

古今医诗

本草权度

弄丸心法

医林绳墨

医学碎金

医学粹精

医宗备要

医宗宝镜

医宗撮精

医经小学

医垒元戎

医家四要

证治要义

松厓医径

扁鹊心书

素仙简要

慎斋遗书

折肱漫录

丹溪心法附余

方氏脉症正宗

世医通变要法

医林绳墨大全

医林纂要探源

普济内外全书

医方一盘珠全集

医林口谱六法秘书

温 病

伤暑论

温证指归

瘟疫发源

医寄伏阴论

温热论笺正

温热病指南集

寒瘟条辨摘要

内 科

医镜

内科摘录

证因通考

解围元薮

燥气总论

医法征验录

医略十三篇

琅嬛青囊要

医林类证集要

林氏活人录汇编

罗太无口授三法

芷园素社痎疟论疏

女 科

广生编

仁寿镜

树蕙编

女科指掌

女科撮要

广嗣全诀

广嗣要语

广嗣须知

宁坤秘籍

孕育玄机

妇科玉尺

妇科百辨

妇科良方

妇科备考

妇科宝案

妇科指归

求嗣指源

坤元是保

坤中之要

祈嗣真诠

种子心法

济阴近编

济阴宝筏

秘传女科

秘珍济阴

女科万金方

彤园妇人科

女科百效全书

叶氏女科证治

妇科秘兰全书

宋氏女科撮要

茅氏女科秘方

节斋公胎产医案

秘传内府经验女科

儿　科

婴儿论

幼科折衷

幼科指归

全幼心鉴

保婴全方

保婴撮要

活幼口议

活幼心书

小儿病源方论

幼科医学指南

痘疹活幼心法

新刻幼科百效全书

补要袖珍小儿方论

儿科推拿摘要辨症指南

外　科

大河外科

外科真诠

枕藏外科

外科明隐集

外科集验方

外证医案汇编

外科百效全书

外科活人定本

外科秘授著要

疮疡经验全书

外科心法真验指掌

片石居疡科治法辑要

伤　科

伤科方书

接骨全书

跌打大全

全身骨图考正

眼　科

目经大成

目科捷径

眼科启明

眼科要旨

眼科阐微

眼科集成

眼科纂要

银海指南

明目神验方

银海精微补

医理折衷目科

证治准绳眼科

鸿飞集论眼科

眼科开光易简秘本

眼科正宗原机启微

咽喉口齿

咽喉论

咽喉秘集

喉科心法

喉科杓指

喉科枕秘

喉科秘钥

咽喉经验秘传

养　生

易筋经

山居四要

寿世新编

厚生训纂

修龄要指

香奁润色

养生四要

养生类纂

神仙服饵

尊生要旨

黄庭内景五脏六腑补泻图

医案医话医论

纪恩录

胃气论

北行日记

李翁医记

两都医案

医案梦记

医源经旨

沈氏医案

易氏医按

高氏医案

温氏医案

鲁峰医案

赖氏脉案

瞻山医案

旧德堂医案

医论三十篇

医学穷源集

吴门治验录

沈芊绿医案

诊余举隅录

得心集医案

程原仲医案

心太平轩医案

东皋草堂医案

冰壑老人医案

芷园臆草存案

陆氏三世医验

罗谦甫治验案

周慎斋医案稿

临证医案笔记

丁授堂先生医案

张梦庐先生医案

养性轩临证医案

养新堂医论读本

祝茹穹先生医印

谦益斋外科医案

太医局诸科程文格

古今医家经论汇编

莲斋医意立斋案疏

医　史

医学读书志

医学读书附志

综　合

元汇医镜

平法寓言

寿芝医略

杏苑生春

医林正印

医法青篇

医学五则

医学汇函

医学集成

医经允中

医钞类编

证治合参

宝命真诠

活人心法（刘以仁）

家藏蒙筌

心印绀珠经

雪潭居医约

嵩厓尊生书

医书汇参辑成

罗氏会约医镜

罗浩医书二种

景岳全书发挥

新刊医学集成

寿身小补家藏

胡文焕医书三种

铁如意轩医书四种

脉药联珠药性食物考

汉阳叶氏丛刻医集二种